Diane Stein

Naturheilkunde
für Frauen
Zehn alternative Methoden
zur Selbstbehandlung

Aus dem Amerikanischen
von Annette Charpentier

Wolfgang Krüger Verlag

Hinweis: Die Lektüre dieses Buches ersetzt nicht den sachkundigen Rat, die fachlich fundierte Diagnose und die individuelle angemessene Behandlung von Krankheiten.

Die Autorin hält im Krankheitsfall eine fundierte naturheilkundlich-medizinische Beratung und Behandlung durch eine(n) seriös geschulte(n) und staatlich zugelassene(n) Heilpraktiker(in) oder eine naturheilkundige Ärztin oder einen Arzt für geboten. Eine Garantie für die Wirksamkeit und Unbedenklichkeit der in diesem Buch vorgestellten Informationen können im Einzelfall weder die Autorin noch der Verlag übernehmen.

2. Auflage: 6.-7. Tausend
Die amerikanische Originalausgabe erschien 1992
unter dem Titel
The Natural Remedy Book for Women
im Verlag The Crossing Press, Freedom, Kalifornien
© 1992 by Diane Stein
Deutsche Ausgabe:
© 1994 S. Fischer Verlag GmbH, Frankfurt am Main
Gesamtherstellung: Wagner GmbH, Nördlingen
Printed in Germany 1994
ISBN 3-8105-1905-7

Für Sue

Inhalt

An dieser Stelle möchte ich mich bei denjenigen bedanken, die das Manuskript fachlich überprüften: *Dr. Cindy Brown* sah die medizinischen Informationen und die Abschnitte über Homöopathie durch und machte einige sehr wichtige Vorschläge. *Miah LeCroy*, Kräuterheilkundige und Aromatherapeutin, überprüfte das Material über Heilpflanzen und Aromatherapie. *Tony Crescenzi* von Vita-Ganics in St. Petersburg, Florida, sorgte dafür, daß ich mich gründlich über Hausmittel und Naturheilverfahren informierte. *Diana Grove* stellte mir Artikel über die Heilung von Frauenkrankheiten, über Dong Quai und Osteoporose zur Verfügung, von *Sylla Sheppard-Hangar* stammen die Tabellen und Informationen zur Aromatherapie. *Eileen Sullivan* machte sehr wertvolle Vorschläge zu Herzkrankheiten und Übergewicht.

Ein besonderer Dank gilt Elaine und Johnn Gill von *The Crossing Press*, weil sie an mein Buch glaubten und mich drängten, es fertigzustellen, ebenso wie viele andere in diesem Verlag. Ihnen allen danke ich und versichere Sie meiner Wertschätzung.

Einführung

Frauen und Naturheilkunde

Fast alle Frauen haben schon unangenehme Erfahrungen mit Ärzten und Krankenhäusern gemacht, und viele haben mir solche Geschichten, oft schreckliche Erlebnisse, anvertraut. Arbeitsüberlastung, Zeitmangel und eine zu spezialisierte Ausbildung machen es Ärzten und Pflegepersonal unmöglich, sich die Ruhe und Zeit zu nehmen, die erforderlich sind, um kranke Menschen umfassend zu beraten und ganzheitlich zu behandeln. Andererseits müssen wir Patientinnen und Patienten lernen, die Signale unseres Körpers wahrzunehmen, wenn etwas in Unordnung geraten ist, uns mehr mit Gesundheit und ihren Voraussetzungen zu beschäftigen und selbst wieder mehr Verantwortung zu übernehmen. Viele wirksame und einfache Hausmittel sind in Vergessenheit geraten, und oft trauen wir uns nicht zu, uns selbst zu behandeln, wenn noch die Möglichkeit besteht, eine schwere Erkrankung zu verhindern. Viele Geschichten über Krankheiten und Komplikationen, die mir erzählt wurden, zeigen, wie wenig viele Frauen von ihrem eigenen Körper und dem Zusammenhang zwischen Gesundheit und seelischem Wohlbefinden wissen, und wie tief sie verunsichert wurden, was ihre eigenen Bedürfnisse betrifft.

Einer Frau hatte man Antibiotika gegen Halsschmerzen verschrieben, eine bei manchen Halsentzündungen notwendige Behandlung. Sie bekam davon Ausschlag und eine Scheidenentzündung, die ein Jahr lang ständig wieder aufflammte. Man hatte versäumt, sie ausreichend über die Auswirkungen einer antibiotischen Behandlung zu informieren, und ihr selbst fehlte das Wissen, daß jedes Medikament, das krankmachende Keime abtötet, auch auf die

Bakterien wirkt, die im Körper natürlicherweise vorkommen (z. B. an der Scheidenschleimhaut) und uns vor dem Eindringen von Krankheitserregern schützen. Man verschrieb ihr ein Pilzmittel gegen die Entzündung. Diese klang vorübergehend ab, brach aber wieder aus. Dann wurde die Patientin gegen das Mittel allergisch. Vielleicht hätte eine Woche mit Echinacea oder anderen die Abwehr stärkenden Maßnahmen die Halsschmerzen kuriert, und die Antibiotika wären nicht notwendig geworden. Geruchlose Knoblauchpillen (Kwai) helfen gegen Scheidenentzündungen.

Eine andere Frau bereitete sich während ihrer zweiten Schwangerschaft auf eine natürliche Geburt vor. Der Arzt entband ihr Baby jedoch mit Kaiserschnitt und mißachtete damit ihren deutlich geäußerten Wunsch, obwohl keine Komplikationen aufgetreten waren. Mit ihrer Einstellung, daß eine Geburt ein natürlicher Prozeß sei, hätte die Frau – und das Baby – mit Hilfe einer Hebamme emotional wie körperlich eine gesündere Erfahrung gemacht. (In Deutschland werden die Indikationen für Kaiserschnittentbindungen wesentlich strenger gestellt als in den USA, d. h. Hebammen und Ärzte bemühen sich, möglichst vielen Frauen einen natürlichen Geburtsablauf zu ermöglichen und nur zu operieren, wenn bestimmte Mutter oder Kind gefährdende Komplikationen auftreten.)

Bei einer anderen Frau, die man wegen einer »seelischen Störung« auf Psychopharmaka gesetzt hatte, wurde erst viel später die Diagnose Diabetes gestellt. In den USA werden doppelt so vielen Frauen wie Männern stimmungsverändernde Medikamente verschrieben, oft ohne vernünftige Diagnose der Grunderkrankung. Wenn eine Frau zugibt, daß sie unter Streß steht, was in der heutigen Gesellschaft fast auf jede zutrifft, wird sie vermutlich eher auf Tranquilizer gesetzt als ausführlich untersucht.

In jedem meiner Kurse über Heilkunde höre ich solche Geschichten von Frauen. Der Patient als Person, besonders als Frau, mit einem Recht auf die Wiederherstellung/den Erhalt von Wohlbefinden und Gesundheit auf die schonendste Weise, wird nicht wirklich in Betracht gezogen.

Die Naturheilkunde oder ganzheitliche Medizin verhält sich völlig anders. Sie behandelt den Menschen als Person in seiner Gesamtheit. Geringfügige Leiden werden kuriert, ehe sie sich zu ernsthafteren entwickeln. Die Heilmittel sind natürlich und haben meistens keine schweren Nebenwirkungen. Ganzheitliche Heilmittel erzeugen bei richtiger Anwendung keine weiteren Krankheiten. Es handelt sich bei ihnen um Vitamine oder bestimmte Nahrungszusätze, Kräuter und homöopathische Zubereitungen, Duftstoffe, die man aufstellt, einatmet oder zur Massage benutzt. Man behandelt die Akupressur-Punkte oder setzt die Energien von Kristallen oder Blüten ein. Gesundheit wird als umfassendes Wohlbefinden betrachtet – von Körper, Seele und Geist. Ganzheitliche Heilmittel werden oft nicht von Schulmedizinern verschrieben, aber jede Frau kann lernen, wie und wann sie diese Mittel selbst einsetzt. Das erfordert allerdings viel Zeit, Geduld und Intuition.

Auch ich weiß einige Schreckensgeschichten zu erzählen. Am Weihnachtsabend 1973 entdeckte ich Blut in meinem Urin, ziemlich viel hellrotes Blut, aber ich spürte weder Schmerzen noch irgendwelches Unbehagen, außer einem Druckgefühl im Bauch. Als die Blutung stärker wurde, bekam ich Angst und ging in die Notaufnahme des nächsten Krankenhauses. Man nahm mir meine Kleider fort und gab mir ein Krankenhausnachthemd, in dem ich fror und mir nackt vorkam. Stundenlang wartete ich in einer kalten Kabine, war verängstigt und fühlte mich völlig allein gelassen. Ich sah, wie ein vor Schmerzen schreiender Mann mit einer Schußwunde behandelt wurde, ein anderer wegen einer Überdosis Drogen. Die anderen Kabinen füllten sich langsam. Kurz vor dem Morgengrauen kam ein Arzt, der kaum englisch sprach und mich mit einem falschen Namen anredete. Ich konnte mich ihm nicht verständlich machen. Endlich fand ich eine Schwester, die den jungen Arzt fortschickte und mir einen Katheder anlegte. Sie meinte, vermutlich wäre die Blutung kein Anlaß zur Sorge, und brachte mir eine Decke.

Ohne weitere Erklärungen wurde ich stationär aufgenommen. Die Blutung hatte schon lange aufgehört. Schließlich wurde mir ein Kontrastmittel für eine Röntgenaufnahme gespritzt. Man nahm einen kleinen Eingriff vor, um die Harnröhre zu erweitern. Am nächsten Tag schickte man mich mit einer Packung Antibiotika heim. »Es ist nur eine Zystitis. Die kriegen Frauen immer in den Flitterwochen.« Niemand sagte mir, daß es sich um eine Blasenentzündung handelte, die fast jede zweite Frau irgendwann im Leben einmal bekommt. Ich war damals sexuell nicht aktiv, und mir wurde nicht erklärt, daß häufiger Geschlechtsverkehr einer von vielen Auslösern dafür sein kann. Als knapp einen Monat später erneut Krämpfe und verstärkter Harndrang ohne Blutungen auftraten, ging ich wieder zum Urologen und bekam weitere Antibiotika. Nach dem Eingriff war ich inkontinent (Inkontinenz = das Unvermögen, Urin oder Stuhl willkürlich zurückzuhalten) geworden, die Entzündung kehrte jeden Monat zusammen mit der Menstruation wieder. Dann bekam ich Scheidenentzündungen. Ich zog jede Erkältung und Grippe an, die in jenem Jahr grassierte. Die meiste Zeit schluckte ich Antibiotika. Aufgrund der damit verbundenen Magenschmerzen verlor ich dreißig Pfund Gewicht. Mir ging es miserabel.

Nach vielen Monaten hörte eine Frau in meinem Büro zufällig, wie ich mich beklagte. »Warum trinken Sie nicht einfach jeden Tag ein Glas Preiselbeersaft? Ein großes Glas Preiselbeersaft, bei den ersten Anzeichen von Blasenent-

zündung stündlich getrunken, hält die Entzündung auf.
Buttermilch hat den gleichen Effekt.« Damals hörte ich
auch zum ersten Mal, daß Antibiotika Scheidenentzündungen verursachen können. Ich probierte es mit der Buttermilch – und es klappte. Als sich beim nächsten Mal eine
Blasenentzündung anmeldete, versuchte ich es mit Preiselbeersaft, und auch das hatte Erfolg. Ich setzte die Antibiotika ab und brauchte nicht mehr zum Urologen zu gehen.
Einige Zeit später traf ich ihn auf der Straße. Ich erzählte
ihm von meinen Mitteln, dem Saft und der Buttermilch,
und fragte ihn, ob er das gewußt habe. »Natürlich«, antwortete er. »Und warum raten Sie Ihren Patientinnen nicht zu
natürlichen Mitteln und ersparen ihnen damit all die Folgeprobleme?« fragte ich. »Das sind doch nur so Hausmittelchen. Das können wir den Leuten doch nicht erzählen.«

Doch die Hausmittelchen hatten Erfolg. Ich entdeckte für
mich, was ich später als Kregelsche Übungen (Beckenbodengymnastik) kennenlernte, und das heilte meine Inkontinenz.

Ich nahm wieder zu und fühlte mich gesund. Das war meine
erste Begegnung mit alternativen Heilmitteln. Sie lenkte
meine Aufmerksamkeit auf die Naturheilkunde.

Frauen gewinnen heute das Wissen über ganzheitliche Heilmethoden zurück, und es verbreitet sich in immer weiteren
Kreisen. Vom 13. Jahrhundert bis heute wurde der weibliche Schatz von Heil-Kenntnissen anfangs von der Inquisition, dann von der männlichen Ärzteschaft gründlich
unterdrückt und vor der Allgemeinheit verschlossen. Die
Selbstbestimmung der Frauen paßt nicht zum Patriarchat,
und heute stehen wir erst am Anfang einer Neubesinnung
auf natürliche Heilmittel.

Zehn Jahre nach der Blasenentzündung hatte ich noch
einen weiteren persönlichen Konflikt mit dem Gesundheitssystem. Als meine Büroarbeit auf Computer umge-

stellt wurde, wurde ich immer häufiger krank. Es dauerte über zwei Jahre, um das Problem als Migräne zu diagnostizieren. Aber noch länger dauerte es, bis die Ursache für die immer stärker werdenden Kopfschmerzen, die Übelkeit, den Schwindel, die Sehstörungen und die Ohnmachtsanfälle gefunden wurde. Man verschrieb mir alle möglichen Migränemittel und Vorbeugemaßnahmen, aber nichts half. Ich saß fast drei Jahre lang in einem ununterbrochenen Kreislauf aus Migräne fest, der am Wochenende und im Urlaub leicht abnahm. Mein Chef schickte mich zu einem psychologischen Test. Erst dort wurde ich über das Krankheitsbild der sogenannten Bildschirm-Migräne informiert. Es war dies eine Krankheit, die durch den flackernden Bildschirm ausgelöst wird.

Als ich die Stelle schließlich aufgab, verringerten sich die Migräne- und Ohnmachtsanfälle, aber sie hörten nicht auf. Ich war damals körperlich und emotional stark mitgenommen und erschöpft. In dieser Zeit besuchte ich ein Frauenfest und begegnete dort einer neuen Welt. Zum ersten Mal bekam ich Informationen über Ernährung, Wirbelsäulenprobleme, Streß, Verstopfung und Unterzuckerung als Ursachen für Migräne. Ich erfuhr von anderen Gesundheitsproblemen bei Frauen, die an Bildschirmen arbeiten. Ich nahm an mehreren Workshops teil und lernte mehrere Heilerinnen kennen.

Ich befaßte mich mit Meditation, arbeitete mit Kristallen und Halbedelsteinen, bereitete Kräutertees aus Helmkraut, Hopfen und Katzenminze, benutzte Lavendel als Duftstoff und nahm Kalzium-Magnesium-Tabletten. Ich wurde Vegetarierin und mied Zucker und alle Fertigprodukte. Innerhalb weniger Monate waren die Migräne- und Ohnmachtsanfälle verschwunden. Ich hatte mich voll und ganz der Naturheilkunde verschrieben und wollte so viel über die verschiedenen Möglichkeiten erfahren, wie ich nur konnte. Seitdem sind das Lernen neuer und die Anwendung der gewonnenen Informationen bei mir und anderen zum Zentrum meines Lebens geworden.

In diesen Zeiten einschneidender Veränderungen halte ich die ganzheitliche Heilkunde für die Zukunft der Medizin. Mit immer teurer und komplizierter werdenden Verfahren und Geräten hat sich die Medizin über die finanziellen Möglichkeiten vieler Menschen und manch eines Staates hinausentwickelt. In den USA, wo ein Trend zur Übertechnologisierung besteht, haben nur noch Personen mit besonderer Krankenversicherung vollständigen Zugang zum Gesundheitswesen. Im Unterschied zu anderen westlichen Ländern ist in den USA nur ein Teil der Bevölkerung krankenversichert. Doch auch die Gesundheitssysteme vieler anderer westlicher Länder werden zur Zeit überprüft und Leistungen gekürzt.

Frauen nehmen das Gesundheitssystem fast doppelt so häufig in Anspruch wie Männer, besuchen fast doppelt so häufig Ärzte, gehen doppelt so oft ins Krankenhaus.

Die moderne Medizin betrachtet den menschlichen Körper als eine Maschine, die aus Ersatzteilen besteht. Wenn ein Teil versagt, nimmt man es heraus oder ersetzt es. Die Gesamtwirkung auf die Person, der dieser »Teil« gehört, wird nicht in Betracht gezogen. Ein Arzt, der sich auf Knochen spezialisiert hat, weiß wenig von Hautausschlägen. Frauen erwarten, als ganze Personen behandelt zu werden, als Menschen, und die zunehmende Hinwendung zu Medikamenten, Operationen und diagnostischen Geräten gefällt ihnen nicht. Eine solche Medizin dient der Frau nicht. Statt sich einer Maschinerie zu unterwerfen, die nur einen bestimmten Körperteil behandelt, suchen Frauen nach anderen Heilmethoden.

Frauen sind sich zunehmend der Schäden bewußt, die die patriarchalische Kultur verursacht – das Gesundheitssystem ist nur ein typisches Beispiel. Sie holen sich ihre Rechte allmählich wieder zurück. In der heutigen Medizin hat die Patientin nichts zu sagen, auch wenn es um ihren Körper und unterschiedliche Therapien geht. Man verschreibt der Patientin Medikamente, setzt sie auf eine Warteliste für eine Operation und gibt ihr kaum Informationen, aufgrund derer sie eine bewußte Entscheidung treffen könnte. Der Arzt weiß es am besten und duldet oft keine Fragen. Doch die Einstellung der älteren Generation, daß Ärzte Halbgötter seien, wird langsam untergraben. Frauen verlangen heute wieder Kontrolle über ihren Körper und ihr Wohlbefinden. Sie fordern Methoden, die sie nicht einschüchtern, die sie respektieren, die ihnen mehr bieten als die Überdeckung der Symptome – Methoden, die ihre Gesundheit erhalten. Solche Methoden aber findet man oft nicht bei der Schulmedizin.

Die Naturheilkunde ist der Weg für Frauen zu preiswerter, wirksamer und schonender Gesundheitsversorgung. Die Betonung der Selbsthilfe nutzt den Frauen, und wenn ihr persönliches Wissen seine Grenzen erreicht, gibt es andere, die ihnen weiterhelfen. Heilen »geschieht« nicht mit einem, sondern vollzieht sich im Zusammenspiel mit einer anderen Person, und die Frau, die geheilt wird, hat dabei ebensoviel zu sagen wie HeilerInnen oder ExpertInnen.

Natürliche Heilmittel werden gleich bei Beginn einer Krankheit eingesetzt, damit eine Kleinigkeit nicht zu einem größeren Problem heranwächst. Ziel ist es, die Notwendigkeit einer schulmedizinischen Behandlung zu verringern, aber nicht, diese Behandlung, falls nötig, abzulehnen. Ein bestimmtes Kraut oder Vitamin flickt keinen gebrochenen Knochen und heilt keinen entzündeten Blinddarm, aber es beschleunigt den Heilungsprozeß nach der Operation. Mit geringerem Einsatz von synthetischen Mitteln und chirurgischen Eingriffen wendet man die Schulmedizin nur dann an, wenn es tatsächlich angebracht ist und die Technologie angemessen erscheint.

Auch die Kosten sind bei der Naturheilkunde ein geringeres Problem. Selbst die teuersten Vitaminpräparate sind erschwinglich, und die meisten Kräuter sind billig oder können selbst gesammelt werden. Das gleiche gilt für Zellsalze und homöopathische Zubereitungen. Blüten- und Kristall-essenzen kann man selbst zubereiten, und zur Akupressur braucht man bloß die Hände. Die Öle zur Aromatherapie sind überall erhältlich.

Für die Frauenbewegung bildet die Gesundheitspolitik nach wie vor einen Kernpunkt. Die freie Entscheidung über den eigenen Körper war immer ein Hauptthema, und die Qualität der medizinischen Versorgung gehört zu dieser Freiheit. Wohlbefinden, die Fürsorge füreinander, der Aufbau der Gemeinschaft und das friedliche Zusammenleben sind nötig, wenn die Frauen wie auch der Planet überleben wollen.

In diesem Buch werden 50 wichtige Krankheiten besprochen, mit jeweils zehn verschiedenen Vorschlägen zur Heilung mit natürlichen Methoden. Da unterschiedliche Möglichkeiten angeboten werden, kann sich jede Frau ihren Vorlieben entsprechend für die Methode und die Mittel entscheiden, die ihr angemessen erscheinen. Alle Methoden gleichzeitig anzuwenden, ist selten sinnvoll. Um die optimale Form zu finden, kann man eine einzige Methode ausprobieren oder verschiedene. Die Betonung liegt immer auf der individuellen Befindlichkeit. Auf die Beschreibung jeder Krankheit folgen Informationen über die empfohlenen Heilmethoden, Heilmittel und Anwendungsvorschriften. Zusätzlich wird angegeben, welche Methoden sich tendenziell als die wirksamsten erwiesen haben.

Die zehn folgenden Heilmethoden werden vorgestellt:

1. Vitamine, Mineralstoffe und Spurenelemente

2. Heilpflanzen

3. Naturheilkunde

4. Homöopathie und Zellsalze

5. Aminosäuren

6. Akupressur

7. Aromatherapie
8. Blütenessenzen
9. Kristalle und Edelsteinessenzen
10. Emotionalheilung

Andere Heilmethoden, die hier nicht aufgeführt werden, sind jedoch dennoch empfohlen. Dazu gehören Reiki, Chiropraktik, Osteopathie, neuromuskuläre Massage, Körperarbeit, Heilung durch Berührung, Aura-Arbeit, Farbenheilung, Akupunktur und Gestalttherapie. Es gibt viele weitere Methoden und individuelle Vorlieben. Die hier vorgestellten Heilmittel wurden aufgrund ihrer Sicherheit, Wirksamkeit und Zugänglichkeit aufgeführt. Ich habe Erfahrung mit allen vorgestellten Methoden. Die meisten habe ich persönlich ausprobiert.

Kein Buch und keine Selbsthilfemethode kann die Schulmedizin ersetzen, aber wir bieten Frauen zusätzliche Möglichkeiten, damit Medizintechnologie, Chirurgie und synthetische Arzneimittel seltener nötig werden. Die hier vorgeschlagenen Mittel und Methoden haben sich im Laufe der Zeit und der Erfahrung bewährt, und wenn sie früh genug bei einer Krankheit eingesetzt werden, haben sie gewöhnlich Erfolg.

Selbstverständlich sollten schwerwiegende Erkrankungen in Zusammenarbeit mit geeigneten TherapeutInnen (ÄrztInnen, HeilpraktikerInnen, PsychologInnen) behandelt werden. Aber bei allen anderen Krankheiten lohnt sich der Versuch, jemanden zu finden, der mit den von Ihnen bevorzugten Heilmethoden vertraut ist, solange Sie selbst noch keine ausreichende Sicherheit im Umgang damit haben. In Deutschland können die regionalen Ärztekammern Auskunft geben, welche Ärztinnen und Ärzte eine Zusatzausbildung in Homöopathie oder Naturheilverfahren haben. HeilpraktikerInnen weisen oft mit ihrem Praxisschild auf die von ihnen angewandten Therapiemethoden hin.

Vergessen Sie nicht die emotionalen Ursachen von Krankheiten! Oft liegen hier wertvolle Schlüssel zum Wohlbefinden.

Die in diesem Buch angegebenen Vorschläge dazu sind natürlich sehr vereinfachende Hinweise. Wenn Sie Grund zu der Annahme haben, daß Ihre Erkrankung in erster Linie durch seelische Ursachen bedingt ist, sollten Sie in jedem Falle eine geeignete Psychologin oder Psychotherapeutin zu Rate ziehen.

Die Naturheilkunde arbeitet mit dem ganzen Menschen – mit Körper, Verstand und Gefühl – und die Gefühle über eine Krankheit zu bewältigen, heißt oft schon, sie zu heilen.

Methoden

Vitamine, Mineralstoffe und Spurenelemente

Vitamine und Mineralstoffe sind unersetzliche Bestandteile der körpereigenen Chemie. Diese essentiellen Nährstoffe werden auch Mikronährstoffe genannt, weil nur sehr geringe Mengen notwendig sind. Vitamine steuern den Stoffwechsel und setzen die Energie frei, die durch die Nahrungsverdauung erzeugt wird. Sie sind Vorläufer von Enzymen, steuern diese und kooperieren mit ihnen. Mineralstoffe sind auch an Enzymprozessen beteiligt. Man braucht sie für die Blut- und Knochenbildung, die Herstellung der körpereigenen Flüssigkeiten und die Aufrechterhaltung von Nervenfunktionen.

Vitamine und Mineralien werden vornehmlich über die Nahrung aufgenommen. Vitamine stellt der Körper selbst entweder nicht her oder nur in unzureichenden Mengen. Da die wasserlöslichen Vitamine (C und der B-Komplex) mit dem Urin ausgeschieden werden, muß man sie täglich neu mit der Nahrung aufnehmen. Fettlösliche Vitamine können in der Leber und im Fettgewebe eine Weile gelagert werden. Fettlösliche Vitamine sind A, D, E und K.

Vitamine in Kapselform sollten Tabletten vorgezogen werden, weil manche Frauen Schwierigkeiten mit der Absorption (Aufnahme) haben.

Mineralstoffe stammen aus dem Boden und gelangen durch Pflanzen in die Nahrungskette. Wir Menschen bekommen unsere Mineralstoffe durch den Verzehr von Pflanzen, Fleisch, Geflügel und Fisch. Es gibt zwei Arten von Mineralien: Spurenelemente und Makromineralien. Spurenelemente braucht man nur in verschwindend geringen Mengen, aber sie sind lebenswichtig. Es handelt sich um Zink, Eisen, Kobalt, Kupfer, Bor, Fluor, Mangan, Molybdän,

Chrom, Germanium, Selen, Silizium, Schwefel, Vanadium und Jod. Makromineralien braucht man in größeren Mengen: Kalzium, Magnesium, Kochsalz, Kalium und Phosphor. Mangelzustände treten am häufigsten auf bei Kalzium und Eisen sowie den B-Vitaminen Folsäure und B-6. Mineralien werden in Knochen und Muskelgeweben gespeichert. Hohe Dosen über einen längeren Zeitraum könnten eine Unverträglichkeitsreaktion auslösen.

Folsäure ist für die Blutbildung wichtig, ebenso B-6, das darüber hinaus am Stoffwechsel von Aminosäuren und Eiweiß beteiligt ist. Der prämenstruelle Streß vieler Frauen wird durch den Mangel an diesen Vitaminen verursacht. Frauen, die die »Pille« nehmen, leiden besonders darunter. Kalzium braucht man für die Knochen-, Muskel- und Nervenbildung und -funktion wie auch für die Milchbildung in der Stillzeit. Kalziummangel ist ebenfalls an prämenstruellen Spannungszuständen beteiligt, an Wasseransammlung im Körper, Beinkrämpfen und Osteoporose. Zink reguliert das Immunsystem, den Heilprozeß von Organen und Wunden und sorgt für gesundes Haar und gesunde Haut. Eisen produziert Hämoglobin, die sauerstofftragenden Teilchen der roten Blutzellen. Frauen mit starken Monatsblutungen haben oft aufgrund von Eisenmangel eine Anämie.

Vitamin- und Mineralienmangel spielen in der Gesundheit von Frauen eine große Rolle, selbst bei Frauen, die sich vernünftig ernähren. Warum ist Vitamin- und Mineralstoffmangel immer häufiger ein Faktor, wenn eine Frau erkrankt? Vitamine und Mineralstoffe sind für das menschliche Leben essentiell. Die Nahrungskette beginnt damit, daß Pflanzen Mineralien aus der Erde absorbieren. Diese Erde ist heute ausgelaugt und verschmutzt. Der Vitamin- und Mineralienmangel nimmt also seinen Anfang in der ausgebeuteten Erde. Die Nährstoffe stehen den Pflanzen nicht mehr zur Verfügung. Verringerte Nährstoffaufnahme durch die Pflanzen bedeutet weniger Nährstoffe in der gesamten Nahrungskette.

Der Mineralienmangel der Erde beruht auf den modernen Anbaupraktiken mit Überdüngung und Monokultur. Die chemischen Ersatzstoffe können oft nicht von den Pflanzen aufgenommen werden. Die heute von der Agrarwirtschaft eingesetzten Chemikalien dienen vor allem dem verstärkten Pflanzenwachstum, einer attraktiven Erscheinungsform und längerer Haltbarkeit auf Kosten des Nährwertes und des Geschmacks. Pestizide werden im heutigen Ackerbau viel zu stark eingesetzt, die Reste davon sind in allen Pflanzen enthalten und vergiften das Grundwasser. Die lange Transportzeit von der Ernte bis zum Verzehr verringert den Vitamingehalt der Nahrungsmittel. Das gleiche gilt für Konservierungsstoffe, Farben und Zusätze. Bestrahlung verringert den Vitamingehalt zwischen 20 und 80%.

Gemüse und Obst, das vor hundert oder nur fünfzig Jahren verzehrt wurde, enthielt alle essentiellen Vitamine und Mineralien, die für unsere Gesundheit notwendig sind, im Gegensatz zu unseren heutigen chemisch behandelten Lebensmitteln. Daher leiden fast alle Frauen am Mangel irgendeines Vitamins oder eines Spurenelements. Ich halte ein gutes Multivitamin- oder Mineralstoffpräparat für jede Frau für wichtig. Diese einfache Maßnahme dient schon dazu, Krankheiten zu vermeiden, und reicht oft allein aus, viele Probleme zu lösen. Man sollte sich für ein Qualitätsprodukt entscheiden. Zusätzlich ist für viele Frauen ein ausgewogenes Kalzium-Magnesium-Präparat sinnvoll.

Die in diesem Buch vorgeschlagenen Dosierungen von Vitaminen und Mineralstoffen gehen von der Annahme aus, daß man täglich ein Multipräparat einnimmt. Viele Vitamine brauchen eine Ergänzung, um richtig zu wirken. Das Multipräparat bietet dies in der richtigen Ausgewogenheit und Menge. Kalzium zum Beispiel braucht zur Verarbeitung im Körper geringe Mengen von Vitamin A, C und D, ebenso wie Eisen, Phosphor, Magnesium und Kalzium. Jeder Bestandteil des Vitamin-B-Komplexes braucht alle anderen, um aktiviert zu werden. Vitamin E braucht geringe Mengen von Selen, Mangan und Oxiden. Die Zugabe eines einzelnen Vitamins oder Elements kann ein Ungleichgewicht in der Funktion bewirken, die es eigentlich ausgleichen soll. Ein Multipräparat verhindert dies. Die Mengen jedes Bestandteils sind aufeinander abgestimmt.

In der Tabelle auf S. 54 werden die Empfehlungen der amerikanischen Gesundheitsbehörde für Vitamingaben mit den Mengen verglichen, die wir für die Frau für optimal halten. Bei bestimmten Krankheiten können sich diese Gaben noch erhöhen. Die Tabelle stammt aus meinem Buch *All Women Are Healers*.

Hier nun eine kurze Auflistung aller Vitamine, Spurenelemente und Mineralstoffe und ihrer Funktion bei der Heilung.

Vitamin A ist ein Antioxidans. Es schützt den Körper vor Umweltgiften, frühzeitiger Alterung und Krebs und stärkt das Immunsystem. Es wirkt bei Nachtblindheit und Augenproblemen, bei rauher und trockener Haut, trockenen Haaren, Akne, Ekzemen, Angina, häufigen Erkältungskrankheiten, Grippe oder Infektionen und verringertem Geruchssinn. Vitamin A kann bei Magengeschwüren helfen, bei Pickeln, Allergien, Heuschnupfen, Infektionen der Atemwege, Überfunktion der Schilddrüse, Lungenemphysem und allen Krankheiten der Haut, des Haares, der Augen, Zähne und des Zahnfleischs. Es kann einen Herzanfall bei Frauen hinausschieben, die unter einem hohen Risiko stehen, ist wichtig für die Gewichtszunahme, das Wachstum und die Knochenbildung von Kindern.

Beta-Karotin wird in der Leber zu Vitamin A umgewandelt, und man kann das Vitamin in dieser Form zu sich nehmen. Frauen mit Unterfunktion der Schilddrüse oder

Diabetes können Beta-Karotin vielleicht nicht angemessen umwandeln. Frauen mit Leberstörungen sollen keine grösseren Mengen Vitamin A zu sich nehmen. Frauen, die die Pille nehmen, brauchen weniger davon als andere. In der Schwangerschaft sollte die tägliche Dosis 25 000 IE nicht überschreiten. Erwachsene haben über mehrere Monate hinweg bis zu 100 000 IE, Kleinkinder bis zu 18 000 IE zu sich genommen, ohne daß Vergiftungserscheinungen auftraten. Beta-Karotin ist wasserlöslich und kann nicht überdosiert werden. Auch Vitamin A gibt es in wasserlöslicher Trockenform.

Der B-Komplex: Es handelt sich um eine Gruppe von Vitaminen, die man zusammen einnimmt. In einer Mangelsituation nimmt man den gesamten B-Komplex oder ein Multivitamin-Präparat und fügt dann das entsprechende B-Vitamin noch hinzu. Im Unterschied zu Vitamin A handelt es sich hier um wasserlösliche Vitamine ohne Schädlichkeit, aber eine zu hohe Dosis kann Durchfall, Verstopfung oder Alpträume (B-6) zur Folge haben. Wenn man die Dosierung herabsetzt, hören diese Erscheinungen sofort auf. B-Vitamine nützen bei geistigen und seelischen Störungen, Depressionen, Schlaflosigkeit, Streß und Angstzuständen. Sie helfen bei prämenstrueller Spannung, Migräne, Epilepsie, Pilzerkrankungen, Asthma, Anämie und Allergien. Besonders Vegetarierinnen und Frauen, die Antibiotika oder Diuretika einnehmen, brauchen den B-Komplex. B-Vitamine gleichen Energien aus und beruhigen, nützen der Haut, den Augen, Haar, Leber und Nerven.

Vitamin B-1 (Thiamin) regt den Blutkreislauf an, die Verdauung, die Blutbildung, beeinflußt die seelische Befindlichkeit, die Herzfunktion, die Muskeln und das Zentralnervensystem. Es hilft bei Reisekrankheit, Schmerzen nach Zahnoperationen, Gürtelrose, Gehirnschäden, Erschöpfung, geistiger Verwirrung, Herzkrankheiten und bei Taubheitsgefühl in Händen und Füßen. Wenn man es alle drei, vier Stunden einnimmt, wird man nicht von Stechmücken gequält, besonders wenn man die Behandlung (in geringen Mengen) einige Wochen vorher anfängt. Schwangere oder stillende Frauen, Frauen, die die Pille nehmen, Frauen mit Multipler Sklerose und rauher Haut sowie Frauen mit Verdauungsproblemen brauchen mehr Vitamin B-1. Antibiotika, Sulfonamide, Koffein, Alkohol, Zucker, Östrogen und eine stark kohlehydrathaltige Ernährung sowie Hitze verringern den Thiamingehalt im Körper. Vitamin B-1 ist wichtig gegen alle Störungen oder Krankheiten des Zentralnervensystems.

Vitamin B-2 (Riboflavin) ist ein Hauptvitamin gegen Streß. Man braucht es zur Bildung der roten Blutkörperchen, der Immunsystem-Antikörper, zum Zellstoffwechsel, für das Wachstum, die Eisenaufnahme und den Stoffwechsel von Eiweiß, Fetten und Kohlehydraten. Riboflavin hilft, Geburtsschäden zu verhindern, und ist wichtig in der Schwangerschaft, bei Sehstörungen und müden Augen, grauem Star, Anämie, Verdauungsproblemen, Ekzemen, Wunden an Mund, Lippen und Zunge, fettiger Haut, Erschöpfung und Depressionen. Es verhindert Haarausfall, Kopfschuppen und wirkt gegen Juckreiz in der Scheide, gegen Krebs und hilft (in Verbindung mit Vitamin B-6) bei Karpaltunnel-Syndrom (Sehnenscheidenentzündung). Vegetarier, Diabetiker und Frauen mit Magendiät sowie Frauen, die die Pille nehmen oder intensiv Sport treiben, brauchen mehr Vitamin B-2. Es wird durch Licht, Kochen, Antibiotika und Alkohol zerstört. Es kann die Wirkung einiger Krebsmittel verringern. Risse und Wunden in den Mundwinkeln sind ein Anzeichen für Riboflavinmangel.

Vitamin B-3 (Niacin) ist notwendig für den Blutkreislauf und die Funktion des Nervensystems. Es hilft beim Stoffwechsel von Kohlehydraten, Fetten und Eiweiß und bei der Verdauung, indem es im Magen Salzsäure bildet. Niacin senkt die Cholesterinwerte im Blut und hohen Blutdruck.

Höhenangst, Kopfschmerzen, Verstopfung oder Durchfall, Rückenschmerzen, Mundgeruch, Streß und Schlaflosigkeit werden mit B-3 gelindert. Schizophrenie kann auf Mangel an Niacin beruhen, ebenso Autismus bei Kindern, Feindseligkeit, Paranoia und Persönlichkeitsveränderungen.

Niacin hat die Neigung, vorübergehend Hitzegefühl, Kribbeln und Hautrötungen hervorzurufen. Das beginnt etwa fünfzehn Minuten nach der Einnahme und hat große Bedeutung für Frauen, die an Migräne leiden. Ich beschreibe das Gefühl als »Hitzewallung des Lebens«, aber sie ist harmlos und klingt rasch wieder ab (nach etwa 15–20 Minuten). Bei täglicher Einnahme von Niacin nimmt diese Wirkung nach wenigen Tagen ab und verschwindet schließlich. Ganz zu Beginn eines Migräneanfalls löst eine Dosis von 50 mg Niacin (in Form von Nikotinsäure) diese Welle aus, denn sie erweitert die Blutgefäße, verstärkt die Blutzufuhr zu Gehirn und Kopf und bricht den Anfall ab. Wenn die ersten 50 mg nicht diese Welle auslösen, nimmt man nach etwa einer Viertelstunde eine weitere Dosis. Ein oder zwei reichen gewöhnlich aus. Wenn man Vitamin B-3 braucht, aber die Hitzewelle umgehen will, nimmt man statt dessen Niacinamid. Dies nützt nicht bei Migräne, kann aber Niacin bei anderen Krankheiten ersetzen. Frauen mit Gicht, Magengeschwüren, Glaukom, Augeninnendruckerhöhung, Leberschwäche, Diabetes oder in der Schwangerschaft sollten B-3 nur begrenzt verwenden. Die Aminosäure L-Tryptophan wird im Körper in Niacin umgewandelt.

Vitamin B-5 (Panthotensäure) ist das Hauptvitamin gegen Streß bei Frauen und eine wichtige Hilfe bei Unterzuckerung oder Nebennierenschwäche. Man braucht das Vitamin für die Produktion der Nebennierenhormone (darunter auch natürliches Kortison) und bei der Bildung von Immunsystem-Antikörpern. Es hilft beim Stoffwechsel der Vitamine und Nahrungsmittel und der Funktion des Magen-Darm-Traktes. Panthotensäure ist ein sicheres, nebenwirkungsfreies Anregungsmittel. Man nehme zweimal täglich 500 mg zu den Mahlzeiten und kann, falls erwünscht, die Dosis auf 2 000 mg täglich erhöhen. Man sollte allerdings die Einnahme vor dem Schlafengehen vermeiden. Das Vitamin B-5 wird in den Körperorganen konzentriert und von jeder Körperzelle gebraucht. Angezeigt sind Gaben bei Magengeschwüren, Kopfschmerzen, Haarausfall, Ekzemen, Hautkrankheiten, Störungen im Atemtrakt, eingeschränkter motorischer Koordination, Anämie, grauem Star, Schilddrüsenstörungen, Depressionen, Angstzuständen, Erschöpfung und postoperativem Schock. Eine pelzige Zunge ist ein Anzeichen für Vitamin-B-5-Mangel; Arthritis, Nebenhöhlenentzündungen, Heuschnupfen und Allergien können auf einem Mangel an Panthotensäure beruhen. Gegen Allergien nimmt man zweimal täglich 1000 mg Vitamin B-5 und Vitamin C.

Vitamin B-6 (Pyridoxin) ist für die körperliche wie seelische Gesundheit wichtig und für mehr Körperfunktionen als alle anderen Vitamine, Mineralien oder Nährstoffe notwendig. Die Gehirnfunktion, die Bildung von roten Blutzellen, das Zentralnervensystem, die Absorbierung von Fetten und Eiweißen, die Funktion des Immunsystems und die Synthese von DNA und RNA brauchen Pyridoxin. Es wirkt gegen Krebs und schützt das Herz; es reduziert Arteriosklerose und ist gut gegen Nierensteine, Arthritis, Allergien, Asthma und das prämenstruelle Syndrom. B-6 ist auch nützlich für Frauen mit Unterzuckerung, Epilepsie, Magengeschwüren, Anämie, AIDS, Diabetes (häufig Blutzuckerspiegel prüfen; es kann den Insulinbedarf senken), Schlaflosigkeit, Angstzuständen, Reizbarkeit und allgemeiner oder muskulärer Schwäche.

Frauen, die die Pille einnehmen, brauchen höhere Mengen von Pyridoxin, um Venenentzündungen zu vermeiden. Das Vitamin ist auch in der Schwangerschaft wichtig, um die morgendliche Übelkeit, Eklampsie und Beinkrämpfe zu verhindern. Die Angstzustände und Wasseransammlung, die viele Frauen kurz vor der Periode erleben, können mit B-6 vermindert oder ausgeschaltet werden. 90% aller Männer und Frauen in den Vereinigten Staaten leiden an einem Mangel an Vitamin-B-6. Auch das Karpaltunnelsyndrom kann auf Vitamin-B-6-Mangel beruhen. (Beim Karpaltunnelsyndrom sollte man B-2 in Verbindung mit B-6 probieren.) Antidepressiva und Östrogengaben verstärken den Bedarf des Körpers an B-6. In der Schwangerschaft nimmt man nicht mehr als 50 mg täglich ein. Eine Überdosis kann Alpträume bewirken.

Das Fehlen von **Vitamin B-9** (Folsäure) kann ebenfalls schwere Mangelerscheinungen bei Frauen hervorrufen: Gebärmutterveränderungen reagieren oft gut auf die Einnahme von Folsäure. Als Vegetarierin, in der Schwangerschaft, bei Anämie, Schlaflosigkeit oder Depressionen ist vermutlich der Vitamin-B-9-Bedarf gesteigert. Es wird gebraucht für die Energieproduktion und Gehirnfunktion, Zellteilung, den Eiweißstoffwechsel, die Entwicklung von Embryo und Fötus und das normale Wachstum. Rückenmarksdefekte bei Kindern können reduziert werden, wenn die Mütter in der Frühschwangerschaft oder zum Zeitpunkt der Empfängnis Folsäure einnehmen. Das Vitamin ist ein Coenzym bei der DNA-Synthese. Es hilft bei starken Monatsblutungen und Blutungen bei der Geburt, bei Rekonvaleszenz, Zellaufbau, Regenerierung und Alterserscheinungen. Es verstärkt die Intelligenz und kann in Verbindung mit Vitamin B-5 grauem Haar wieder Farbe verleihen. Folsäure wird allgemein in Verbindung mit Vitamin B-12 eingesetzt, oft auch mit B-6. Kontrazeptiva, Östrogen, Dilantin, Sulfonamide, Alkohol und hohe Einnahme von Vitamin C erhöhen den Bedarf für dieses Vitamin. Bei Raucherinnen kann Folsäure das Risiko von Lungenkrebs verringern; man sollte es zusammen mit Vitamin A/Beta-Karotin einnehmen. Hohe Dosen über längere Zeit sollten

vermieden werden, wenn man an einem hormonell bedingten Krebs leidet oder zu Krämpfen neigt.

Vitamin B-12 (Cyanocobalamin, Hyroxycobalamin) verhindert Nervenschädigungen und Blutarmut, hilft bei der
Zell- und Blutbildung, der Verdauung, Fruchtbarkeit und
Wachstum. Frauen, die über längere Zeit Vollvegetarierin-
nen sind, leiden oft unter einem Mangel an Vitamin B-12.
Bei Menschen mit AIDS, bei älteren Menschen und bei
Verdauungsstörungen tritt auch oft ein Mangel auf. B-12 ist
nützlich für Frauen mit Menstruationsproblemen, Nervosität, Schlaflosigkeit, Erinnerungsverlust, Depressionen, Erschöpfung, einigen Hautproblemen, Asthma, Schizophrenie, Herzrasen, Magenproblemen und Schwierigkeiten
während der Schwangerschaft oder Stillzeit. Hormonein-
nahme, Gichtmittel, Blutgerinnungsmittel und Kaliumbei-
gaben blockieren vielleicht die Aufnahme dieses Vitamins,
und man braucht als Ausgleich mehr davon. Vitamin B-12
wird vom Arzt als Injektion verabreicht oder unter der
Zunge eingenommen, da es nicht leicht im Verdauungtrakt
absorbiert wird. Die folgenden Symptome treten bei Vit-
amin-B-12-Mangel-Anämie (perniziöse Anämie) gleichzeitig auf: verminderte sinnliche Wahrnehmung, ruckhafte
Bewegungen der Gliedmaßen, Arm- und Beinschwäche,
Schwierigkeiten beim Gehen und Sprechen, Erinnerungsverlust, Halluzinationen, Sehstörungen und Verdauungsprobleme.

Vitamin B-13 wandelt Vitamin B-9 und Vitamin B-12 um,
wird aber selten benutzt oder vertrieben. Einige der besseren Multivitaminpräparate enthalten Vitamin B-13. Es
kann bei Multipler Sklerose helfen.

Vitamin B-15 (Pangaminsäure) ist ein Antioxidans; es regt
die Zellen und Immunität an und hilft bei Angina, Asthma,
hohen Cholesterinwerten und Erschöpfung. Es ist auch als
DMG bekannt (Dimethyl-Glyzin) und wird von Sportlern
genommen, um Sauerstoffmangel zu reduzieren. Das Vit-

amin verhindert einige Drüsen- und Nervenstörungen und hilft Frauen, die sich vom Alkoholismus lösen wollen. Es verringert das Verlangen nach Alkohol und schützt die Leber gegen Zirrhose.

Vitamin B-17 (Laetrile) ist von der amerikanischen Gesundheitsbehörde verboten worden, aber in anderen Ländern wird es eingesetzt. Es handelt sich um eine umstrittene Substanz. Einige behaupten, es wirke gegen Krebs, andere halten es für nutzlos. Der hohe Blausäuregehalt von Aprikosen-, Apfel- und anderen Obstkernen ist Quelle für dieses Vitamin.

Es muß übrigens angemerkt werden, daß die Vitamine B-13, B-15 und B-17 vom Ärzteestablishment nicht als Vitamine anerkannt werden (man nennt sie Pseudovitamine). In der Forschung wurden sie überwiegend ignoriert, und Vergleiche mit anderen Vitaminen existieren praktisch nicht. Cholin, Inosit und PABA, die man gewöhnlich als Bestandteile des Vitamin B-Komplexes aufführt, sind ebenfalls keine Vitamine im strikten Sinne, sondern werden vitaminähnliche Substanzen genannt.

Vitamin H (Biotin) ist eines der wenigen Vitamine, die im Körper selbst produziert werden. Es wird im Darm aus der Nahrung synthetisiert und ist Bestandteil der Muttermilch. Zellwachstum, Fettsäureproduktion, Kohlehydratstoffwechsel, der Stoffwechsel von Fetten und Eiweißen und aller B-Vitamine beruhen auf Biotin. Das Vitamin sorgt für Haar und Haut, bekämpft Haarausfall und reguliert die Schweißdrüsen, Nerven und Knochenmark. Kopfschuppen, Ekzeme, Dermatitis, trockene, schuppige Haut oder gesprungene Lippen können Symptome für Biotinmangel sein, ebenso extreme Erschöpfung, Herzkrankheiten, Muskelschmerzen, Depressionen und Schlaflosigkeit. Rohes Eiweiß nimmt dem Körper Biotin, ebenso ranzige Fette, Saccharin, Sulfonamide, Antibiotika und Östrogen. Schwangere oder stillende Frauen und Frauen mit Hautproblemen leiden gewöhnlich unter Biotinmangel.

Cholin hilft, Arterien- und Gelenkverkalkungen (Arterio- und Atherosklerose) zu verhindern sowie Herzversagen, Glaukom, Gallenblasenstörungen, Kreislaufprobleme und Blutgerinnsel. Es verringert das überschüssige Fett in Leber, Gallenblase und am Herzen und hilft bei der Hormonproduktion, Gehirnfunktion und dem Erinnerungsvermögen. Das Vitamin nützt bei Krankheiten des Nervensystems wie Multipler Sklerose, Parkinsonscher und Alzheimerscher Krankheit, ebenso bei Diabetes, Leber- und Nierenleiden und Hepatitis. Cholin ist ein Hilfsmittel gegen Krebs, unterstützt die Thymusdrüse und die Milz bei der Produktion der Immunzellen und der roten Blutkörperchen.

Inosit ist, wie Cholin, ebenfalls für die Verhütung und Besserung von Arterio- und Atherosklerose von Bedeutung sowie für den Fett- und Cholesterinstoffwechsel. Es unterstützt die Fettverarbeitung in der Leber, baut Gewebezysten ab und ist für Gehirnfunktion und Aufnahme der Vitamine C und E notwendig. Bei Gehirnlähmung, Multipler Sklerose und anderen Krankheiten des Zentralnervensystems wirken Inositgaben positiv, ebenso bei Sehstörungen und Augenleiden, Gallenblasenkrankheiten, Diabetes, Hautproblemen, Ekzemen und Schuppenflechte, Haarausfall und einigen Formen geistiger Zurückgebliebenheit.

Cholin und Inosit bilden zusammen Lezithin. Frauen nach den Wechseljahren brauchen mehr Lezithin, ebenso Kaffee- und Alkoholtrinker.

PABA (Para-Amino-Benzoesäure) ist der letzte Bestandteil des Vitamin-B-Komplexes und Teil von Vitamin B-5. Es ist ein Antioxidans und hilft, die Haut vor Sonnenbrand und Hautkrebs zu schützen (der sich in den letzten Jahren aufgrund der dünneren Ozonschicht vervierfacht hat). PABA dient auch der Proteinaufnahme und der Bildung roter

Blutzellen. Bei Streßbelastung oder Fehlernährung kann PABA grauem Haar die Farbe wiedergeben. Ekzeme sind oft ein Zeichen von zu wenig PABA; das gleiche gilt vermutlich für Verdauungsstörungen, Erschöpfung, Depressionen und Reizbarkeit. Unfruchtbarkeit bei Frauen, Schuppenflechte, Scheckhaut (Vitiligo) und Darmstörungen reagieren positiv auf PABA. Sulfonamide können PABA-Mangel verursachen; das Vitamin wiederum kann diese Medikamente unwirksam machen. PABA sollte in Ihrem Multivitaminpräparat enthalten sein. Meistens dosiert man zwischen 30 und 100 mg täglich. PABA ist häufig Bestandteil von Sonnencremes.

Vitamin C ist das wichtigste Vitamin für die Bildung weißer Blutkörperchen und den Aufbau des Immunsystems. Es ist eines der Hauptantioxidantien, wirkt gegen Gifte und gegen Krebs. Vitamin C wird zur Gewebebildung und -heilung benötigt, zur Nierenfunktion und für gesundes Zahnfleisch. Es schützt den Körper gegen Umweltgifte, Infektionen, hohen Blutdruck und Adernverkalkung, blaue Flecken, Blutungen und Venenentzündung. Vitamin C fördert die Wundheilung und die Produktion von Interferon und Hormonen gegen Streß. Ein Gramm (1000 mg) Vitamin C gleich zu Beginn einer Erkältung oder Blasenentzündung stündlich eingenommen kann sie aufhalten. Dazu sollte man viel Wasser trinken und/oder mehr Kalzium/Magnesium oder Vitamin B-6 einnehmen, um Nierensteine zu vermeiden. Wenn die Symptome abklingen, die Dosis langsam verringern. Vitamin C reduziert auch die monatliche Blutung und starke Blutungen insgesamt. Megadosen mittels Injektion sollen bei AIDS-Patienten die erkrankungsfreien Zeiten verlängern. Falls es früh genug verabreicht wird, soll auch eine HIV-Infektion rückgängig gemacht werden können[1]. Das gleiche soll für Schizophrenie gelten.[2]
Vitamin C hat zahlreiche Anwendungsmöglichkeiten. Man

setzt es bei bakteriellen und Virus-Infektionen ein, bei Erkältungen, Mandelentzündung, Ohrenschmerzen, Zahnfleischkrankheiten und Grippe, bei Hepatitis, Diabetes, grauem Star, Augeninfektionen, Allergien, Nebenhöhlenproblemen, Magengeschwüren und Brandwunden. Frauen, die in Großstädten oder in der Nähe von vielbefahrenen Autobahnen leben, brauchen mehr Vitamin C, ebenso Raucherinnen. Vitamin C verhindert vielleicht den plötzlichen Kindstod; Frauen, die schwanger sind, stillen oder die Pille, Steroide oder Antibiotika nehmen, brauchen höhere Dosen. Bei Aspirineinnahme sollte man gleichzeitig Vitamin C verabreichen, denn Aspirin entzieht es dem Körper. Das Vitamin kann falsche Laborwerte bei Bluttests auslösen, daher müssen Ärzte auf die Dosierung achten. Es kann auch die Wirksamkeit von Sulfonamiden und Diabetesmitteln herabsetzen und sollte bei Radio- oder Chemotherapie gegen Krebs vermieden werden. Schwangere Frauen sollten die Dosierung unter 5 000 mg pro Tag halten.

Bei Ausbruch, im Verlauf einer schweren Krankheit oder zur Entgiftung sollte man so viel Vitamin C einnehmen, wie man vertragen kann, bis die Symptome verschwinden. Dann wird die Dosis langsam herabgesetzt. Um die Verträglichkeit zu prüfen, nimmt man ein oder mehrere Gramm pro Stunde mit viel Wasser, bis sich Durchfall entwickelt. Dann schraubt man die Dosis jeweils um 10% herab, bis man die maximale Menge, ohne Durchfall auszulösen, zuführen kann; die Dosis ist vom individuellen Zustand des Immunsystems abhängig. Sie kann sich von Tag zu Tag ändern, aber im Notfall wird der Körper überraschend hohe Dosen tolerieren. Bei hoher Dosierung oder schwerer Krankheit kann man Ester-C ausprobieren – es wird leichter vom Körper aufgenommen. Bei Vitamin C in Megadosierung nimmt man gleichzeitig eine Kalzium/Magnesium-Tablette oder 50 mg B-6, um Nierensteine zu verhindern. Vitamin C ist wasserlöslich und nicht giftig; zu viel hat Durchfall oder Übelkeit zur Folge, die aber aufhören, sobald man die Dosis senkt.

Vitamin D- und Kalziummangel sind die Hauptgründe für Osteoporose bei Frauen. Es ist fettlöslich. In natürlicher Form kann es in sehr hohen Dosen über einen längeren Zeitraum genommen werden (1 200 –150 000 IE pro Tag), ehe es giftig wirkt. Empfohlen werden etwa 800 IE pro Tag. Vitamin D ist notwendig für das Wachstum und die Knochen- und Zahnbildung und zur Verhinderung von Knochenkrankheiten. Das Vitamin bildet sich auf natürliche Weise in der Haut durch die Einstrahlung von Sonnenlicht. Schwarze Frauen in nördlichen Klimazonen, islamische Frauen und Nonnen, deren Körper stets vollständig bedeckt bleibt, Frauen die nachts arbeiten und die in smogverseuchten Städten leben, leiden eher an einem Mangel. Zusatzgaben von Vitamin D in Verbindung mit Kalzium werden in Nieren und Leber umgewandelt. Frauen mit Nieren- und Leberkrankheiten haben eher einen Vitamin-D-Mangel und entwickeln leichter Osteoporose. Einige Medikamente, die den Cholesterinspiegel senken, beeinträchtigen die Aufnahme von Vitamin D, ebenso Antazide (Mittel gegen Magenübersäuerung), Mineralöle, Thiazid-Diuretika und Kortison.

Vitamin E ist wichtig für die Heilung und Regenerierung aller Körperteile; es ist ein Antioxidans, das Krebs und Herzkrankheiten verhindert. Es wird bei Unfruchtbarkeit, Gewebeknoten in der Brust, Brustkrebs, prämenstruellem Syndrom, Verhütung von Fehlgeburten, zur Milderung von Hitzewallungen und Wechseljahresbeschwerden, in Schwangerschaft und Stillzeit eingesetzt, aber auch bei Einnahme von Östrogenen und der Pille. Vitamin E wird oft bei der Heilung von Brandwunden, Wunden und Narben verwandt und wirkt positiv vor und nach operativen Eingriffen zur inneren und äußeren Regenerierung. Das Vitamin verhindert Katarakte (grauen Star), senkt den Blutdruck und

entfernt Cholesterinablagerungen an den Gefäßwänden
(man beginnt mit 100 IE pro Tag und erhöht bei Gefäß- und
Herzkrankheiten langsam). Es schützt den Körper vor Umweltgiften und Zigarettenrauch und verzögert die Alterung.
Vitamin E in der Schwangerschaft verhindert Muskeldystrophie (Muskelschwund) bei den Kindern. Frauen, die
an Muskeldystrophie leiden, brauchen eine hohe Dosierung. Das gleiche gilt bei Neigung zu Wulstnarben, hohem
Blutdruck, Brustkrebs und Arthritis. Billiges oder altes
Vitamin E sollte man vermeiden, weil es ranzig sein
könnte.

Um das Vitamin im Blut zu binden, braucht der Körper
Zink. Es handelt sich zwar um ein fettlösliches Vitamin,
aber es wird nur kurz im Körper gespeichert, daher kann
keine Überdosierung auftreten. Eisen und Vitamin E sollten im Abstand von 8 Stunden voneinander eingenommen
werden. Frauen mit Diabetes, Herzrheuma oder Überfunktion der Schilddrüse sollen nur geringe Dosen einnehmen.

Vitamin F (essentielle Fettsäuren) wird zusammen mit Vitamin E bei der Reduzierung von Cholesterin und bei Herzkrankheiten eingesetzt. Es ist ein Antioxidans, das gegen
Röntgenschäden und Freie Radikale schützt. Freie Radikale sind stark reaktionsfähige Atomgruppen, die Zellen
schädigen, was zu Krebs, Leukämie, reduzierter Immun-
funktion, Zellflüssigkeitsansammlungen, Infektionen und
einer Reihe von anderen Krankheiten führen kann. Vitamin F unterstützt die endokrinen Drüsen, besonders die
Nebenniere und die Schilddrüse. Hautkrankheiten wie
Akne und Ekzem beruhen oft auf Vitamin-F-Mangel,
ebenso trockene Haut und Haare, Schuppen, Durchfall,
Gallensteine, Krampfadern und der Mangel an körper-
freundlichen Bakterien im Darm, was wiederum eine Zunahme von Candida (Pilzerkrankungen) bewirkt, sowie von
Darmkrankheiten wie etwa Colitis (Dickdarmentzündung).

Essentielle Fettsäuren unterstützen die Atmung, das Nervensystem, die Reproduktion und Blutgerinnung. Sie können Gewichtsabnahmen oder bei Überdosis -zunahmen bewirken. Man nimmt Vitamin F am besten in Verbindung mit Vitamin E zu den Mahlzeiten ein. Vitamin F besteht aus drei Teilen: Linolsäure, Linolensäure und Arachidonsäure; es ist fettlöslich und kann nicht überdosiert werden.

Vitamin K ist für die normale Blutgerinnung wichtig, für die Knochenbildung und die Verhinderung von Osteoporose. Es wandelt Glukose in Glykogen zur Speicherung in der Leber um und ist daher für den Zuckerstoffwechsel wichtig. In Nahrungsmitteln kommt es am konzentriertesten in Luzerne (Alfalfa) und Joghurt vor. Vitamin K wird vor Operationen, bei der Geburt und bei starker Menstruation eingesetzt, um Blutungen zu verhindern, sowie zur Behandlung von Herzanfällen. Mangelerscheinungen zeigen sich als Colitis, starker Durchfall, Nasenbluten und Bauchprobleme. Röntgenstrahlen, Aspirin, Luftverschmutzung, Mineralöle, Antibiotika, tiefgefrorene oder bestrahlte Nahrungsmittel zerstören es im Körper. Synthetisches Vitamin K in hohen Dosen in der Schwangerschaft kann für den Fötus giftig sein.

Vitamin P (Flavonoide) sind verschiedene Faktoren, die mit Vitamin C zusammenarbeiten und dessen Wirkung verstärken. Dazu gehören Rutin, Hesperidin und Citrin. Sie haben besondere Wirkung auf die Kapillargefäße (kleinsten Blutgefäße), den Blutkreislauf, die Gallensaftproduktion und bei der Senkung des Cholesterinspiegels. Flavonoide werden von Sportlern eingesetzt, um Prellungen und Schwellungen zu lindern, bei Rücken- und Beinschmerzen. Zahnfleischbluten, Blutgerinnsel, Hitzewallungen, Magengeschwüre, Asthma, Ödeme, Krampfadern, Innenohrprobleme (Schwindel und Höhenangst), grauer Star, Herpes und Schmerzen können durch Flavonoide positiv beeinflußt werden. Flavonoide und Vitamin C werden gemeinsam als C-

Komplex bezeichnet, und man sollte pro 500 mg Vitamin C 100 mg Flavonoide nehmen.

Vitamin U kann bei der Heilung von Magengeschwüren helfen. Es ist nicht leicht erhältlich und nur wenig bekannt und erforscht.

Coenzym Q (Ubichinon) ähnelt dem Vitamin E, ist aber als Antioxidans stärker. Es ist kein Vitamin, aber chemisch betrachtet ähnlich gebaut. Co-Q verzögert den Alterungsprozeß und regt das Immunsystem deutlich an. Es hat sich vielversprechend bei der Behandlung von Krebs und der Rückbildung von Tumoren, bei Leukämie und den Nebenwirkungen der Chemotherapie erwiesen. Herzkrankheiten und hoher Blutdruck, hoher Cholesterinspiegel, Allergien, Asthma, Krankheiten der Atemwege, Alzheimersche Krankheit, Diabetes und Multiple Sklerose reagieren auf die Einnahme dieses Coenzyms positiv. Andere Anwendungsgebiete sind Schizophrenie, Fettsucht, Pilzerkrankungen, Zahnfleischkrankheiten und AIDS. Es ist wichtig bei der Erholung von Zwölffingerdarmgeschwüren. Es hat keine Nebenwirkungen. Man bewahrt es kühl und dunkel auf. Reines Coenzym Q ist leuchtend gelb und fast geschmacklos. Pro Tag sollten 30–100 mg genommen werden.

Mineralstoffe: Je mehr man über die Wirkung von Vitaminen und Mineralien erfährt, um so besser können Krankheiten vorbeugend behandelt werden, besser als mit jeder anderen Heilmethode. Die Zusätze sollten, falls möglich, in ihrer natürlichen Form verabreicht werden, statt in synthetischer. Mineralien nimmt man am besten in Chelatverbindung, gebunden mit Molekularprotein, weil dann mehr vom Körper aufgenommen werden kann. Da bei der Verdauung sehr viel verlorengeht, müssen viel höhere Dosen genommen werden, als tatsächlich nötig sind. 100 µg entsprechen 1 mg, 1 000 mg einem Gramm.

Mineralstoffe bilden die festen Strukturen eines Körpers, wie Knochen und Zähne, und Mängel können schwere Krankheiten auslösen. Einige Mineralstoffe ermöglichen die Vitaminaufnahme, andere sind überdosiert giftig, die meisten brauchen zum Ausgleich andere Vitamine oder Mineralien. Einige Frauen mit starken Mangel- oder Verdauungsproblemen brauchen Salzsäure oder Verdauungsenzyme, um die Mineralien aufnehmen zu können. Mineralmangel betrifft Knochen und Zähne, bewirkt Erschöpfung, Menstruationsprobleme, Depressionen, Schlaflosigkeit, Haut- und Haarprobleme, Muskelkrämpfe und eine geringe nervliche Belastbarkeit.

Bor ist ein Spurenelement, das in den Informationen über den Mineralbedarf des Körpers nicht oft erwähnt wird. Sehr wichtig ist es zum Beispiel aber für Frauen in und nach den Wechseljahren. In einer amerikanischen Untersuchung stellte man fest, daß acht Tage nach der Zufügung von 3 mg Bor zur Nahrung Frauen nach den Wechseljahren 40% weniger Kalzium, ein Drittel weniger Magnesium und etwas weniger Phosphor mit dem Urin ausschieden.[3] Das ist sehr wichtig für Frauen, die zu Osteoporose neigen und aus diesem Grund geschwächte oder gebrochene Knochen haben. Drei Milligramm am Tag reichen aus; mehr sollte man nicht zu sich nehmen.

Kalzium ist das wichtigste Makromineral für Frauen. Es verhindert Osteoporose, hilft bei prämenstruellem Streß, Krämpfen und Wasseransammlung, verhütet Schlaflosigkeit und Beinkrämpfe. Es ist überaus wichtig bei der Regulierung des Pulsschlags, für die Blutgerinnung, verhindert Dickdarmkrebs, unterstützt Muskelwachstum und -beweglichkeit und die Weiterleitung von Nervenimpulsen. Es spielt bei der DNA- und RNA-Funktion eine Rolle und aktiviert mehrere Enzyme.

Die meisten Frauen brauchen vom Beginn der Periode an Zusatzgaben an Kalzium. Es hilft gegen alle Arten von

Streß, bei Kopfschmerzen und Migräne, bei Brustfellent-
zündung, Knochen- und Zahnkrankheiten, Arthritis und
Herzkrankheiten. Es lindert Schmerzen, senkt den Cholesterinspiegel und den Blutdruck und ist besonders bei Menstruation, Menopause und Postmenopause wichtig. Kalzi-
ummangelsymptome sind: Muskelkater und -krämpfe, Nervosität, Herzrasen, brüchige Nägel, Ekzeme, Rücken- und
Gliederschmerzen, rheumatoide Arthritis, Zahnverfall, Ra-
chitis und Taubheit in Armen und Beinen.[4]
Um die Aufnahmefähigkeit eines Kalziumpräparats zu
testen, soll man die Tablette in warmes Wasser legen und
das Glas schütteln. Wenn es sich nicht innerhalb von
vierundzwanzig Stunden auflöst, sollte man es mit einem
anderen Präparat versuchen. Die meisten Quellen bezeichnen Kalzium auch in hohen Dosierungen als nicht-
toxisch, aber man empfiehlt Dosen unter 2 000 mg pro
Tag. Man sollte ein Kombinationspräparat nehmen, das
halb soviel Magnesium wie Kalzium enthält, dazu Spuren
von Zink und Vitamin A und D, weil dies am besten
absorbiert wird. Kalzium vor dem Schlafengehen entspannt, 1 000–4 000 mg nach dem Zahnarztbesuch lindern
die Schmerzen. Frauen mit wenig Protein in der Nahrung
brauchen weniger Kalzium.
Chrom ist ein Spurenelement, das auch als GTF bekannt ist
– Glukosetoleranzfaktor. Es gleicht den Blutzuckerspiegel
aus, senkt hohen Blutdruck und verhindert den Choleste-
rinanstieg in Leber und Arterien. Zwei Drittel aller Ameri-
kaner sind entweder diabetisch oder haben Unterzuckerung aufgrund von Chrommangel und Fehlernährung. Es
ist ein wichtiges Mineral für Frauen, und für Menschen
über sechzig notwendig. Die vorgeschlagene Dosierung beträgt 25–250 mg pro Tag. Chrom hat weder Nebenwirkungen noch löst es toxische Reaktionen aus, aber Diabetiker
müssen ihren Blutzuckerspiegel überwachen, denn sie
brauchen dann vielleicht weniger Insulin.

Kobalt ist ein Bestandteil von Vitamin B-12; wenn man längere Zeit vegetarisch lebt (oder Vollvegetarier ist), kann man unter Kobaltmangel leiden. Man nimmt es mit dem Vitamin-B-Komplex auf oder als B-12. Kobalt verhütet Anämie.

Kupfer-Mangel ist eine große Bedrohung für Frauen nach den Wechseljahren und begünstigt Osteoporose. Kupfer hilft bei der Aufnahme von Eisen und Vitamin C, aber die Einnahme kann das Gleichgewicht von Zink im Körper stören. Kupfermangel ist selten, und Dosierungen von über 15 mg pro Tag haben Nebenwirkungen. Kupfer unterstützt den Knochenaufbau, den Hämoglobinspiegel und die Bildung von roten Blutkörperchen; es bildet Elastin und ist wichtig für Haut und Haarfarbe, Nerven und Geschmackssinn. Man nimmt Kupfer besser in einem Multivitaminpräparat als isoliert. Rohes Gemüse und Obst sind eine gute Quelle für Kupfer.

Fluor nimmt man mit fluoridiertem Wasser und Zahnpasta auf; darüber hinaus braucht man keine weiteren Gaben. Es hilft Zahnverfall vorzubeugen, aber es verhindert nicht die Rückbildung des Zahnfleisches (häufigste Ursache für Zahnverlust). Chemische Fluoride können der Leber schaden und Osteoporose bewirken. Wenn das Trinkwasser fluoridiert ist, bekommt man vermutlich zu hohe Dosen Fluor.

Germanium verstärkt den Sauerstoffgehalt der Zellen, des Gewebes und der Organe. Es stützt das Immunsystem, ist aber sehr teuer. Dieses Spurenelement ist wichtig bei der Behandlung von AIDS, Krebs, chronischer Erschöpfung, Nahrungsmittelüberempfindlichkeiten, allergischen Reaktionen, rheumatoider Arthritis, hohen Cholesterinwerten, infektiösen Krankheiten oder einem geschwächten Immunsystem. Es wirkt auch entspannend und stimmungsausgleichend. Es ist wichtig für Menschen, die giftigen Chemikalien und Giftstoffen der Umwelt ausgesetzt sind. Bei chronischen Schmerzen nützt Germanium, wie auch bei

Asthma und Problemen der Atemwege. Es hat keine giftige Wirkung und ist in Knoblauch, Ginseng, Beinwell, Aloe vera, Shiitake-Pilzen, Zwiebeln, Gerste und Sumach (Färberbaum) enthalten.

Jod-Mangel kann ein Faktor bei der Entstehung von Brustkrebs sein, daher ist es für Frauen ein wichtiges Spurenelement. Man benutzt es zur Regulierung der Schilddrüse und des Fettstoffwechsels. Es ist wichtig für die geistige Entwicklung; ein Mangel in der Schwangerschaft kann beim Kind geistige Zurückgebliebenheit bewirken. Kropf, Trägheit und Fettsucht können Symptome für Jodmangel sein. Man sollte nur natürliches Jod einnehmen, am besten Meeresalgentabletten. Die Gesundheitsbehörde nimmt eine gewisse Toxizität an, daher sollen zusätzliche Gaben von Jod eingeschränkt werden. Zuviel Jod erzeugt einen metallischen Geschmack im Mund, kleine Mundgeschwüre, geschwollene Speicheldrüsen, Durchfall und Erbrechen.

Eisen-Mangel ist eine der Hauptmangelerscheinungen bei Frauen, oft durch überstarke Monatsblutungen verursacht. Eisen produziert Hämoglobin, die sauerstofftragende Komponente der roten Blutkörperchen. Man braucht es zur Funktion vieler Enzyme. Es ist notwendig für die Widerstandskraft gegen Krankheiten und ein funktionierendes Immunsystem. Eisenmangelsymptome sind Anämie, Schwäche und Erschöpfung, Schwindel, Reizbarkeit, brüchige Nägel mit Längsrillen, Blässe, Herzrasen, geringe Konzentrationsfähigkeit, Völlegefühl, Ekelgefühl nach dem Essen, Jucken, Verstopfung oder Durchfall, Haarausfall und Anfälligkeit für Krankheiten. Man sollte nur organisches Eisen als Chelatkomplex zu sich nehmen, kein Ferrosulfat. Die vorgeschlagene tägliche Menge sollte zwischen 20 und 60 mg liegen, aber entsprechend höher während der Periode, nach Geburten, bei älteren Menschen und Mädchen im Wachstumsalter.

Bei Infektionen sollte man auf zusätzliches Eisen verzichten, da Bakterien Eisen zum Wachstum brauchen. Vitamin E und Zink sollten mit acht Stunden Abstand genommen werden, da sie die Eisenabsorption stören. Frauen mit chronischen Pilzerkrankungen oder Herpes neigen zu Eisenmangel; bei Krebs und rheumatoider Arthritis kann man es nur schwer aufnehmen. Mängel können durch starke Monatsblutungen ausgelöst werden, eine phosphorreiche Nahrung, schlechte Verdauung, Magengeschwüre und übermäßige Einnahme von Antaziden (Mitteln gegen Magenübersäuerung), Kaffee und Tee. Für Eisenmangel-Anämie kann auch der Mangel an Vitamin B-6 oder B-12 die Ursache sein. Frauen mit Sichelzellenanämie, Thalassämie oder Hämochromatose sollten kein Eisen einnehmen. In der Schwangerschaft ist Eisen nur vorsichtig zu verwenden.

Magnesium ist notwendig für die Nutzung von Kalzium, Kalium und Phosphor im Körper, und die meisten Frauen haben zuwenig davon. Es ist notwendig für Muskelfunktion, Nervenimpulsübertragung und Enzymaktivität. Es verhindert Nieren- und Gallensteine und hilft bei Knochen-, Zahn- und Gewebeaufbau. Magnesium verstärkt die Energie, unterstützt die Nerven, hilft bei Schlaflosigkeit und Depressionen, senkt den Blutdruck und verhütet Herzanfälle. Geistige Verwirrung, schneller Puls und unregelmäßiger Herzschlag sind Symptome für Magnesiummangel, ebenso wie Schwäche, Muskelzucken und Beinkrämpfe. Es schützt die Gefäßwände, ist wichtig für den Mineralstoffwechsel und reguliert das Säure-Basen-Verhältnis im Körper. Prämenstrueller Heißhunger auf Schokolade ist ein Zeichen für Magnesiummangel, ebenso wie nervöse Spannungen vor der Periode. Bei Verdauungsbeschwerden nimmt man vor den Mahlzeiten eine Kalzium/Magnesium-Tablette.

Schwangere und stillende Frauen, Frauen, die die Pille oder Östrogenpräparate einnehmen oder die unter prämenstruellen und menstruellen Beschwerden leiden, brauchen mehr Magnesium. Alkoholiker leiden gewöhnlich unter Magnesiummangel, ebenso Frauen, die Diuretika (Harnproduktion verstärkende Mittel) nehmen, häufig Durchfall haben oder in Gebieten mit fluoridiertem oder weichem Wasser leben oder zu hohe Dosen Zink oder Vitamin D zusichnehmen. Lebertran, zu viel Kalzium im Verhältnis zu Magnesium oder eine fett- und eiweißreiche Nahrung verringern die Aufnahme von Magnesium. Magnesium braucht die doppelte Menge Kalzium, um im Körper zum Einsatz zu kommen, dazu Phosphor und die Vitamine A und C. Ein gutes Kalzium/Magnesium-Präparat enthält dies alles in einer Tablette. Es hat keine giftigen Nebenwirkungen.

Mangan ist ein Spurenelement, das für den Eiweiß- und Fettstoffwechsel wichtig ist, ebenso für die Aufnahme der Vitamine B, C und E, für ausgeglichenen Blutzucker, gesunde Nerven, ein funktionierendes Immunsystem und die Milchproduktion. Mangelsymptome sind Erinnerungsschwäche, schlechte Muskelkoordination und -reflexe, gebogene Knochen, Schwindel, Hörstörungen, Ohrensausen und hohe Blutzuckerwerte. Man setzt es bei Multipler Sklerose und anderen Krankheiten mit Muskelschwäche ein, bei Epilepsie, Diabetes, Unterzuckerung, Störungen des Verdauungsapparats und der Nahrungsabsorption, bei Erschöpfung und Reizbarkeit, bei Störungen im Zentralnervensystem und der Alzheimer-Krankheit. Wenn man viel Milch trinkt oder Fleisch zu sich nimmt, braucht man vielleicht mehr Mangan, denn es wird bei der Herstellung der milch- und fettverdauenden Enzyme benötigt. Schwangere oder stillende Frauen brauchen ebenfalls erhöhte Dosierungen, denn es unterstützt die Milchproduktion. 2,5 bis 5 mg pro Tag sind sinnvolle Dosen.

Molybdän-Mangel findet sich bei Frauen mit Krebs und bei Zahnfleisch- und Mundproblemen. Die Ernährung mit raffinierten Nahrungsmitteln könnte dies verursachen. Das Mineral wird vom Körper in winzigen Mengen bei der Eisen- und Stickstoffverarbeitung gebraucht, wie auch bei der Produktion von Harnsäure und bei Enzym- und Zellreaktionen. Man schlägt es unter anderem auch für die Behandlung von AIDS und Krebs vor, aber übermäßige Dosierungen (über 15 mg am Tag) können Gicht hervorrufen und die Kupferaufnahme stören.

Phosphor kommt in Zusammenhang mit Kalzium und Magnesium zum Tragen. Doch die meisten Frauen haben zuviel davon. Das Mineral wird als chemischer Dünger und Nahrungsmittelzusatz benutzt, und alle Fertigprodukte sind damit übersättigt. Zuviel Phosphor bewirkt, daß der Körper zuviel Kalzium freigibt, was sich zum Beispiel negativ bei Osteoporose auswirkt. Phosphor ist notwendig für die Nutzung von Vitamin D, Kalzium und Niacin (B-3). Zuviel Eisen oder Kalzium machen Phosphor unwirksam. Zahn- und Zahnfleischprobleme, schlechtes Knochenwachstum, Arthritis, Nierenleiden, Herzmuskelstörungen, Übergewicht oder Untergewicht sind Symptome für Phosphormangel. Die meisten Frauen brauchen keine Zusatzgaben, wenn man aber seine Nahrung mit Phosphor anreichern will, nimmt man Knochenmehl mit Vitamin D oder ein ausgewogenes Kalzium/Magnesium/Phosphor-Präparat.

Kalium kann Frauen mit Ödemen, Unterzuckerung, Unterfunktion der Nebenniere, Allergien, Herzrhythmusstörungen oder hohem Blutdruck helfen. Fasten, Diuretika (harnproduktionsverstärkende Arzneimittel), Durchfall, Nierenstörungen oder Streß können zu einem Mangel führen, ebenso wie Kaffee, Alkohol, Abführmittel, Kortison und Schokolade. Kalium hilft bei der Verhütung von Schlaganfällen, unterstützt Muskel- und Herzkontraktionen, reguliert den Blutdruck, gleicht das Nervensystem aus und steuert zusammen mit Natrium den Wasserhaushalt des

Körpers. Mangelsymptome sind ständiger Durst, Müdigkeit, Schlaflosigkeit, schlechte Reflexe, schwaches Herz oder Muskeln, Verstopfung, Unterzuckerung und schlechte Atemtätigkeit. Bei täglichem Genuß von Orangensaft und Bananen braucht man vermutlich keine Zusatzgaben.

Selen funktioniert zusammen mit Vitamin E als Antioxidans und gilt auch als *das* Mittel gegen vorzeitige Alterung. Es schützt gegen Freie Radikale und Umweltgifte, unterstützt das Immunsystem, erzeugt Antikörper und stärkt das Herz. Es ist ein Aktivator für DNA/RNA, wirkt gegen Krebs und lindert Hitzewallungen. Selenmangel könnte ein Faktor bei Schlaganfällen sein, bei Herzerkrankungen, Hautproblemen, Unfruchtbarkeit, früher Alterung, Muskelschwund. Die Dosierung beträgt 50–200 μg, aber auch bei höheren Dosen konnte bislang keine Toxizität (Giftigkeit) festgestellt werden.

Silizium ist ein Spurenelement, das den Körper vermutlich vor Aluminiumvergiftung schützt. Es ist wichtig bei der Verhütung von Alzheimer-Krankheit und Osteoporose. Silizium hält die Gefäße flexibel und schützt gegen Herzmuskelkrankheiten. Man braucht es zur Kaliumaufnahme, Knochen- und Bindegewebsbildung und für gesunde Nägel, Haut und Haar. Silizium wird eher von älteren Menschen gebraucht. Bisher sind keine Nebenwirkungen bekannt.

Natrium (Salz) ist ein Hauptbestandteil von Fertigprodukten und verarbeiteten Nahrungsmitteln; die meisten Frauen nehmen ständig zuviel davon auf. Zusammen mit Kalium ist Natrium (Salz) notwendig zur Steuerung des Wasserhaushalts und des pH-Gehalts der Zellen. Mangelerscheinungen sind Verwirrung, niedriger Blutzucker, Schwäche, Lethargie und Herzrasen. Abgesehen von seltenen Fällen von Hitzschlag brauchen nur wenige Frauen jemals Zusatzgaben von Salz.

Schwefel ist am Aufbau der Aminosäuren beteiligt. Wenn

man genügend Eiweiß aufnimmt, bekommt man in der Regel auch genug von diesem Spurenelement. Schwefel schützt die Zellen, regt die Gallensaftproduktion an, wirkt antibakteriell und hilft bei der Sauerstoffaufnahme im Körper. Es schützt gegen Strahlung und Umweltverschmutzung, hält den Alterungsprozeß auf und verlängert das Leben. Schwefel braucht man für gesunde Haut und Haare, daher ist es in vielen Hautcremes enthalten. Man kann es rein in Tablettenform zuführen, aber die beste Quelle sind Kombinationsgaben aller Aminosäuren.

Vanadium hilft bei der Senkung des Cholesterinspiegels, schützt vor Herzanfällen und hilft bei Unfruchtbarkeit (und mindert die Säuglingssterblichkeit). Vanadium wird für den Zellstoffwechsel gebraucht und bei der Knochen- und Zahnbildung. Dieses Spurenmineral wird nicht leicht vom Körper aufgenommen und nur selten verabreicht. Chrom und Vanadium sollten zu verschiedenen Zeiten genommen werden. Rauchen verringert die Aufnahme.

Zink ist für die geregelte Funktion des Immunsystems notwendig sowie für alle Regenerations- und Heilungsprozesse. Es steuert die Körpervorgänge, bildet Insulin und kontrolliert die Muskelkontraktion. Es reguliert den pH-Wert des Körpers und den Enzymfluß innerhalb der Zellen. Es ist ein Faktor bei der Synthese der DNA. Zink setzt man bei trockener, schuppiger Haut ein, bei Ausschlägen, Wunden und Pusteln, Haarausfall, Akne, Wachstumsproblemen, langsamer Wundheilung, Kopfschuppen und Nachtblindheit. Es wirkt vorbeugend bei Diabetes, schützt die Leber vor Chemikalien, stärkt gegen Infektionen und reduziert Senilität und Körpergerüche. Anzuwenden ist es bei Unfruchtbarkeit, Schizophrenie, AIDS, Alzheimer-Krankheit, Unterzuckerung, Arteriosklerose und mangelhaftem Geruchs- und Geschmackssinn.

Frauen mit unregelmäßiger Periode erleben mit Zink Besserungen ebenso wie junge Mädchen, schwangere und äl-

Empfohlene Tagesdosis (IE = Internationale Einheiten) der amerikanischen Gesundheitsbehörde (RDA) von Vitaminen und Mineralstoffen

Vitamin/ Mineralstoff	RDA Empf.	Frauen mit durchschnittlichem Gewicht		
		22-25	36-60	über 60 Jahre
A	IE 5000	20 000	20 000	20-30 000
D	IE 400	800	800	800-1200
E	IE 30	200-400	400-1200	800-1200
C	60 mg	1000-5000 mg	1000-5000 mg	1000-5000 mg
B-1 (Thiamin)	1,5 mg	100-200 mg	150-300 mg	200-300 mg
B-2 (Riboflavin)	1,7 mg	50-100 mg	100-300 mg	150-300 mg
B-3 (Niacin)	20 mg	200-1000 mg	200-1000 mg	400-2000 mg
B-5 (Panthotensäure)	10 mg	100-200 mg	100-200 mg	100-200 mg
B-6 (Pyridoxin)	2 mg	200-600 mg	300-800 mg	100-600 mg
B-12 (Cyanocobalamin)	6 µg	25-75 µg	25-75 µg	25-75 µg
Biotin	0,3 mg	0,3-0,6 mg	0,3-0,6 mg	0,3-0,6 mg
Cholin		250-1000 mg	250-1000 mg	250-1000 mg
Folsäure (B-9)	0,4 mg	2-5 mg	2-5 mg	2-5 mg
Inosit		500 mg	500-1000 mg	500-1000 mg
PABA		100 mg	100 mg	200 mg
F (Essentielle Fettsäuren)		10-20 g	10-20 g	10-20 g
Kalzium	0,6 g	1-2 g		
Phosphor	0,5 g	1-2 g		
Jod	45 µg	150-300 µg		
Eisen	15 mg	20-60 mg		
Magnesium	70 mg	400-800 mg		
Kupfer	0,6 mg	2-4 mg		
Zink	5 mg	15-30 mg		

tere Frauen. Zink wird nach Operationen oder schwerem Blutverlust, beim Stillen, bei Durchfall, Nierenleiden, Leberzirrhose und Diabetes benötigt. Ein Symptom für Mangelerscheinungen sind weiße Flecken auf den Fingernägeln. Bei Extragaben von Zink braucht man vermutlich auch mehr Kupfer; Dosierungen über 100 mg pro Tag beeinträchtigen das Immunsystem, während darunterliegende es

unterstützen. Zink ist bei allen Heilungsprozessen unerläßlich.

Vitamine und Mineralien sind lebenswichtig für das Wohlbefinden und die wichtigste Vorbeugungs- und Heilmethode, die in diesem Buch vorgestellt wird. Viele Krankheiten von Frauen werden von Vitamin-/Mineralienmangel
ausgelöst und geheilt, indem man die benötigten Substanzen der Nahrung hinzufügt. Jede der im folgenden beschriebenen Krankheiten kann mit Vitaminen und Mineralstoffen gebessert werden.

Die wichtigsten wissenschaftlichen Quellen für dieses Kapitel und im weiteren sind Balch/Balch: *Prescription for
Nutritional Healing* (Avery Publishing 1990), Ross Trattler:
Better Health Through Natural Healing (McGraw-Hill
1985), Adele Davis: *Let's Get Well* (Signet Books 1965) und
Diane Stein: *All Women Are Healers* (The Crossing Press
1990).

Heilpflanzen

Vitamine und Mineralstoffe sind die Hauptmittel zur Vorbeugung von Krankheiten und zur Unterstützung gesundheitlichen Wohlbefindens. Heilpflanzen hingegen sind das wichtigste Mittel zur Heilung von akuten Krankheitssituationen, die unmittelbarer Aufmerksamkeit bedürfen. Die größte Wirkung erzielt man (in Verbindung mit Vitaminen) gleich bei Ausbruch der Krankheit. Heilpflanzen wirken eher langsam und milde, dafür fehlen ihnen, bei richtigem Einsatz, die Nebenwirkungen, die viele der chemisch hergestellten Arzneimittel aufweisen. Heilpflanzen helfen durch die Fülle der in ihnen natürlich enthaltenen Wirkstoffe und nicht durch einen einzigen künstlich isolierten.

Ihre Stärke ist es, das Immunsystem zu stützen und so den Körper zu befähigen, selbst mit einer Krankheit fertig zu werden.

Heilpflanzen waren die allererste Arzneiform. Als die Menschen noch nomadisch lebten, waren es oft die Frauen, die die Pflanzen zum Essen und Heilen sammelten. Sie kannten den Nutzen der Pflanzen, sie probierten sie bei sich selbst aus und teilten anderen ihre Erkenntnisse mit. Sie kannten Pflanzen zur Schmerzlinderung, Krampflösung, Anregung und Reinigung. Sie hatten Kräuter für die Heilung von Wunden und Infektionen, für Empfängnis und Abtreibung, für die Verdauung und gegen Fieber. Die Anwendung von Kräutern ist seit Jahrtausenden in allen Kulturen bekannt, und die Kenntnisse, die wir heute haben, sind erprobt und durch Erfahrung bestätigt. Moderne synthetische Tabletten gelangen nach wenigen Monaten begrenzter Tests auf den Markt – im Interesse der Arzneimittelfirmen und ihrer Geschäftspolitik. Niemand weiß endgültig, wie sie wirken, wenn sie zum Einsatz kommen. Manchmal erlebt man erst nach Jahren unangenehme Überraschungen. Früher waren immer nur die Kräuter der Umgebung verfügbar, und man betrachtet diese immer noch als die wirksamsten. Heutzutage jedoch können wir Heilkräuter aus aller Welt einsetzen.

Die Arzneimittelindustrie des Westens, die für die medizinische Philosophie, nach der die Krankheit behandelt wird, zentral ist, beruht auf der früheren Verwendung von Kräutern durch Frauen. Viele der nun geschützten, teuren Arzneien wurden aus Pflanzenextrakten synthetisiert. Fingerhut zum Beispiel wurde schon vor der Inquisition von sogenannten Hexen benutzt, um das Herz zu kräftigen, nun ist er als synthetisches Mittel Digitalis bekannt. Die Eingeborenenfrauen des amerikanischen Nordwestens verwandten Silberweidenrinde, heute in synthetischer Form aktiver Bestandteil von Aspirin. Nonnen in Krankenanstalten des 19. Jahrhunderts setzten Brotschimmel bei Infektionen ein, lange ehe man Penizillin »entdeckte«. Afrikanische Frauen benutzten die Yamswurzel zur Förderung der Fruchtbarkeit, lange ehe man es zu Östrogen synthetisierte. Hildegard von Bingen, eine Nonne, die im 11. Jahrhundert lebte, schrieb ein Kräuterhandbuch, das man als Grundlage der westlichen Medizin betrachtet. Die ägyptischen Königinnen galten schon vor 2300 v. Chr. als Heilkundige.

Die Schulmedizin hat die Pflanzen eingehend studiert und die aktiven Bestandteile, die die Heilung bewirken, chemisch hergestellt. Weil bei diesem Vorgehen nur ein Bestandteil isoliert wird und er eine chemisch-künstliche Form bekommt, entstehen Nebenwirkungen und Giftigkeit, die mit dem Einsatz der Gesamtpflanze, wenn diese als Ganzes selbst nicht giftig ist, verhindert wurden.

Kräuter werden in diesem Buch in unterschiedlichen Formen als Heilmittel verwendet. Man bereitet Tees aus ihnen, Auszüge, Abkochungen, Tinkturen, Kapseln, Umschläge oder Kompressen; man benutzt sie zur Spülung, als Salbe und Öl. Sie kommen innerlich und äußerlich zur Anwendung und können als rohe Pflanze gekauft oder gesammelt werden, in getrocknetem Zustand oder als Zubereitung (Kapsel oder Extrakt). Beim Kauf getrockneter, loser Kräuter sollte man auf Farbe und Duft achten. Wenn sie leblos und grau wirken, haben sie keine Kraft mehr; wenn sie angeschimmelt sind oder die Pflanzenteile modrig riechen, werfen Sie sie fort. Getrocknete Pflanzen sollten dunkel und nicht länger als ein Jahr aufbewahrt werden.

Zubereitete Kapseln sind weniger schimmelanfällig und behalten etwa ein Jahr lang ihre Heilkraft, abgesehen von Wurzeln, die sich länger halten. Kräutertinkturen (Extrakte), die in Alkohol zubereitet werden – oder in einer haltbarmachenden Alkohol- und Glyzerinmischung –, sind von fast unbegrenzter Haltbarkeit, solange sie an einem dunklen, kühlen Ort aufbewahrt werden. Wenn sie mit Obstessig konserviert sind, halten sie maximal ein Jahr.

Kräutertees gelten als die früheste Anwendungsform von Heilkräutern. Man bereitet einen Tee, indem man kochendes Wasser über getrocknete Kräuter in einem Teesieb gießt (oder auf einen Teebeutel) und den Sud ziehen läßt. Diese Anwendungsform ist die am wenigsten konzentrierte. Man nimmt diese Tees meist als Getränk zu sich, auch bei chronischen Krankheiten, wenn man Kräuter täglich über einen längeren Zeitraum hinweg braucht. Ungefähr ein Teelöffel getrockneter Kräuter pro Tasse sind die normale Dosierung. Man kocht das Wasser in einem Glas-, Emaille- oder Edelstahlkessel auf (niemals in Aluminium), gießt es über die Teeblätter und läßt die Mischung fünf bis zehn Minuten ziehen. Kräuter, die man länger als fünfzehn Minuten ziehen läßt, werden leicht zu bitter. Den Sud beim Ziehen und Abkühlen zudecken und vor Licht schützen.

Wenn das Leitungswasser fluoridiert ist, benutzt man Mineral- oder Quellwasser.

Bei akuten Erkrankungen nimmt man viel mehr Teeblätter pro Tasse – ich mag meine Kräutertees stark und nehme mindestens einen Teelöffel pro Tasse. Der Tee hält sich über Nacht und kann auch aufgewärmt werden. Man sollte ihn dann im Kühlschrank aufbewahren, aber sofort wegschütten, wenn er bitter oder sauer geworden ist. Man sollte zwei bis drei Tassen Tee pro Tag trinken, wenn er angenehm abgekühlt ist. Bei Verwendung frischer Pflanzenteile benutzt man die dreifache Menge.

Ein **Aufguß** ist viel stärker und für akute Zustände gedacht. Man bereitet ihn aus einem halben Liter kochendem Wasser über etwa dreißig Gramm Teeblättern (oder hundert Gramm frischen Pflanzenteilen). Das Gemisch läßt man sechs bis acht Stunden in einem dicht verschlossenen Behälter an einem dunklen Ort stehen. Der fertige Aufguß wird durch ein Sieb in eine Tasse geschüttet, bis sie halb voll ist, und mit heißem Wasser aufgefüllt. Das ist Billie Potts Rezept (*Witches Heal: Lesbian Herbal Self-Sufficiency*, 1981), zwei- bis dreimal täglich zu trinken.

Einen **Absud** bereitet man aus den härteren Pflanzenteilen wie Stengeln, Wurzeln, Rinde oder Samen zu. Man kocht sie direkt auf, um die Heileigenschaften freizusetzen. Weichere Pflanzenteile – Blätter, Blüten und weiche Stengel – verwendet man in Tees und Aufgüssen, die nicht aufgekocht werden. Einen Absud hingegen bereitet man, indem man die Pflanzenteile in einem Topf aufkocht und ein paar Minuten köcheln läßt. Bei einigen bringt man das Wasser zum Kochen, schaltet die Temperatur herunter und läßt die Pflanze ziehen und abkühlen. Eine andere Methode ist, einen Liter Wasser mit 60 Gramm Kräutern (Baldrian- oder Ingwerwurzel etwa) so lange zu kochen, bis sich die Menge auf einen halben Liter verringert hat. Man bricht die Pflanzen vor dem Aufkochen in kleine Teile oder zerstößt sie

sogar in einem Mörser zu Pulver. Wenn man einen Kräutertee auf die Hälfte einkocht, handelt es sich ebenfalls um
einen Absud; man kocht dann aber den abgeseihten Tee,
nicht die Pflanzenteile. Davon nimmt man zweimal täglich
einen Teelöffel auf eine halbe Tasse, aufgefüllt mit heißem
Wasser, zu sich. Diese Zubereitungen sind stärker konzentriert als einfache Tees und Auszüge.

Kräutertinkturen (oder -extrakte) sind wiederum konzentrierter und werden tropfenweise eingenommen. Die
Menge beträgt etwa zwanzig Tropfen dreimal am Tag. Sie
werden mit Alkohol oder Obstessig konserviert, aber nur
sehr wenig von dem Alkohol wird eingenommen. Um den
Alkohol zu entfernen, nimmt man die Tropfen in einem
Löffel mit heißem Wasser, in dem der Alkohol verfliegt.
Wenn man die Tropfen mit einer Pipette direkt unter die
Zunge träufelt, werden sie am schnellsten vom Körper aufgenommen und umgehen den Verdauungstrakt. Ich emp-
fehle Kräuter in Alkoholzubereitungen. Sie wirken am
stärksten, schnellsten und halten sich unbegrenzt.

Tinkturen kann man in Reformhäusern in verschiedenen
Preislagen kaufen. Die Antibiotika in Kräuterform – Gelbwurz, Echinacea und Peau d'Arco (Rinde des Lapacho-
Baumes) – gehören zu den teureren, kommen aber auch am
seltensten zum Einsatz. Es handelt sich hier um Kräuter
gegen schwere Krankheiten. Da der Körper bei längerer
oder häufiger Einnahme Immunität aufbaut, nimmt man
sie nur ein, wenn sie wirklich gebraucht werden. Andere
Tinkturen sind billiger, und da sie in sehr geringen Mengen
und gewöhnlich nicht über einen längeren Zeitraum eingenommen werden, hält ein kleines Fläschchen lange. Alkoholtinkturen halten sich unbegrenzt, daher kann man sich
damit leicht eine kleine Hausapotheke aufbauen. Man
sollte im Auge behalten, daß die Zubereitungen mit Obstessig sich nur ein Jahr lang halten.

Um eine Tinktur selbst zuzubereiten, legt man 180 bis

240 Gramm getrocknete Pflanzenteile in ein Glasgefäß mit weiter Öffnung und füllt es bis zum Rand mit mindestens 30%igem Alkohol, Apfel- oder Obstessig. Bei kleineren Mengen richtet man sich nach dem Verhältnis ein Teil Pflanze auf vier Teile Flüssigkeit. Die Mischung läßt man drei bis sechs Wochen an einem kühlen, dunklen Ort stehen. Allerdings muß man die Flasche morgens und abends schütteln. Dann trennt man die Flüssigkeit von der Kräutersubstanz, drückt die Kräuter aus und kompostiert sie. Die Flüssigkeit, die Tinktur, bewahrt man in braunen Gläsern mit Glasstopfen auf. Plastik und Metall reagieren ungünstig auf die Kräuter. Alkoholtinkturen können geschmacklich verbessert werden, indem man ein wenig pflanzliches Glyzerin hinzufügt.

Kapseln sind eine weitere Zubereitungsart für Kräuter. Man kann sie fertig kaufen oder zu Hause aus getrockneten Kräutern und Gelatinekapseln selbst herstellen. Frauen mit Verdauungsproblemen finden die auf diese Weise eingenommenen Kräuter vielleicht weniger wirksam, da sie nicht so leicht absorbiert werden können wie die Flüssigkeit. Manche Kräuter haben aber einen zu unangenehmen Geschmack – Gelbwurz oder Cayenne etwa –, um als Tee oder Tinktur eingenommen zu werden. Einige Kräuter sind speziell für den Verdauungstrakt bestimmt – wie Ulmenrinde bei Magenbeschwerden, Lebensmittelvergiftung oder Durchfall –, und sie müssen genau dieses System durchwandern. In diesem Fall nimmt man dreimal täglich zwei Kapseln.

Um selbst Kapseln zuzubereiten, schüttet man die losen Kräuter in eine Schüssel und drückt die beiden (fertig gekauften) Kapselhälften in der Mischung zusammen. Man bewahrt die Kapseln dunkel und trocken auf und nimmt sie mit viel Wasser ein. Sie kommen zum Einsatz, wenn man viele Kräuter zu sich nehmen muß. Tinkturen und Aufgüsse sind wirksamer, Kapseln allerdings bequemer einzunehmen.

Kräuterwurzeln bleiben zwar lange frisch, aber nicht andere getrocknete Pflanzenteile (ob in Kapseln oder nicht). Beim Kauf fertiger Kapseln kann man kaum feststellen, wie frisch sie sind. Außerdem kommt es in seltenen Fällen zu einer Allergie gegen die Gelatine/Zellulose-Mischung der Kapselhülle. Kapseln zum Lutschen (wie Zink-Glukonat) gegen Halsschmerzen gibt es im Reformhaus.

Umschläge und Kompressen werden äußerlich angewendet. Eine Kompresse ist ein Tuch, das man mit einem Kräuteraufguß anfeuchtet und heiß (aber nicht zu heiß) auf die Haut legt. Eine Kamillenkompresse wirkt zum Beispiel gegen Geschwüre. Einen Umschlag macht man aus durch den Aufguß mit kochendem Wasser weich gewordenen Teeresten, die man in ein Musselintuch wickelt. Beispiele dafür sind Zwiebel- und Honigumschläge bei Bronchitis oder Lungenentzündung oder Spitzwegerichumschläge gegen Insektenstiche. In der Naturheilkunde werden Umschläge aus verschiedenen Kräutern, Haushaltsstoffen und Nahrungsmitteln bereitet. Sie lindern Symptome und entziehen dem Körper Giftstoffe. In den meisten Fällen werden sie heiß aufgelegt und entfernt oder gewechselt, sobald sie abgekühlt sind.

Außerdem kann man Kräuter in **Vaginalduschen, Spülungen und Bädern** verwenden. Bei Hefeinfektionen und Trichomonaden-Vaginitis kann man eine Spülung mit einem Aufguß aus Gelbwurz und Myrrhe ausprobieren, den man verdünnt und auf Körpertemperatur abkühlt. Dreimal täglich und bis zu zwei Tagen nach Verschwinden der Symptome anwenden. Frauen mit Unterzuckerung müssen bei der Verwendung von Gelbwurz vorsichtig sein, denn das Mittel senkt den Blutzuckerspiegel. Einen Absud aus Brennesseln, Walnuß (bei dunklem Haar, Rosmarin bei hellem) und Schafgarbe nimmt man als Haarspülung, die man nach dem Waschen über das Haar gießt. Es wird davon glänzend. Der Absud reduziert Schuppen und wirkt gegen

Haarausfall. Kräuterabsud kann man auch als Zusatz zum Badewasser zur Entspannung und Entschlackung verwenden. Gegen Schlaflosigkeit hilft ein Bad mit Baldrianwurzel oder Lavendel. Man fügt den Absud einfach dem Badewasser zu.

Salben bereitet man zu, indem man Kräuter in Olivenöl zwei Stunden lang bei ca. 100 °C in einer dicht schließenden Kasserolle im Ofen erhitzt. Die Kräuter werden abgeseiht, das Öl auf den Herd gesetzt. Dann fügt man 4 bis 7 Gramm Bienenwachs zu etwa 100 g Öl. Erwärmen, bis das Wachs geschmolzen ist, alles auf einen kühlen Teller abgießen, warten, bis es hart ist, danach in kleine Gefäße füllen. Man kann auch fertiges Kräuteröl benutzen und nur das Bienenwachs zugeben. Beinwell-, Wegerich- oder Gelbwurzsalbe wirken bei Hautreizungen und schlecht heilenden Wunden oft Wunder. Diese Rezepte stammen vornehmlich aus Billi Potts *Witches Heal*, einem Kräuterhandbuch, das ich allen ans Herz lege, die sich für die Heilung mit Kräutern interessieren.

Bei den Heilvorschlägen in diesem Buch werden die Kräuter innerlich eingenommen, es sei denn, es ist ausdrücklich anders vermerkt. Tinkturen bleiben die empfohlene Form. Umschläge und Kompressen werden ebenfalls angeraten, ebenso Vaginalspülungen. Dazu braucht man abgeseihte Kräuterzubereitungen. Die Tinkturen sind die am stärksten und schnellsten wirkenden Mittel.

Die Kräuter werden in den meisten Fällen einzeln angewandt, in Kombination nur bis zu drei Kräuter auf einmal. Wenn auf Anweisung zwei oder drei Kräuter in Kombination verwendet werden sollen, wird dies angemerkt, auch wenn ein bestimmtes Kraut bei den meisten Frauen anschlägt. Bei akuten oder ansteckenden Krankheiten soll man, um einen Rückfall zu vermeiden, die Zubereitung mindestens noch zwei bis drei Tage nach Abklingen der

Symptome weiter einnehmen, besonders beim Einsatz der
herbalen Antibiotika. Echinacea muß man immer zehn
Tage lang einnehmen. Wie bei Vitaminen in hoher Dosierung muß man die Dosis langsam herabsetzen, wenn sie
nicht mehr benötigt wird, statt unvermittelt abzubrechen.
Während Schwangerschaft und Stillzeit sollte man die folgenden Kräuter meiden:

Gelbwurz, Baldrian, Ingwer, Schwarzpappel, Beifuß, Rainfarn, Eisenkraut, Quecke, Silberkerze, Flohkraut, Salbei,
Mauerpfeffer, Ginseng, Johanniskraut, Aloe vera (innerliche Anwendung).

Weitere Informationen über Heilkräuter finden sich in dem
Kräuterkapitel in *All Women Are Healers* und in Joy Gardners *The New Healing Yourself*. Hier werden die Zubereitung und Verwendung von Heilkräutern ausführlich geschildert. Die Ratschläge in diesem Buch stammen
vornehmlich aus diesen beiden Büchern, dazu aus Ross
Trattlers: *Better Health Through Natural Healing*, Mildred
Jackson/Terri Teague: *The Handbook of Alternatives to
Chemical Medicine* (Bookpeople 1975) und Louise Tenneys: *Health Handbook: A Guide to Family Health* (Wood-
land Books 1987). Darüberhinaus habe ich verschiedene
weitere Quellen benutzt, die in der Bibliographie angegeben sind.

Naturheilkunde

Jegliche Heilung geschieht im Körper selbst, und alle Heilung ist Selbstheilung. Wenn man sich in den Finger schneidet, kann die Mutter ihn wohl küssen, oder ein Freund verbindet ihn uns sorgfältig, aber es ist letztendlich der eigene Körper, der die Wunde wieder zuwachsen läßt. Der Sinn der Naturheilkunde ist, den Körper bei diesen Heilprozessen zu unterstützen, ihm zu helfen, wieder zum Normalzustand zurückzukehren, und der heißt Gesundheit. Die Rolle der Naturheilkunde ist, den Körper auf dem einfachsten Weg wieder zum Wohlbefinden zurückzuführen und dieses beizubehalten. Naturheilkundige/HeilpraktikerInnen können alle oder einige Methoden, die in diesem Buch beschrieben sind, anwenden – aber auch andere. Mit Anwendung dieser Therapien, die den Heilprozeß stützen, aber nicht in ihn eingreifen, werden die Hindernisse auf dem Weg zur Gesundheit ausgeräumt. Die Heilung wird unterstützt, statt die Krankheit zu attackieren. Naturheilkunde bietet einfache, vernünftige Methoden, die dem Körper helfen, die Krankheit zu bekämpfen und zur optimalen Gesundheit zurückzukehren.

Das klingt wie die Philosophie, die der ganzheitlichen und feministischen Heilkunde zugrunde liegt, und genau das ist es. Die Naturheilkunde überträgt die Verantwortung für Wohlbefinden und Heilung dem Individuum, nicht um jemandem die Schuld für Krankheiten zuzuschieben, sondern um die Person zu ermächtigen, sich zu heilen bzw. gesund zu bleiben. Ein gesundes Leben ist die Grundlage für unser Wohlbefinden, und das bedeutet ausreichend Ruhe, eine vernünftige Ernährung, Sonnenlicht und frische Luft, Sport, Körperhygiene, positives Denken und Leben in einer positiven Umwelt. Vernünftige Ernährung heißt vornehmlich organische Vollwertkost, so zucker- und zusatzfrei wie irgend möglich. Eine positive Umwelt bedeutet weniger Streß, Sorgen, Wut und Angst und Leben und Arbeiten in einer wohltuenden Umgebung.

Der Naturheil-Theorie nach ist Krankheit die Folge von ungesunden Lebensgewohnheiten, die den Widerstand schwächen und die Ansammlung von Giften zulassen. Krankheit kommt von innen heraus, nicht von einer äußeren Invasion durch Bakterien oder »Bazillen«. Auch die Gesundheit kommt von innen heraus, aus der körpereigenen Vitalität und Veranlagung zur Gesundheit. Die Symptome, die von der Standardmedizin Krankheit genannt werden, nennt die Naturheilkunde Heilung – indem sie sie als Versuche des Körpers erkennt, Schlacken und Gifte abzustoßen und wieder gesund zu werden. Das Naturheilkundekonzept der Lebenskraft – daß Lebewesen eine strukturelle, biochemische und emotionale Ebene haben – spiegelt sich in der Vorstellung der energetischen HeilerInnen von den vier Körpern – dem physischen, emotionalen, geistigen und spirituellen. Bei beiden Methoden müssen alle Ebenen behandelt werden, damit Heilung eintritt.

Diesen Heilungsprozeß von innen heraus sollte man nicht mit Medikamenten unterdrücken, sondern auf allen drei Ebenen unterstützen, um die Krankheit zu vertreiben, solange man die Kraft dazu hat. Kinder, ältere Menschen und Rekonvaleszenten werden mit stärkeren Mitteln behandelt. Man nutzt ihre Lebenskraft und Heilfähigkeit dabei so weit wie möglich. Bei chronischen Krankheiten, die man als tiefergreifende Fehlfunktion betrachtet als akute Krankheiten, versucht man zunächst, die aktive Krankheitsphase zu stimulieren, und erreicht damit manchmal eine Erstverschlimmerung der Symptome (wie bei der Homöopathie), bevor es zur Ausheilung kommt.[1]

Die Heilung auf struktureller Ebene bedeutet die Arbeit

mit dem Skelettsystem, um zum Beispiel Rückgratsver-
änderungen zu beheben. Das geschieht mittels osteopa-
thischer oder chiropraktischer Behandlungen. Wie jeder
Mensch mit Rückenschmerzen oder Migräne weiß, können
schon leichte Wirbelverschiebungen Symptome verursachen, die völlig ohne Beziehung zum Rücken erscheinen.
Viele Krankheiten dieses Typs können mit Massagen und
Arbeit am Muskel- und Knochensystem deutlich gebessert
werden, zum Beispiel: Verdauungsprobleme, Kopfschmerzen, Migräne, Herz- und Lungenstörungen, aber auch Verletzungen und Prellungen.

Die Behandlung der biochemischen Ebene bedeutet vornehmlich eine angemessene Ernährung – mit sowenig Zu-
satzstoffen und Giften wie möglich. Chemikalien, die der
Nahrung bei Anbau, Verarbeitung und Konservierung zugefügt werden, in Verbindung mit den Umweltgiften in Luft
und Wasser, bedeuten eine Verminderung des Nährwertes
und die Ansammlung von Stoffwechselschlacken und -gif-
ten im Körper. Diese beeinträchtigen die Körperflüssigkeiten, Verdauung und Ausscheidung und reduzieren die
Funktionsfähigkeit aller Organe. Denaturierte Lebensmittel, Ernährungsmängel und schädliche Substanzen (Alkohol, Kaffee, Rauchen, Medikamente und Drogen, Fertiggerichte, Zucker und zuviel Fleisch) bringen das biochemische Gleichgewicht des Körpers durcheinander. Ein paar
Tage Wasser- oder Saftfasten, gefolgt von einem Wechsel zu
organischer Vollwertkost, hilft, diese Giftstoffe auszuscheiden. Bei Krankheiten folgt dem Fasten eine kurze Monodiät, das heißt, daß nur ein bestimmtes Nahrungsmittel
gegessen wird, bis der Körper wieder sein Gleichgewicht
gefunden hat. Anschließend führt man langsam wieder andere Nahrungsmittel ein, unter anderem gedämpfte Zwiebeln oder rohe Äpfel.

Die emotionale Ebene ist ein Faktor, den sowohl die ganzheitliche Heilkunde wie auch die Schulmedizin immer stär-

ker berücksichtigen. 85% aller Krankheiten der westlichen Welt stehen in direkter Verbindung zur Streßbelastung. Streß schwächt das Immunsystem und produziert einen Überschuß an Adrenalin, der sich anstaut und Spannung im Körper erzeugt. Zuviel davon kann zu Adrenalinmangel führen, einer Nährstoff- und Energieunterversorgung und verminderter Widerstandskraft. Dieses Zusammenspiel bahnt verschiedenen Krankheiten den Weg. Die feministische Naturheilkunde geht darüber hinaus davon aus, daß alle Krankheiten eine emotionale Komponente haben und daß diese Komponente bloßgelegt werden muß, damit vollständige Heilung möglich wird.

Es gibt zwei Hauptformen der naturheilkundlichen Behandlung: Bei der einen verringert man die Gifte im Körper (katabolisch), die andere baut auf und regeneriert (anabolisch). Katabolische Behandlung bedeutet unter anderem Fasten, entschlackende Bäder oder Schwitzen, Hydrotherapie oder den Einsatz von Stoffen, die schädliche Substanzen ausschalten (wie Obstessig und Wasser, um den Kalziumüberschuß bei der Osteoarthrose – Gelenkdegeneration – abzubauen). Es gibt auch Entschlackungskräuter, wie Rotklee und Große Klette, und verschiedene Einläufe, um Toxine aus dem Körper zu vertreiben. Anabolische Behandlung baut Kraft und Widerstandsfähigkeit auf, stärkt das Immunsystem und gibt Ernährungszusätze, wenn nötig. In diesem Zusammenhang werden Vitamine und Kräuter eingesetzt, dazu kommen bestimmte Diäten und Atem- und Körperübungen. Da Vitamine und Kräuter in anderen Kapiteln ausführlich besprochen werden, geht es in diesem Kapitel vornehmlich um Fasten, Nahrungszusätze und Hausmittel. Wir raten Frauen zu einer gesunden Vollwertkost und dazu, so viele Giftstoffe wie möglich aus dem Körper zu vertreiben.

Fasten dient der Entschlackung des Körpers, um dem Verdauungstrakt eine Pause zu gönnen, und zur Belebung.

Man fastet gewöhnlich zwischen einem und drei Tagen, aber das bedeutet nicht, daß man gar nichts zu sich nimmt. Seltener als die Saftkuren und nur zur Behandlung bestimmter Krankheiten werden Wasserkuren empfohlen. Anfänger sollten es nicht allein damit versuchen. Kundige Überwachung ist stets nötig. Man sollte nicht fasten, wenn man seelischen oder körperlichen Streß erlebt oder man sehr aktiv sein muß. Auf Fastentage sollte keine schwere Mahlzeit folgen. Bei Erkältungen oder Grippe oder anderen Krankheiten, wenn der Körper sich ohnehin nicht fürs Essen interessiert, kann Saftfasten gegen die Infektion helfen, die Haut klären und Wunden schneller heilen lassen.

Hier ein Fastenvorschlag der Naturheilkundlerinnen Mildred Jackson und Terri Teague aus dem *Handbook of Alternatives to Chemical Medicine*. Es ist eine allgemeine Entschlackungsfastenkur, die man zwischen einem Tag bis zu einem Monat einlegen kann, aber nicht länger als drei Tage ohne sachkundige Betreuung. Alle Säfte sollten aus organischem Anbau stammen. Man mixt:

180 ml Papayakonzentrat

120 ml Pflaumensaft

120 ml frischen Ananassaft

240 ml Orangensaft

mit ca. anderthalb Liter Wasser. Dazu braucht man weitere anderthalb Liter destilliertes Wasser. Man trinkt stündlich etwa 120 ml von dieser Mischung und 120 ml Wasser. Bei dieser Art Fasten erlebt man keine Hungergefühle, Schwindel, Übelkeit oder Erschöpfung. Damit entschlackt man den Körper und alle seine Systeme innerhalb von drei Tagen.[2]

Beim Fasten können Entgiftungserscheinungen auftreten, besonders nach dem ersten Tag. Dazu gehören Mundgeruch, Kopfschmerzen, Verstopfung oder Durchfall (hier kann man Einläufe anwenden, sollte aber keine Abführmittel nehmen) und belegte Zunge. Am zweiten Tag fühlt man sich vielleicht wie abgehoben und braucht viel Ruhe. Da keine festen Nahrungsmittel gegessen werden, sollte man auch auf Vitaminpillen oder andere Zusätze verzichten. Fasten kann man mit einem Entschlackungsbad verbinden (aber nur einem in den drei Tagen) und mit einem Einlauf (vielleicht mit Kaffee) jeden zweiten Tag. Zu einem guten Entschlackungsbad schüttet man eine Tasse Meersalz und eine Tasse Natriumbikarbonat in eine heiße Wanne, badet 25 Minuten darin, reibt sich mit einem Handtuch trocken und geht anschließend ins Bett, um zwei Stunden zu schwitzen. Nach dieser Fastenkur fühlt man sich wohl, belebt, sauber und entschlackt und viel gesünder.

Es ist wichtig, auf welche Weise man wieder mit dem Essen beginnt. Von zu viel Nahrung auf einmal wird einem leicht übel, und falsche Nahrungsmittel machen die Fastenwirkung zunichte. Mildred Jackson und Terri Teague schlagen folgendes vor:

1. Tag: 1 Apfel und eine kleine Schüssel Gemüsesuppe oder Bouillon. Langsam essen. Kein Salz oder andere Gewürze.

2. Tag: Wie Tag eins, aber dazu eine Portion Kartoffelpüree (keine Soße), ein Glas Sauermilch und Joghurt.

3. Tag: Die oben angegebenen Portionen erhöhen, dazu eine kleine Portion Salat, braunen Reis und Hüttenkäse.

4. Tag: Normales Essen, aber die Zwischenmahlzeiten sollten aus Obst bestehen.

Man trinkt weiterhin viel Wasser und Saft.[3]

Bei einer weniger drastischen Fastenkur ißt man zehn Tage lang nur organischen braunen Reis und gekochten Fisch, nichts anderes. Das entschlackt und entgiftet, gibt dem Körper Mineralstoffe und entlastet die Milz. Man verzehrt eine Reihe verschiedener Fische und trinkt nur destilliertes Wasser.

Eine weitere einfache Fastenkur besteht aus zwei Tagen mit rohem Gemüse und viel destilliertem Wasser. Diese Kur reinigt den Körper von Giften, wandelt bereits vorhandene

Kohlehydrate um, stimuliert die Verdauungsenzyme und stärkt den Verdauungsapparat. Bei drastischeren oder längeren Fastenkuren oder bei einer schweren Krankheit braucht man unbedingt Hilfe und Überwachung.

Die meisten Methoden, die in diesem Buch unter Naturheilkunde aufgezählt sind, gehen von Nahrungsmitteln, Säften und anderen Hausmitteln aus, die den Körper reinigen und entschlacken, das Immunsystem stärken oder einen notwendigen Nährstoff zuführen. Auch Natriumbikarbonat und Meersalz im Badewasser sind dafür Beispiele.

Bienenpollen sind ein Nahrungszusatz, ein Wundermittel, das die Verdauung und den Blutkreislauf unterstützt und das Immunsystem stärkt. Es ist ein Hauptmittel für Frauen mit Allergien, Nebenhöhlenproblemen, Heuschnupfen und Asthma. Es erhöht die Widerstandsfähigkeit gegen Krankheiten und die Ausdauer, verlangsamt den Alterungsprozeß, beschleunigt die Heilung und unterstützt die Erholung nach einer schwächenden Krankheit. Pollen sind die vielseitigste Quelle für Vitamine, Mineralien und Enzyme und die einzige nicht fleischliche Substanz, die alle Aminosäuren enthält. Sie sind eine gute pflanzliche Quelle für den Vitamin-B-Komplex, besonders B-12 und B-6; Vitamin C, Rutin (Flavonoid), Vitamin E und essentielle Fettsäuren. Bienenpollen sind ein Gehirnstimulans. Sie verringern das Verlangen nach Alkohol, helfen bei chronischer Verstopfung oder Durchfällen, gegen Arteriosklerose, Blutarmut und Migräne und wirken antibakteriell.

Besonders für Frauen sind Bienenpollen wichtig. Sie helfen bei Menstruationsproblemen und verstärken den Orgasmus, indem die Hormone, die die Fortpflanzungsorgane steuern, ausgeglichen werden. Bienenpollen helfen bei Schwangerschaft und Milchproduktion und verringern Symptome in den Wechseljahren.[4] Sie verhindern oder verzögern das Auftreten von bösartigen Brusttumoren und verringern die Größe von bereits vorhandenen Tumoren. Sie scheinen Krebs aller Art zu verhüten. Man nimmt zwischen zwei Tabletten (kaubar, schmecken wunderbar) bis zu etwa 30 Gramm pro Tag. Es braucht sich nicht um lokale Pollen zu handeln. Andere Bienenprodukte haben die gleichen Vorteile: Propolis, Honig, Gelee Royal und Bienenwaben. Die einzige mir bekannte Nebenwirkung dabei ist, daß das Hungergefühl verstärkt wird.

Knoblauch ist ein weiteres Mittel der Naturheilkunde. Wir empfehlen es hier in der geruchlosen Form, da roher Knoblauch starken Körpergeruch und Blähungen hervorrufen kann. Knoblauchtabletten wirken gegen Bakterien, Viren und Pilzerkrankungen. Knoblauch kräftigt das Abwehrsystem, senkt den Blutdruck, erhöht die Widerstandskraft gegen Krankheiten und ist besonders für Frauen wichtig, die an allgemeinen Pilzinfektionen (Candida albicans), vaginalen Hefepilzinfektionen und immer wieder auftretenden Blasenentzündungen leiden (wie auch an anderen häufigen Infektionen, von Geschwüren bis zu Mandelentzündung und Erkältungskrankheiten).

Frauen, die an chronischen Hefepilz- oder Candida-Entzündungen leiden, nehmen dreimal täglich zwei Tabletten mit den Mahlzeiten und verringern diese Dosis langsam, wenn die Symptome verschwunden sind. Mindestens drei Monate lang sollte man bei der Normaldosierung von zwei Tabletten pro Tag bleiben und sie bei allen Anzeichen von Erkältung, Infektionen oder anderen Krankheiten erhöhen. Nach etwa einer Woche erlebt man vielleicht eine Entgiftungserscheinung, wie Durchfall, grippeähnliche Symptome, Stuhlgang von seltsamer Farbe, Übelkeit, Schwäche oder Schwindel, die ein paar Tage andauern können. Man sollte dann viel Wasser trinken, aber mit der Kur fortfahren. Das anschließende Gefühl von Wohlbefinden ist die Sache wert. Nach der Entgiftung ist man viele immer wieder auftretende Krankheiten endgültig los. Ich hatte in zwei Jahren nur eine Erkältung und seit Beginn der Einnahme von Knoblauchtabletten keine einzige vaginale Entzündung, mit nur zwei Tabletten pro Tag. Vorher hatte ich jeden Monat Vaginitis und alle sechs Wochen eine Erkältung. Außer der Entgiftung und einem leichten, aber nicht unangenehmen Körpergeruch, gibt es keine Nebenwirkungen. Knoblauch ist ein wichtiger Immunsystemverstärker, der besonders Frauen unter großer Streßbelastung empfohlen wird, vornehmlich denjenigen mit Herpes oder Bluthochdruck.

Obstessig (aus Äpfeln oder Apfelwein gewonnen) ist ebenfalls ein weiteres wichtiges Naturheilmittel. Man mischt einen Teelöffel davon mit einem Teelöffel Honig in einem Glas kaltem oder warmem Wasser und trinkt es langsam, bei oder vor den Mahlzeiten. Man kann auch auf den Honig verzichten, aber es muß Obstessig sein – kein gewöhnlicher Weinessig. Das schmeckt sehr angenehm, versorgt den Körper mit Mineralstoffen und gleicht den Kaliumspiegel aus. Bei Gelenkentzündungen hilft es, die Kalziumablagerungen in den Gelenken aufzubrechen, und schickt die Mineralien an die Stellen, an denen sie in den Knochen gebraucht werden. Man nimmt es vorbeugend gegen Osteoporose. Diese Mixtur wirkt auch bei Magenproblemen, schlechter Nahrungsaufnahme und verhindert oder heilt Lebensmittelvergiftung (bei Erbrechen nimmt man alle fünf Minuten einen kleinen Schluck). Bei Nieren- und Blaseninfektionen, chronischer Müdigkeit, Kopfschmerzen und Migräne, hohem Blutdruck, Schwindel, Hitzschlag, Fettleibigkeit, Nebenhöhlenproblemen und Allergien und bei Unfruchtbarkeit ist es anzuwenden. Obstessig wirkt gegen Bakterien und Pilzerkrankungen und stärkt die Abwehrkräfte. Bei akuten Krankheiten nimmt man die Mischung über einen kurzen Zeitraum. Bei Halsschmerzen kann man mit einer Lösung aus einem Teelöffel Obstessig auf ein Glas Wasser gurgeln.[5]

Rizinusöl ist ein weiteres Naturheilmittel. Es handelt sich hierbei um ein pflanzliches Öl, das aus einer Bohne gepreßt und normalerweise äußerlich in heißen Packungen angewendet wird. Man hat es gegen praktisch alle äußeren und inneren Krankheiten eingesetzt, und es ist für manche *das* Wundermittel schlechthin. Man reibt es nachts auf Warzen, um sie aufzulösen, oder um arthritische Knie und Gelenke zu bessern, man benutzt es äußerlich gegen Hautkrebs, Akne, Geschwüre, Verletzungen, Wunden und Risse, auch am Mund, und gegen Herpesblasen. Man kann es äußerlich bei fast jeder inneren Krankheit anwenden, auch bei Brusttumoren, Uterus- oder Eierstockzysten, bösartigen und gutartigen Tumoren, Gallenblasenproblemen, Blinddarmentzündung, Leberproblemen oder zur Entgiftung, Komplikationen nach Operationen und bei Darmkrankheiten.

Man bereitet eine Rizinusölpackung, indem man einen Waschlappen oder ein dickes Tuch mehrere Male faltet und in Rizinus einweicht, bis es durchfeuchtet ist. Dieses Tuch legt man auf den Körperteil – natürlich nicht den Kopf und die Atemwege, der Heilung braucht, und bedeckt es mit Plastikfolie. Darüber legt man ein auf Mittelhitze eingestelltes Heizkissen, das man höher dreht, wenn man es gut aushalten kann. Dann wickelt man um alles ein Handtuch und entspannt sich ein oder zwei Stunden. Danach entfernt man die Packung und wäscht das Rizinusöl mit Natriumbikarbonat und Wasser (zwei Teelöffel auf einen Liter Wasser) ab. Das macht man jeden Abend eine Woche lang oder bis die Krankheit verschwunden ist. Ich habe schon erlebt, wie Brustknoten innerhalb eines Monats unter dieser Behandlung verschwanden, aber es kann auch länger dauern. Die Packung kann mehrfach verwendet werden. Man bewahrt sie in einem Plastikbehälter auf und gibt Öl hinzu, falls nötig.[6] Auch eine Wegwerfwindel gibt eine gute Packung ab. Ein wahrhaftes Allheilmittel.

Die Naturheilkunde kennt eine Reihe solcher Mittel. Mit Borsäure und Wasserkompressen heilt man Geschwüre, entzündete Wunden und Schwellungen unter der Haut; man benutzt sie auch zur Augenspülung bei Bindehautentzündung. Heilerde kann man ebenso in Packungen verwenden wie Rizinus. Verschiedene Lehmtypen eignen sich für verschiedene Krankheiten; Heilerde kann auch innerlich verwendet werden (in Wasser gelöst). Preiselbeersaft ist ebenso ein Heilmittel gegen Blasenentzündungen wie Kirschsaft, und Rote Beetesaft hilft gegen die Nebenwirkungen der Chemotherapie bei Krebs. Zitronensaft in Wasser hat ähnliche Wirkung wie Obstessig, Olivenöl wie Rizinus.

Aprikosen helfen bei Verstopfung und säubern die Darmwände. Buttermilch hilft, die Darmflora aufzubauen und verhindert Vaginalinfektionen nach Einnahme von Antibiotika. Superoxid wirkt antibakteriell und kann bei Infektionen tropfenweise intern angewendet werden. Man beginnt mit täglich zwei Tropfen in Wasser und erhöht langsam die Dosis. Meeresalgen-Tabletten geben dem Körper alle notwendigen Mineralien, regulieren die Schilddrüse, helfen bei Fettsucht und Fettstoffwechselproblemen, unterstützen das Herz (lindern Halsentzündungen), fördern die Knochenheilung bei Brüchen und Osteoporose und anderen Mineralmangelkrankheiten der Knochen. Sie helfen auch bei dünnem, ausfallendem oder brüchigem Haar.

Dies sind nur einige der zahlreichen Heilmittel, die Naturheilkundler anwenden, um dem Körper zu helfen, sich selbst zu helfen. Oft handelt es sich um Dinge, die zum Alltag gehören; sie sind erschwinglich und nicht giftig. In vielen Fällen sind sie wirksamer als chemische Mittel. Unter den Heilvorschlägen in diesem Buch, die unter Naturheilkunde aufgelistet sind, findet man einige dieser Hausmittel.

Meine wichtigsten Quellen für diese Heilkategorie sind Ross Trattlers *Better Health Through Natural Healing*, Jackson/Teague: *The Handbook of Alternatives to Chemical Medicine* und Michael van Straten: *The Complete Natural Health Care Consultant* (Prentice Hall 1987).

Homöopathie und Zellsalze

Die Homöopathie beruht auf dem Prinzip: »Ähnliches wird durch Ähnliches geheilt« und der Vorstellung, daß sehr geringe Mengen einer Substanz nötig sind, um die Lebenskraft zur Selbstheilung anzuregen. Homöopathische Heilmittel nehmen als Ausgangspunkt eine Pflanze oder eine andere Substanz, die bei Überdosierung die Krankheit auslösen würde, sie aber heilen kann, wenn sie homöopathisch zubereitet wird. Diese Substanz wird in einem Prozeß, der Potenzierung heißt, und aus einer Reihe von Verdünnungen und Schüttelungen besteht, in ein Heilmittel verwandelt. Je verdünnter sie ist, um so stärker wird die Substanz. Der Prozeß der Herstellung und Aktivierung von Heilmitteln in der homöopathischen Medizin ist einzigartig. Am Ende des Prozesses sind vielleicht keine physikalisch nachweisbaren Moleküle der Substanz übriggeblieben, aber die Kraft des Ausgangsproduktes ist potenziert. Homöopathische Heilmittel funktionieren auf einer über das Körperliche hinausgehenden Energieebene und heilen die ätherischen, emotionalen und seelischen Schichten der Aura.

Die Heilmittel werden sehr genau ausgewählt, individuell für den einzelnen Menschen und seine Symptome. Das Augenmerk liegt auf den Symptomen der Krankheit, die bei jedem Menschen unterschiedlich sind. Bei jedem Mittel wird geprüft, welche Kombination von Symptomen es erzeugt, und nur genau diese Kombination kann es auch heilen. Es gibt Tausende von Heilmitteln (etwa hundert sind gebräuchlich), und jede Krankheit hat unterschiedliche Symptome bei verschiedenen Menschen. Das homöopathische Mittel, das die Migräne der einen Frau heilt, hat vielleicht bei einer anderen überhaupt keine Wirkung. Die richtige Wahl des Mittels hat aber eine rapide Verbesserung oder Heilung zur Folge, manchmal innerhalb von wenigen Minuten. Das Mittel braucht vielleicht auch nur ein einziges Mal genommen zu werden. Die Herausforderung bei der Homöopathie besteht darin, genau das Mittel zu finden, das zum Menschen und seinen Symptomen paßt. Es dauert lange, bis man sich genau auskennt, aber es lohnt sich. Im Lauf der letzten zweihundert Jahre ist die Homöopathie zu einer weltbekannten Heilmethode geworden.

Materia Medica ist eine Sammlung von Arzneimittelbeschreibungen, um die richtigen Mittel zu finden. Es enthält sogenannte Heilmittelbilder und Querverweise zwischen Symptomen und möglichen Mitteln. Es gibt verschiedene Ausgaben. Abgesehen von der *Materia Medica* (das trotz bestimmter Nachteile für den ernsthaften Homöopathen immer noch grundlegend ist) gibt es eine Reihe von Selbsthilfebüchern, die Frauen in akuten Fällen helfen. Das beste ist wohl Stephen Cummings' und Dana Ullmans *Everybody's Guide to Homoeopathic Medicines* (Tarcher Inc. 1984). Ich benutze auch ein Büchlein, das Boericke und Tafel herausgeben, die Hersteller von homöopathischen Heilmitteln: *The Family Guide to Self-Medication* (Homoeopathic) (Boericke and Tafel Inc. 1988).

In akuten Fällen nimmt man eine D6 bis C30-Potenz; bei den höheren Zahlen hält sich die Substanz länger und braucht nicht so oft erneuert zu werden. Eine C-Bezeichnung ist potenter als die gleiche Nummer mit einem D. »D« bedeutet Dezimalpotenz, »C« Centesimalpotenz. Zur Herstellung einer C1-Potenz wird ein Teil wirksame Substanz mit 99 Teilen Trägerlösung 100mal verschüttelt.

Die Mittel erhält man entweder als alkoholische Lösung oder als Tabletten oder Kügelchen (Globuli), die aus Milchsäurepulver gepreßt sind. Noch höhere Potenzen können nützlich sein, aber bei vielen braucht man die genaue Verschreibung eines Homöopathen.

Man findet die passende Heilsubstanz für eine bestimmte Krankheit am leichtesten, indem man sie in einem der Ratgeber nachschlägt. Dort steht eine Liste von Symptomen, und man wählt das Mittel aus, das am besten zu den eigenen Symptomen dieser Krankheit paßt. Hat eine Erkältung beispielsweise unvermittelt mit Fieber, Husten, Halsschmerzen oder einer verstopften Nase angefangen? Dann heißt das richtige Mittel Aconitum. Hat man aber hohes Fieber mit heißer, geröteter Haut und rotem Gesicht? Dann nimmt man Belladonna. Sind die Atemwege betroffen, mit trockenem, schmerzhaftem Husten und Durst auf kalte Getränke? Dann ist Bryonia alba angezeigt. Sind die ersten Symptome Niesen, wäßrig laufende Nase, trockene, rauhe Kehle, Grippesymptome, Frösteln und Fieber, Kopfschmerzen und Muskelziehen? Dann heißt das Mittel Gelsemium. Es gibt viele Typen von Erkältungen und viele mögliche Heilmittel.

Doch eine Reihe von Dingen kann die Wirkung dieser empfindlichen Mittel einschränken. Erstens sollte man sie nicht mit der Hand anfassen, und wenn eine Pille auf den Boden fällt, muß man sie fortwerfen. Starke Düfte können die Wirkung eines homöopathischen Mittels aufheben, darunter auch die Duftstoffe bei der Aromatherapie, Kampfer und Desinfektionsmittel, die in einigen Haushaltsreinigern enthalten sind. Kaffeetrinker, auch von koffeinfreiem, sollten bei Einnahme von homöopathischen Mitteln den Genuß einschränken, denn das Getränk wirkt gegen die Medikamente. Pfefferminze in allen Formen, auch Zahnpasta mit Minzegeschmack oder Menthol, kann die Wirkung aufheben. Wenn etwas in Ihrer Umgebung die Wirkung aufhebt, beseitigt man dies und nimmt das Mittel noch einmal. Vor oder nach der Einnahme sollte man mindestens eine Viertelstunde lang weder essen noch trinken.

Wenn man die korrekte Menge gegen die entsprechenden

Symptome eingenommen hat, erlebt man gewöhnlich sehr bald eine Wirkung. Es handelt sich entweder um eine Abschwächung der Symptome oder aber um eine vorübergehende Verschlechterung. Das Eintreten einer Verschlechterung gilt als positiver Beweis, daß man das richtige Mittel gewählt hat. Man sollte die Verschlechterung durchstehen, denn sie dauert nicht lange, bei einem niedrig potenzierten Heilmittel gewöhnlich nur wenige Minuten. Nach der Verschlechterung verbessern sich die Symptome deutlich, und man braucht nichts weiter einzunehmen. Wenn man sich wieder schlechter fühlt, nimmt man eine weitere Dosis des gleichen Mittels. Wenn die Symptome sich nach dem Einnehmen eines Mittels verändern, hat man eine Schicht der Krankheit bekämpft und braucht nun ein anderes Mittel. Bei akuten Krankheiten braucht man in der Regel nur ein Mittel, und mit ein paar Einnahmen ist der Fall beendet. Man sollte immer nur ein Mittel zur Anwendung bringen und die Mittel nicht mischen.

Die Mittel sollten nicht öfter als einmal pro Stunde eingenommen werden (doch es gibt einige Ausnahmen). Wenn ein Mittel keine Reaktion zeigt, auch nach mehrmaligem Einnehmen nicht, ist es das falsche. Dann geschieht nichts, solange man es nicht weiter einnimmt. Es wird weder schaden noch nutzen. Das richtige Mittel für die Symptome zu finden, ist der schwerste Teil der Homöopathie und kann sehr frustrierend sein. Diese Heilmethode muß man lange studieren und seiner Eingebung vertrauen. Manchmal lasse ich ein Pendel die Entscheidung treffen.

Die homöopathischen Heilvorschläge in diesem Buch stammen aus *Everybody's Guide to Homoeopathic Medicines* und *The Family Guide to Self-Medication* (Homoeopathic) wie auch aus Moshe Olshevskys *The Manual of Natural Therapy*, Michael van Stratens bereits zitiertem Buch und John Clarkes *The Prescriber* (1972).

Als **Zell- oder Gewebesalze** werden eine Reihe von zwölf

homöopathischen Zubereitungen bezeichnet, deren Zusammensetzungen dem chemischen Aufbau der Körperzellen gleichen. Diese Zellsalze sollen die winzigen Mengen an Spurenelementen im Körper ausgleichen. Sie weisen den Körper an, mehr von einem benötigten Mineral
aufzunehmen oder einen Überschuß freizusetzen. Diese
Heilmittel wurden zuerst im späten 19. Jahrhundert von
dem Homöopathen Wilhelm Schüssler entwickelt, der
glaubte, alle Krankheiten würden durch einen Mineralmangel in der Biochemie der Zellen hervorgerufen, und
durch Ersatz dieser Mineralstoffe könne man diese Krankheiten heilen.

Die Zellsalze haben ihren Platz in der natürlichen Heilkunde bei körperlichen wie emotionalen Krankheiten. Die
zwölf Schüssler-Salze haben je ein bestimmtes Anwendungsgebiet.

Ein Zellsalzpräparat gilt als guter Immunsystemanreger,
Energieausgleicher und als allgemeines Belebungsmittel.
Die Schüssler-Salze wirken milde und langsam und unterstützen den Erholungsprozeß nach Krankheiten. Man läßt
die Tabletten im Mund zergehen. Gewöhnlich nimmt man
eine D6-Potenzierung.

Im Unterschied zu anderen homöopathischen Mitteln kann
man mehr als ein Zellsalz zugleich einnehmen, aber das gilt
nicht als Regel. Wenn man mehr als eins nimmt, sollte es
abwechselnd geschehen. Bei chronischen Krankheiten
nimmt man die Dosierung dreimal täglich, auch langfristig,
bei akuten Zuständen alle halbe Stunde, solange es nötig
ist. Zellsalze sind für Kinder wie Erwachsene geeignet, und
wie andere homöopathische Heilmittel habe ich sie auch
bei Haustieren angewendet. Die Mineralstoffe sind natürliche Bestandteile des Zellaufbaus. Die homöopathische Zubereitungsmethode macht es dem Körper leicht, sie aufzunehmen. Unter der Zunge eingenommen, durchwandern sie
nicht den Verdauungstrakt, sondern gehen direkt ins Blut.

Gegen jede der in diesem Buch diskutierten Krankheiten wird ein Zellsalz empfohlen. Grundlage hierfür sind die folgende Liste und die anderen Ratgeber für Homöopathie. Hier die zwölf Schüssler-Zellsalze und ihr Einsatz bei der Heilung von Krankheiten:

Schüsslersche Zellsalze

1. *Calc. Fluor* (Kalziumfluorid) – Bei Elastizitätsverlust des Gewebes. Zur Entspannung der elastischen Fasern und Blutgefäße, bei Muskelschwäche, Kreislaufstörungen, Hämorrhoiden, Knochen- und Zahnerkrankungen, Hautrissen und Krampfadern.
2. *Calc. Phos.* (Kalziumphosphat) – Aufbaumittel für Magen, Knochen und Zähne, bei Frostbeulen, Anämie (Blutarmut), eingeschränkter Verdauung und gestörter Nährstoffaufnahme, Knochenkrankungen, Zahnungsproblemen bei Säuglingen. Ideales Stärkungsmittel nach Krankheiten, besonders für ältere Menschen.
3. *Ferr. Phos.* (Eisenphosphat) – Sauerstoffträger: bei geringen Beschwerden der Atemwege, Husten, Erkältungen, Durchfall, Entzündungen, Stauungen, Fieber und Kopfschmerzen. Auch bei Nasenbluten und starken Monatsblutungen. Biochemisches Erste-Hilfe-Mittel der ersten Wahl.
4. *Kali. Mur.* (Kaliumchlorid) – Blutreiniger: bei Beschwerden der Atemwege, Husten, Erkältungen, Frösteln, Bronchitis, Nebenhöhlenproblemen, Lungenstau, Warzen. Abwechselnd mit Ferr. Phos. als Kinderheilmittel.
5. *Kali. Phos.* (Kaliumphosphat) – Nervennahrung: bei nervöser Erschöpfung, nervösen Verdauungsbeschwerden, nervösen Kopfschmerzen und Migräne. Lindert Streß, Sorgen, Angst und Schlaflosigkeit.
6. *Kali. Sulph.* (Kaliumsulphat) – Sauerstofftauschend: bei leichten Hautausschlägen mit schuppigen oder kleb-

rigen Absonderungen, Schmerzen in Gliedern, Bronchialschleim, brüchigen Fingernägeln, Haarausfall, abendlicher Verschlechterung von Symptomen.

7. *Mag. Phos.* (Magnesiumphosphat) – nervenstabilisierend: gut für das Muskelgewebe, bei krampfartigen, stechenden Schmerzen, Krämpfen, Neuralgien, Koliken, Blähungen, Rückenschmerzen und Ischias.

8. *Natrium Mur.* (Natriumchlorid) – Wasserverteiler: bei Trockenheit oder auch bei Feuchtigkeitsansammlung in einem Körperteil, Erkältung mit viel wässrigem Schleim, Vaginitis mit wäßrigem Ausfluß, Geruchs- oder Geschmacksverlust, Heißhunger auf Salz.

9. *Natrium Phos.* (Natriumphosphat) – säureneutralisierend: bei Übersäuerung, Verdauungsbeschwerden, Sodbrennen, rheumatischen Schmerzen, Gelbsucht, Magengeschwüren.

10. *Natrium Sulph.* (Natriumsulphat) scheidet überschüssiges Wasser aus: gut bei Lebererkrankungen, Gallenblasenleiden und Koliken, Übelkeit, Schwindel, Influenza, Ödemen. Es gilt als Lebersalz.

11. *Silicea* (Siliziumoxid) – Reiniger: bei unreinem Blut, Geschwüren, Eiterbildung, Pickeln, brüchigen Nägeln mit Rillen, stumpfem Haar, eingewachsenen Nägeln, schlechter Erinnerung. Abwechseln mit Kaliumsulphat.

12. *Calc. Sulph.* (Kalziumsulphat) – Blutreinigungsmittel: bei Hautproblemen, Akne, langsamer Wundheilung, wunden Lippen, chronisch eitrigen Geschwüren.

Aminosäuren

Die Muskeln, Bänder, Sehnen, Organe, Drüsen, Nägel, Haare, Körperflüssigkeiten, Enzyme, Hormone und Gene des menschlichen Körpers bestehen alle aus Protein (Eiweiß), und Protein ist auch für das Knochenwachstum grundlegend. Aminosäuren sind die chemischen Bausteine, aus denen Proteine bestehen. Die 29 bekannten Aminosäuren in ihren verschiedenen Kombinationen lassen 50 000 verschiedene Proteine und 20 000 Enzyme im Körper entstehen. Diese Kombinationen können sich nicht bilden, wenn nur eine einzige Aminosäure fehlt oder in zu geringer Menge vorhanden ist. Aminosäuren sind Neurotransmitter (Überträgerstoffe der Nerven) oder Vorläufer für Neurotransmitter im Zentralnervensystem und Gehirn und ermöglichen es dem Gehirn, Signale zu empfangen und auszusenden. Sie bilden den Kern jeder Zelle. Aminosäuren sind für Menschen und Säugetiere lebensnotwendig.

Von den 29 bekannten Aminosäuren produziert die Leber etwa 80%; den Rest muß sich der Körper aus der Nahrung holen (= essentielle Aminosäuren). Die 8 essentiellen Aminosäuren sind Isoleuzin, Leuzin, Lysin, Methionin, Phenylalanin, Threonin, Tryptophan und Valin. Cystein und Tyrosin werden im Körper aus Methionin und Phenylalanin synthetisiert. Andere Aminosäuren werden im Körper aus anderen Quellen hergestellt z. B.: Alanin, Arginin, Asparaginsäure, Glutaminsäure, Glutamin, Histidin, Glycin, Ornithin, Prolin und Serin. Aminosäuren, die in der L-(alpha)Form vorkommen, werden als natürlich betrachtet und passen sich der Körperchemie besser an als diejenigen in D-Form. Die Ausnahme hier bildet Phenylalanin, das auch als DL-Phenylalanin vorkommt.

Der Körper braucht ständig Aminosäuren und Proteine, und ein Mangel oder das Fehlen dieser essentiellen Aminosäuren führt rasch zu einer Krankheit. Mängel können entstehen, wenn man sich nicht ausreichend oder vollwertig ernährt, bei längerem Vollvegetariertum oder der Unfähigkeit, Proteine im Verdauungssystem richtig zu verarbeiten. Da Vitamine und Mineralstoffe für ihre Nutzung im Körper auch Aminosäuren brauchen, und da Protein mehr Anteil am Körpergewicht hat als alle anderen Substanzen außer Wasser, bedürfen die Aminosäuren der besonderen Aufmerksamkeit der Frau, die gesund bleiben will.

Wenn ich unter Energiemangel leide oder rasch erschöpft bin, hilft immer die Einnahme eines Kombinationspräparats von Aminosäuren. Ich glaube, daß viele Frauen daraus Nutzen ziehen können. Wenn man an irgendeiner degenerativen oder schweren Krankheit leidet, einer geistigen oder seelischen Störung, Herzkrankheit, chronischer Erschöpfung, Diabetes, Epilepsie, Anämie oder sich von Alkohol- und Drogenmißbrauch erholt, wenn man längere Zeit vegetarisch lebt und das Gefühl hat, es fehle einem etwas, können Aminosäuren wichtig sein. Wenn man Herpes hat, kennt man vermutlich bereits die Bedeutung von L-Lysin als Faktor bei der Verhütung und Linderung der Attacken.

Aminosäuren sind einzeln oder in Kombinationen erhältlich. In Kombinationen werden freie Aminosäuren angeboten, die als die reinsten gelten und auf Getreidebasis hergestellt sind. Freie Aminosäuren-Kombinationen und einzelne Aminosäuren nimmt man auf nüchternen Magen, nicht zu den Mahlzeiten. Kombinationspräparate werden auch als Leberextrakt oder als vorverdaute Leberaminosäuren angeboten. Die nimmt man zu den Mahlzeiten ein- bis zweimal am Tag. Freie Aminosäuren finden sich oft in der Abteilung für Bodybuilding des Reformhauses oder der Apotheke. Die Bilder von Muskelprotzen auf der Packung

wirken nicht gerade einladend, aber die Mittel wirken rasch
und sind vegetarisch.

28 Aminosäuren sind hier aufgeführt, und jede Frau erkennt auf den ersten Blick, welche ihr davon vielleicht
nutzen. Die Wirkung kann verblüffend sein. Die Informationen entstammen vornehmlich Balch/Balch, *Prescription
for Nutritional Healing* und *The Vitamin Herb Guide*, sowie
einigen Prospekten aus Spezialgeschäften. Bislang gibt es
nur wenig Informationen über Aminosäuren, aber ich habe
den Eindruck, daß sie für das Wohlbefinden sehr zuträglich
sind.

L-Alanin ist wichtig für den Glukosestoffwechsel und für
Frauen mit Diabetes, Unterzuckerung, Erschöpfung und
Energieproblemen.

L-Arginin verlangsamt Tumor- und Krebswachstum, entgiftet die Leber, reguliert die Wachstumshormone, hilft
bei Nierenleiden, bei der Wundheilung und hält das
Immunsystem aufrecht. Es wird von Bodybuildern angewendet, um die Muskelmasse zu vergrößern und Fett
abzubauen, und ist wichtig bei der Heilung und Verhütung
von Zirrhose der Leber und Leberfettstörungen. Man
nimmt es zusammen mit L-Lysin. Arginin sollte man in
der Schwangerschaft und Stillzeit vermeiden und wenn
man unter Herpes leidet.

L-Asparagin reguliert das Zentralnervensystem und verhindert sowohl Hypernervosität wie übergroße Trägheit. Man
setzt es bei Stimmungslabilität und Hyperaktivität von Kindern und Erwachsenen ein.

L-Aspartinsäure erhöht Widerstandskraft und Ausdauer
und verhindert Erschöpfung und Mattigkeit. Einige Formen chronischer Erschöpfung können auf Mangel an As-
partinsäure beruhen. Sie entgiftet und schützt das Zentralnervensystem, die Leber und den Blutkreislauf, fördert die
RNA/DNA-Bildung und unterstützt den Zellstoffwechsel.

L-Carnitin verhindert den Fettaufbau in Körper und Arterien, hilft abzunehmen und verhindert so Herzkrankheiten und Arteriosklerose. Es nutzt bei der Verringerung des Anginarisikos, bei der Heilung des Herzens, Unterzuckerung, Diabetes, Nieren- und Leberkrankheiten, bei der Anpassung an kalte Temperaturen und bei der Reduzierung von Ketose (ernsthafte Blutsäurestörung). Carnitin wandelt Fett in Energie um und verstärkt die Vitamine E und C. Es fördert sportliche Leistungen. Vegetarier leiden häufiger an einem Mangel als Fleischesser, genau wie bei Lysin. Ein wichtiger Stoff für Neugeborene.

L-Citrullin stärkt das Immunsystem, gibt Energie und entgiftet den Körper von Ammoniak.

L-Cystein ist ein Antioxidans und vernichtet Freie Radikale; es wird am besten in Verbindung mit Selen und Vitamin E eingesetzt. Es schützt die Zellen vor Strahlung und Leber und Gehirn vor Zigarettenrauch und Alkohol. Es baut Schleim ab und wird bei Bronchitis empfohlen, bei Emphysemen, Tuberkulose und Lungenentzündung. Cystein hilft auch bei rheumatoider Arthritis und scheidet Kupfer schneller aus dem Körper aus. Bei Strahlungstherapien oder wenn man Röntgen- und anderen Strahlen ausgesetzt ist, dient es als Schutz. Für Raucher und zum Schutz gegen sekundäres Einatmen von Tabakrauch ist diese Aminosäure sehr wichtig. L-Cystein wandelt sich leicht in L-Cystin um; beide haben ähnliche Aufgaben.

L-Cystin hilft dem Körper bei der Ausscheidung von Schwermetallen und Toxinen und bei Atemwegsbeschwerden. Es ist notwendig zur Heilung von Verbrennungen und Wunden, zur Hautbildung und hilft bei der Aufnahme von Insulin. Nach Operationen, bei Diabetes und um den Körper vor Strahlung und den Einwirkungen von Alkohol und Zigarettenrauch zu schützen, wird Cystin gebraucht.

Gamma-Aminobuttersäure (GABA) ist ein natürliches Beruhigungsmittel, das nicht süchtig macht, nicht verschreibungspflichtig ist und eine perfekte Alternative zu Valium und Librium darstellt. 750 mg pro Tag, am besten in Verbindung mit dem vollen Vitamin-B-Komplex helfen, Angstzuständen, Streß und Depressionen entgegenzuwirken. Das Bedürfnis nach chemischen Tranquilizern wird stark verringert oder verschwindet bei vielen Frauen, die diese Aminosäure einnehmen.

L-Glutaminsäure (Glutamat) ist Nahrung fürs Gehirn und ein Energiestoff, der hilft, Persönlichkeitsstörungen zu vermeiden, und dient dem Stoffwechsel von Zuckern und Fetten.

L-Glutamin wird im Gehirn zu Glutaminsäure umgewandelt. Es ist wichtig bei der Verringerung von Erschöpfung und Depressionen, von Verlangen nach Alkohol und Zukker, hilft bei Epilepsie, Senilität, Schizophrenie, geistiger Zurückgebliebenheit, Magengeschwüren, Verdauungsbeschwerden und zur Verstärkung der Intelligenz. Seine Anwendung erhöht den Bedarf von GABA. L-Glutamin sollte man bei Alkoholismus nicht durch Glutaminsäure ersetzen, denn bei dieser Krankheit ist L-Glutamin wirksamer.

L- Glutathion ist ein Antioxidans, das den Körper vor Schäden durch Zigarettenrauchen und Strahlung schützt. Man verringert damit die Nebenwirkungen von Chemotherapie und Strahlenbehandlung bei Krebs. Es scheidet Schwermetalle aus, Drogen und Alkohol und wird bei der Entgiftung der Leber und gegen deren Krankheiten eingesetzt.

L-Glycin verhindert die Abnutzung des Zentralnervensystems und der Muskeln. Es hilft bei der Verhütung von epileptischen Anfällen, stärkt das Hypophysen- und Immunsystem und wird bei der Behandlung von Depressionen eingesetzt. Zuviel kann Erschöpfung bewirken. Glycin wird gegen Muskelschwund eingesetzt, bei Multipler Sklerose und anderen degenerativen Krankheiten.

L-Histidin wird bei der Heilung von Magengeschwüren eingesetzt, bei Übersäuerung des Magens, Verdauungsbeschwerden, Allergien, rheumatoider Arthritis und Anämie. Es ist wichtig für Gewebebildung und -neubildung und die Produktion roter und weißer Blutkörperchen.

L-Isoleuzin ist eine weitere Aminosäure, die den Blutzucker und die Energie reguliert. Diese ist besonders wichtig für Frauen mit Unterzuckerung. Gleichzeitig mit Isoleuzin sollten ausgewogene Mengen von Valin und Leuzin eingesetzt werden. Diese Aminosäuren sind wichtig für die Blutbildung.

L-Leuzin senkt den Blutzuckerspiegel in Verbindung mit Valin und Isoleuzin. Man nimmt es bei Diabetes und nach Operationen. Zuviel kann allerdings Unterzuckerung bewirken.

L-Lysin fördert die Kalziumaufnahme bei Erwachsenen und ist zur Knochenentwicklung und für normales Wachstum nötig. Frauen mit Herpes wissen, daß diese Aminosäure bei der Heilung und Verhütung von Herpesattacken nützt. Lysin hilft auch bei der Erholung nach Operationen und bei der Gewebe- und Muskelneubildung sowie bei der Antikörper-, Hormon- und Enzymproduktion, bei der Kollagenbildung in der Wundheilung. Es senkt die Triglyzeride im Blut, eine Ursache für Herzkrankheiten. Mangelsymptome zeigen sich unter anderem durch wenig Energie, schlechte Aufmerksamkeit und Konzentration, Reizbarkeit, gerötete Augen, Anämie, Haarausfall, geringes Wachstum und Störungen der Fortpflanzungsorgane.

L-Methionin ist wichtig bei der Behandlung von Toxikosen (Vergiftungen) während der Schwangerschaft, rheumatischem Fieber, Allergien, chemischen Überreaktionen, chronischer Erschöpfung und Osteoporose. Es wirkt entgiftend, indem es das Fett in der Leber und in den Arterien abbaut, die Verdauung unterstützt und gegen Muskelschwäche hilft. Es wirkt gegen brüchige Nägel und Haare. Methionin wird vom Körper gebraucht, um Cholin (Bestandteil des Vitamin-B-Komplexes) zu bilden, und muß aus der Nahrung gewonnen werden. Man setzt es bei Arteriosklerose, hohem Cholesterinspiegel, Ödemen, für den Fettstoffwechsel und gegen Schizophrenie ein.

L-Ornithin verwandelt Fett in Muskelgewebe und Energie um, in Verbindung mit L-Arginin und L-Carnitin, und wird vom Immunsystem und der Leber gebraucht. Es fördert die Wundheilung und das Gewebewachstum und scheidet Ammoniak aus dem Körper aus. Da es ein Wachstumshormon freisetzt, sollte es bei Kindern nicht ohne genaue Überwachung angewendet werden.

L-Phenylalanin steuert das Hungergefühl, unterstützt das Erinnerungsvermögen und die Lernfähigkeit und verstärkt die sexuelle Erregbarkeit. Es ist nützlich als Stimmungsaufheller bei Depressionen und verringert körperliche Schmerzen, besonders bei Migräne, Menstruation und Arthritis. In der Schwangerschaft und bei hohem Blutdruck, bei Phenylketonurie oder bei bestehendem Hautkrebs (Melanom) sollte man es nicht anwenden.

DL-Phenylalanin wirkt auf die gleiche Weise wie L-Phenylalanin. Man nimmt es bei chronischen Schmerzen, Arthritis und Parkinsonscher Krankheit. Es unterdrückt den Appetit, fördert die geistige Konzentration und ist ein starkes, nicht süchtig machendes Antidepressivum. Es sollte aber von der gleichen Zielgruppe gemieden werden, die unter der L-Form genannt wurde.

L-Prolin heilt und stärkt Knorpelgewebe, Gelenke, Sehnen, das Herz und die Hautbeschaffenheit.

L-Serin ist wichtig für das Immunsystem bei der Produktion von Antikörpern und Immunoglobulinen. Man braucht es für den Fett- und Fettsäurestoffwechsel und für das Muskelwachstum. Wenn man häufig an Erkältungen und Infektionen, unter einem schwachen Immunsystem oder Arteriosklerose leidet, ist Serin angezeigt.

L-Taurin heilt Herzkrankheiten, Arteriosklerose, hohen

Blutdruck, Unterzuckerung und Ödeme. Man setzt es bei
Epilepsie, Angstzuständen, Hyperaktivität und schlechter
Gehirnfunktion ein; es unterstützt das Zentralnervensystem, die Muskeln und die weißen Blutkörperchen und
wirkt gallensaftbildend. Es fördert die Verdauung und die
Umwandlung von Fetten und fettlöslichen Vitaminen und
ist wichtig bei Multipler Sklerose und anderen degenerativen Krankheiten.

L-Threonin hilft bei der Verhütung und Kontrolle von epileptischen Anfällen. Es ist wichtig für die Hautbildung und
für die Funktionen von Leber, Zentralem Nervensystem
und Herz.

L-Tryptophan wird im Körper zu Niacin (Vitamin B-3) umgewandelt. Diese Aminosäure ist stimmungsstabilisierend,
wirkt antidepressiv und verringert Streß. Sie hilft bei Schlaflosigkeit und Hyperaktivität, fördert das Wachstum bei Kindern, erhöht die Schmerzschwelle und verringert das Verlangen nach Alkohol und Essen. Ein Glas warme Milch vor dem
Einschlafen hilft, denn Milch enthält Tryptophan.

L-Tyrosin ist ein Antidepressivum und lindert Angstzustände. Es hilft bei Erschöpfung und Mattigkeit und mildert
die Entziehungssymptome nach Kokain und anderen Drogen. Es nützt bei Allergien, Kopfschmerzen, Reizbarkeit,
Stimmungsschwankungen und Überfunktion der Schilddrüse. Es unterstützt die Reduzierung von Körperfett und
unterdrückt den Appetit. Es hilft bei der Pigmentbildung
von Haut und Haaren (bei vorzeitigem Grauwerden,
Scheckhaut und Altersflecken) und bei Störungen von Nebenniere, Schilddrüse und Hypophyse. Tyrosinmangel hat
einen Mangel des Hormons Noradrenalin zur Folge, was
Depression und Stimmungslabilität bewirkt.

L-Valin ist ein natürliches Anregungsmittel. Man setzt es in
Verbindung mit Leuzin und Isoleuzin zur Muskel- und Gewebeneubildung ein.

Aminosäuren werden auf dem Markt zur Unterstützung des Bodybuildings von Männern angeboten, sie haben aber weitaus wichtigere Wirkungen, die für viele Frauen gesundheitsfördernd sein können. Es sind Substanzen, über die die Frauen besser Bescheid wissen sollten.

Die Informationen in diesem Kapitel beruhen hauptsächlich auf Balch/Balch, *Prescription for Nutritional Healing* und Louise Tenneys *Health Handbook: A Guide to Family Health*.

Akupressur

Akupressur bedeutet, daß man mit den Fingern auf Körper, Hände, Ohren und Füße Druck ausübt, um Energieblockaden abzubauen. Wenn bestimmte Punkte, die bestimmten Organen entsprechen, gedrückt werden, werden dort Schmerzen und Krankheitssymptome gelindert. Diese Methode stammt aus China und ist eines der ältesten bekannten Heilsysteme. Es war in Asien schon 4000 Jahre v. Chr. bekannt, in Ägypten um 2300 v. Chr. Die Akupressur ist Tausende von Jahren älter als die Akupunktur, bei der Nadeln in bestimmte Druck- oder Reflexpunkte gestochen werden. Das chinesische *Nei Jing*, das man auf etwa 300 v. Chr. ansetzt, ist das älteste bekannte Medizinbuch und enthält Informationen über Akupressur, Akupunktur und Kräuterheilkunde. Das System der Meridiane – die Landkarte aus Energielinien und Druckpunkten des Körpers – wird im *Nei Jing* ausführlich dargelegt und noch heute benutzt.

Die Ganzheit des Seins, Harmonie und Gleichgewicht sind zentral für alle asiatischen Heilmethoden. Gesundheit ist Harmonie und Gleichgewicht, Krankheit das Ungleichgewicht oder eine Blockade des Energiestroms. Indem man die Punkte preßt oder massiert, die der Krankheit entsprechen, werden Überschuß oder Mangel an Energie beseitigt. Wenn die Energie wieder frei fließen kann, verschwindet die Krankheit, und der Körper kehrt in seinen Zustand natürlicher Harmonie und Ausgewogenheit zurück.

Die Meridiane sind die Energiekanäle des Körpers, Pfade, die die Energie transportieren. Es gibt 14 Hauptmeridiane in Paaren von Yin und Yang, die den fünf chinesischen Elementen entsprechen (Wasser, Holz, Feuer, Erde und

Metall). Es gibt 365 klassische Akupunktur/Akupressur-Punkte, von denen circa 150 genutzt werden. Darüber hinaus gibt es noch 2 000 zusätzliche Punkte, die einzeln oder in Kombination bearbeitet werden, um Krankheiten zu heilen und das Gleichgewicht im Körper wiederherzustellen. Ein(e) Akupunkturschüler(in) lernt zuerst die Meridian- und Akupressur-Punkte kennen, ehe er/sie mit Nadeln arbeitet. Akupressur war im frühen China und ist bis heute die Heilmethode der LaienärztInnen und HeilerInnen.

Die Meridianendungen, wo alle Pfade zusammenlaufen, befinden sich in Ohren, Händen und Füßen und sind die Grundlage für Reflexzonentherapie, Ohrakupunktur, Hand- und Fußmassagen. Alle sind jedoch Bestandteil des Systems von Energieströmen. Die Ohrmuscheln, die Handflächen und Fußsohlen enthalten jeweils eine vollständige Energiekarte des Körpers. Jedes Organ ist hier dargestellt, und die Druckpunkte können die Heilung in jedem Körperteil und jedem Organ beeinflussen. Akupressurmassage des äußeren Ohres, der ganzen Hand und des Fußes ist ein ausgezeichneter Weg zum Wohlbefinden.

In diesem Buch werden die Akupressur-Punkte und Reflexzonen für die jeweilige Krankheit identifiziert. Man wendet sie in Verbindung mit den anderen Heilmethoden an, um den Energiefluß zu harmonisieren und Gesundheit herbeizuführen.

Bei dieser Heilmethode übt man mit dem Finger, Daumen oder der ganzen Hand Druck auf bestimmte Punkte aus. Sogar die Benutzung beider Hände oder die Verwendung eines stumpfen Gegenstandes, etwa eines Kristalls, ist erlaubt. Man setzt ein, was angenehm wirkt und den gleichmäßigsten Druck ausübt. Der Druck wird fest, aber ohne Kraft ausgeübt und kann in einer massierenden Bewegung erfolgen. Starker Druck, der Schmerzen verursacht oder unangemessene Kraftaufwendung erfordert, ist weder notwendig noch förderlich. Man sucht zunächst den richtigen

Punkt für den Druck. Man erkennt ihn an einem seltsamen Kribbeln, manchmal auch einem scharfen Gefühl, wenn der Kontakt geschlossen wird. Die Haut über den Akupressur-Punkten hat eine leichte Delle, die man mit einiger Übung genau erkennt. Wenn man den Druck direkt auf den Reflexpunkt ausübt, kann mit sehr wenig sehr viel bewirkt werden. Nach wenigen Momenten spürt man, wie die Spannung unter dem Finger nachgibt. Daraufhin nimmt man den Druck fort. Ein befreiter Akupressur-Punkt pulsiert leicht unter dem Finger. Kurz vor der Freigebung pulsiert er schwerer, langsamer und verspannter. Mit etwas Übung kann man die Unterschiede erkennen.

Die meisten Punkte hält man eine Minute oder massiert sie unter stetigem Druck. Die Punkte werden vor der Freigabe empfindlich, und das scharfe, kribbelnde Gefühl verschwindet danach. Wenn der Punkt sehr gespannt und empfindlich ist, muß man wissen, wann man aufhören soll – jahrelangen Schmerz kann man nicht mit einer einzigen Sitzung freisetzen. Bei akuten Schmerzen, wie etwa bei Migräne, bearbeitet man den Druckpunkt etwa dreißig Sekunden lang, bricht dreißig Sekunden ab und wiederholt. Das kann schmerzhaft sein. Punkte für den Bauch und die Beine und Punkte, die in der Haut zwischen Daumen und Zeigefinger liegen, sollten bei erwünschter Schwangerschaft nicht gedrückt werden. In der Schwangerschaft sollte man auch Fußreflexzonenmassage vermeiden. Bei Behinderungen oder im Alter, bei Tieren, Säuglingen und Kleinkindern arbeitet man mit weniger Druck und kürzer.

Körper-Akupressur (Jin Shin Do oder Shiatsu) ist in diesem Buch nicht beschrieben, denn es geht hier um Selbstheilung. Selbst durchgeführte Akupressur an individuellen Punkten soll man nicht länger als fünf Minuten zweimal am Tag vornehmen, um eine chronische Krankheit zu heilen. Bei akuten Situationen arbeitet man auf jedem Punkt eine oder zwei Minuten, bricht ab und wiederholt falls nötig ein paar Minuten später. Die akuten Krankheiten reagieren am schnellsten. Eine volle Hand- oder Fußakupressursitzung sollte man anfangs nur zweimal die Woche durchführen, um eine zu schnelle Freisetzung von Körpergiften zu vermeiden. Man steigert sich langsam bis zu zweimal täglich. Diabetiker müssen ihren Insulinspiegel überwachen, denn Akupressur kann ihn verändern. Man muß die Druckpunkte der Beine vermeiden, wenn man Krampfadern oder Phlebitis (Venenentzündung mit Thromboserisiko) hat. Eine komplette Hand- oder Fußmassage kann für gute HeilerInnen ein sehr genaues Diagnoseinstrument sein. Die Schmerzpunkte der Körperkarte haben hohen Indikationswert und können noch vor der eigentlichen Krankheit auftreten. Denken Sie daran, daß jeder Körper einzigartig ist und die Anordnung der Punkte sich von Mensch zu Mensch leicht unterscheidet.

Bei Hand- oder Fußakupressur liegen die Reflexpunkte unter dickerer Haut und sind oft schwieriger zu ertasten als am restlichen Körper. Der Druck wird auf die gleiche Weise angewandt, aber nur mit Daumen oder Zeigefinger. Bei einer vollständigen Sitzung, statt nur mit einem einzigen Punkt zu arbeiten, läßt man den Daumen die Sohle entlang und an den Fußseiten emporgleiten. Das Daumenglied macht dabei eine Bewegung wie eine Raupe. Die Daumeninnenseite hat den Kontakt mit der Haut von Sohle oder Handfläche, nicht die Fingernägel oder der Daumenballen. Die anderen Finger umgreifen den Fuß oder die Hand, um sie zu halten. Wo weniger Druck benötigt wird, wie um Zehen und Finger herum, benutzt man den Zeigefinger in der gleichen kriechenden Bewegung. Körperakupressur wendet stetigen Druck an, ohne diese Raupenbewegung.

Die Bewegung setzt man fort, bis man auf eine empfindliche oder schmerzhafte Stelle trifft, an der man einige Momente arbeitet, um den Energiefluß zu lockern. Dann geht man weiter. An groberen Stellen, wo die Fußsohlenhaut dick ist, oder an kleinen, schwer erreichbaren Stellen setzt man den Daumen hakenförmig an. Bei den weicheren Hautgebieten von Fuß oder Hand wendet man Reflexrotation an. Dabei hält man den Daumen auf die Schmerzstelle und dreht mit der anderen Hand den Fuß oder die Handfläche sanft gegen die schmerzhafte Stelle, bis die Spannung des Punktes nachläßt. Jede gefundene Schmerzstelle hat sowohl eine Entsprechung in einem Körperteil oder Organ sowie Entsprechungen an Hand oder Fuß, Ohr und Körper. Bei der vollen Fuß- oder Handakupressur-Behandlung bearbeitet man beide Hände oder Füße. Für eine möglichst genaue Diagnose eignen sich am besten die Reflexzonen der Füße.

In diesem Buch werden im Zusammenhang mit den verschiedenen Krankheiten nur einzelne Akupressur-Punkte vorgeschlagen. Ehe man den Druck anwendet, muß man den Punkt sicher gefunden haben. Dann drückt man allmählich und stetig, bis man spürt, wie er nachgibt. Der Unterschied im Wohlbefinden ist meist unmittelbar spürbar. Man verbindet Akupressur mit anderen Heilmethoden, die in diesem Buch vorgestellt werden.

Hauptquellen hierfür sind Cathryn Bauer: *Acupressure for Women*, die Bücher von Mildred Carter: *Body Reflexology und Hand Reflexology: Key to Perfect Health* und *Helping Yourself with Foot Reflexology*, Iona Marsaa Teeguarden: *Acupressure Way of Health: Jin Shin Do* und Moshe Olshevsky: *The Manual of Natural Therapy: A Practical Guide to Alternative Medicine*. Siehe auch die Kapitel über Akupressur und Reflexologie in *All Women are Healers*.

Körperreflexzonen

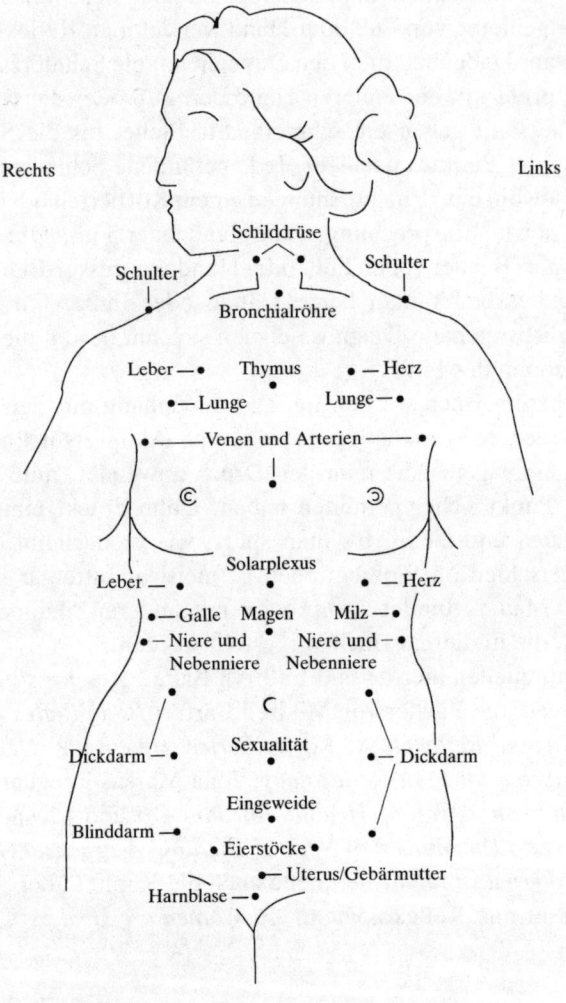

Mildred Carter, *Body Reflexology*, S. 38.

Fußreflexzonen – Körperkarte

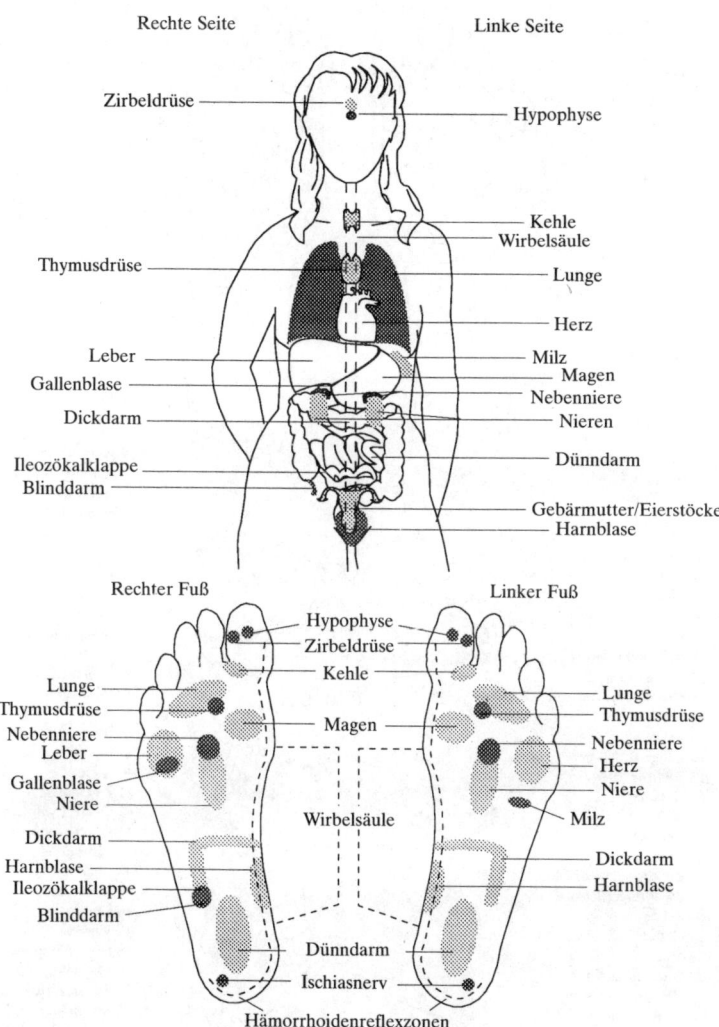

Rechte Seite   Linke Seite

Zirbeldrüse — Hypophyse

Kehle
Wirbelsäule

Thymusdrüse — Lunge

Herz

Leber — Milz
Gallenblase — Magen
Nebenniere
Dickdarm — Nieren

Ileozökalklappe — Dünndarm
Blinddarm

Gebärmutter/Eierstöcke
Harnblase

Rechter Fuß   Linker Fuß

Hypophyse
Zirbeldrüse
Kehle

Lunge — Lunge
Thymusdrüse — Thymusdrüse
Nebenniere — Magen — Nebenniere
Leber — Herz
Gallenblase — Niere
Niere — Milz

Dickdarm — Wirbelsäule
Harnblase — Dickdarm
Ileozökalklappe — Harnblase
Blinddarm

Dünndarm
Ischiasnerv
Hämorrhoidenreflexzonen

Mildred Carter, *Body Reflexology*, S. 33.

Fußreflexzonen – Körperkarte

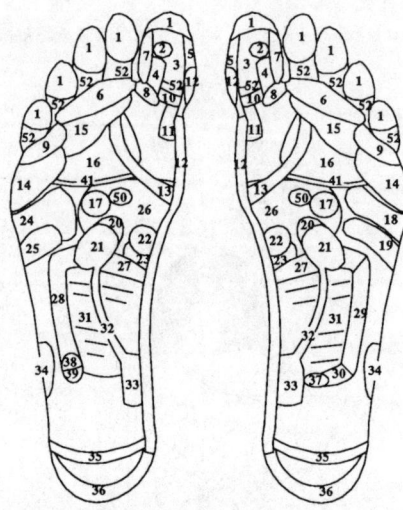

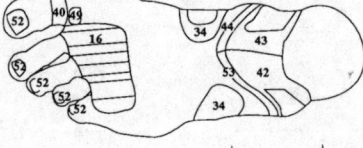

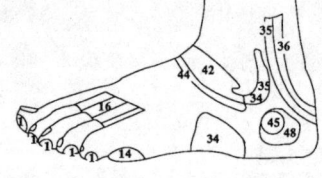

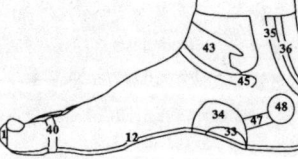

1 Nebenhöhlen
2 Hypophyse
3 Großhirn
4 Kleinhirn
5 Nase
6 Auge
7 Schläfe
8 Hals
9 Ohr
10 Kehle
11 Nebenschilddrüse
12 Wirbelsäule
13 Schilddrüse
14 Schulter
15 Nacken
16 Lunge/Brustkorb
17 Solarplexus
18 Herz
19 Milz
20 Nebenniere
21 Niere
22 Bauchspeicheldrüse
23 Zwölffingerdarm
24 Leber
25 Gallenblase
26 Magen
27 Querdickdarm (Colon Transversum)
28 Aufsteigender Dickdarm (Colon Ascendens)

29 Absteigender Dickdarm (Colon Descendes)
30 Sigmoid-Dickdarm (Colon Sigmoideum)
31 Dünndarm
32 Harnröhre
33 Harnblase
34 Bein, Knie, Hüfte, Kreuz
35 Ischias
36 Hämorrhoiden
37 Anus
38 Ileozökalklappe
39 Blinddarm
40 Kiefer
41 Zwerchfell
42 Obere Lymphdrüsen
43 Untere Lymphdrüsen
44 Eileiter
45 Eierstock
46 Uterus
47 Vagina
48 Sexualhormone
49 Mandeln
50 Thymusdrüse
51 Schädelnerven
52 Haarprobleme
53 Lende

Moshe Olshevsky, u. a., *The Manual of Natural Therapy*, S. 7 und 11.

Handreflexzonen – Körperkarte

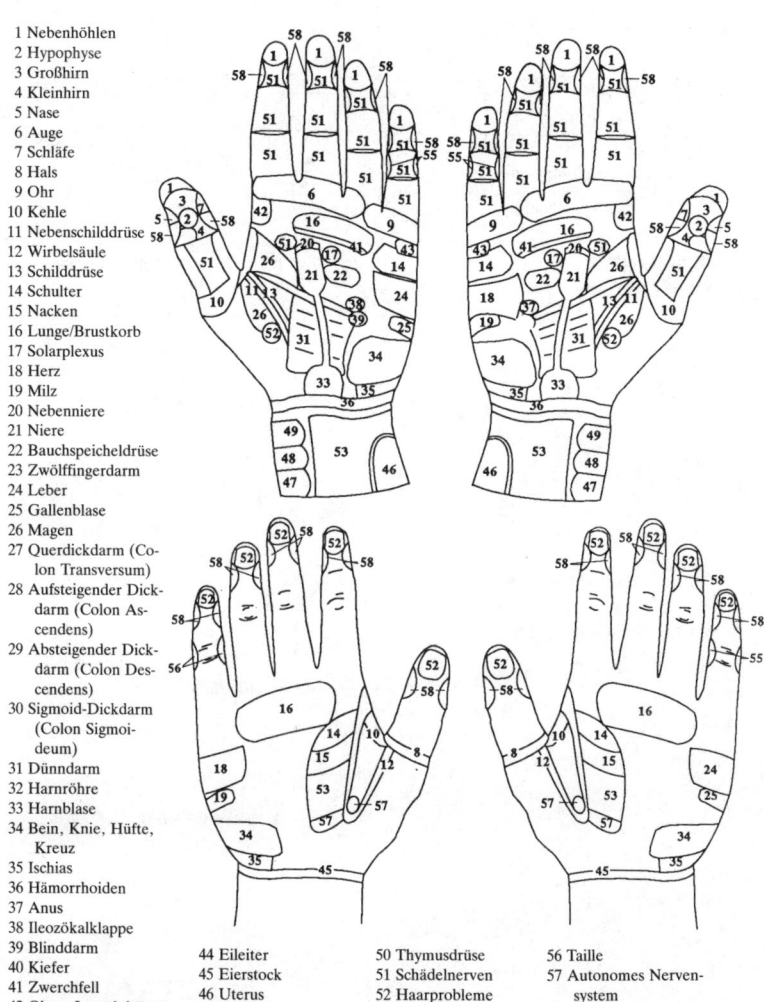

1 Nebenhöhlen
2 Hypophyse
3 Großhirn
4 Kleinhirn
5 Nase
6 Auge
7 Schläfe
8 Hals
9 Ohr
10 Kehle
11 Nebenschilddrüse
12 Wirbelsäule
13 Schilddrüse
14 Schulter
15 Nacken
16 Lunge/Brustkorb
17 Solarplexus
18 Herz
19 Milz
20 Nebenniere
21 Niere
22 Bauchspeicheldrüse
23 Zwölffingerdarm
24 Leber
25 Gallenblase
26 Magen
27 Querdickdarm (Colon Transversum)
28 Aufsteigender Dickdarm (Colon Ascendens)
29 Absteigender Dickdarm (Colon Descendens)
30 Sigmoid-Dickdarm (Colon Sigmoideum)
31 Dünndarm
32 Harnröhre
33 Harnblase
34 Bein, Knie, Hüfte, Kreuz
35 Ischias
36 Hämorrhoiden
37 Anus
38 Ileozökalklappe
39 Blinddarm
40 Kiefer
41 Zwerchfell
42 Obere Lymphdrüsen
43 Untere Lymphdrüsen

44 Eileiter
45 Eierstock
46 Uterus
47 Vagina
48 Sexualhormone
49 Mandeln

50 Thymusdrüse
51 Schädelnerven
52 Haarprobleme
53 Leiste
54 Gesäß
55 Energie

56 Taille
57 Autonomes Nervensystem
58 Allgemeine Schmerzen, Zahnschmerzen

Moshe Olshevsky, u. a., *The Manual of Natural Therapy*, S. 7 und 9-10.

Akupressur des Ohrs

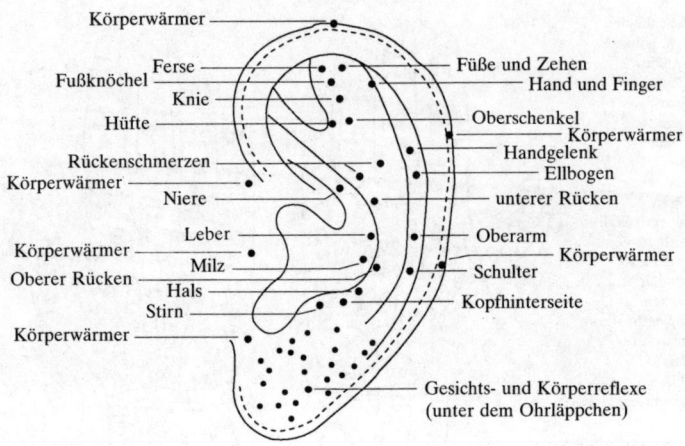

Körperwärmer — Füße und Zehen
Ferse — Hand und Finger
Fußknöchel — Knie
Hüfte — Oberschenkel
Körperwärmer
Rückenschmerzen — Handgelenk
Körperwärmer — Ellbogen
Niere — unterer Rücken
Leber — Oberarm
Körperwärmer — Körperwärmer
Milz — Schulter
Oberer Rücken — Hals
Stirn — Kopfhinterseite
Körperwärmer — Gesichts- und Körperreflexe
(unter dem Ohrläppchen)

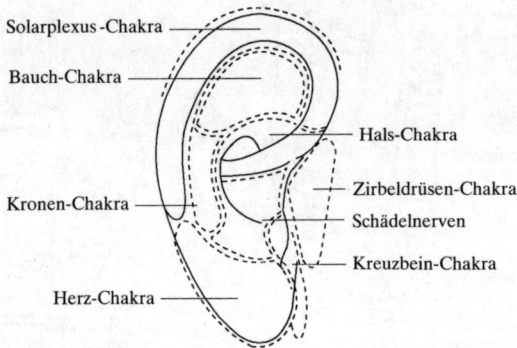

Solarplexus-Chakra —
Bauch-Chakra —
Hals-Chakra
Kronen-Chakra — Zirbeldrüsen-Chakra
Schädelnerven
Kreuzbein-Chakra
Herz-Chakra —

Mildred Carter, *Body Reflexology*, S. 46.

Ohr-Akupressurpunkte

1 Nebenhöhlen
2 Hypophyse
3 Großhirn
4 Kleinhirn
5 Nase
6 Auge
7 Schläfe
8 Hals
9 Ohr
10 Kehle
11 Nebenschilddrüse
12 Wirbelsäule
13 Schilddrüse
14 Schulter
15 Nacken
16 Lunge/Brustkorb
17 Solarplexus
18 Herz
19 Milz
20 Nebenniere
21 Niere
22 Bauchspeicheldrüse
23 Zwölffingerdarm
24 Leber
25 Gallenblase
26 Magen
27 Querdickdarm (Colon
   Transversum)
28 Aufsteigender Dickdarm
   (Colon Ascendens)
29 Absteigender Dickdarm
   (Colon Descendens)
30 Sigmoid-Dickdarm
   (Colon Sigmoideum)
31 Dünndarm
32 Harnröhre
33 Harnblase
34 Bein, Knie, Hüfte, Kreuz
35 Ischias
36 Hämorrhoiden
37 Anus
38 Ileozökalklappe
39 Blinddarm
40 Kiefer
41 Zwerchfell
42 Obere Lymphdrüsen
43 Untere Lymphdrüsen
44 Eileiter
45 Eierstock
46 Uterus
47 Vagina
48 Sexualhormone
49 Mandeln
50 Thymusdrüse
51 Schädelnerven

52 Haarprobleme
53 Leiste
54 Gesäß
55 Energie
56 Taille
57 Autonomes Nervensystem
58 Allgemeine Schmerzen,
   Zahnschmerzen
59 Magenstörungen
60 Harnröhre
61 Mund
62 Äußere Nase
63 Innere Nase
64 Stirn

65 Zunge
66 Haut
67 Hoher Blutdruck
68 Appetit
69 Ellbogen
70 Scheitel
71 Fieber
72 Medulla Oblongata/
   Rückenmark
73 Alkoholismus
74 Rauchen aufgeben
75 Neurasthenie
76 Wange
77 Rippen
78 Stimmbänder
79 Durstkontrolle
80 Handgelenk
81 Hormonaufbau
82 Atemschwierigkeiten
83 Gelbsucht
84 Finger

Moshe Olshevsky, u. a., *The Manual of Natural Therapy*, S. 7-8.

Aromatherapie

Der menschliche Geruchssinn ist etwa 10 000mal so stark ausgeprägt wie der Geschmackssinn, wird aber von allen Sinnen am wenigsten verstanden und genutzt. Aromatherapie ist die Anwendung von ätherischen Ölen zur Heilung. Es ist eine alte Therapie, die man auf Atlantis und Mu zurückführt, denn Düfte zur Heilung hat man – immer noch frisch – schon in ägyptischen Gräbern gefunden. Die Dufttherapie ist eine Heilmethode, die sich an den physischen, emotionalen, geistigen und spirituellen Menschen wendet. Sie wirkt auf die subtilen und die körperlichen Ebenen, um anzuregen und zu beruhigen, ändert die geistige Verfassung, stärkt das Immunsystem, lindert Schmerz, regt die spirituelle Ganzheit an und gleicht Körperfunktionen aus. Ätherische Öle sind die Hormone der Pflanzen, ihr konzentrierter, aktiver Bestandteil. Die moderne Aromatherapie entwickelte sich um die Jahrhundertwende in Frankreich und ist inzwischen weltweit bekannt.

Ätherische Öle sind mehr als nur Parfüm, denn sie haben eine grundlegende Wirkung auf das Wohlbefinden. Sie wirken gegen Bazillen und Viren, gegen Depressionen, sind Aphrodisiaka, gleichen Hormone aus, entgiften, wirken gegen Krebs, regen geistig an, senken Fieber und Blutdruck und noch vieles mehr. Da sie auf eine Ebene des Gehirns einwirken, die nichtsprachlich (oder präverbal) ist, geht ihr Einfluß über bewußte Erkenntnis oder Erinnerung hinaus – bis auf die Zellebene. Sie wirken tiefer als andere Heilmittel und als man bisher erforscht hat. Düfte wirken auf einer Ebene des Unbewußten, die den Zugang zu den nichtkörperlichen Einheiten öffnet, zu Aura und Seele.

Verschiedene Düfte bewirken wie die verschiedenen Kräuter und Pflanzen, aus denen sie gewonnen wurden, verschiedene Dinge, und jeder hat einen eigenen Heilbereich. Man empfindet die Öle entweder als angenehm oder als unangenehm; einige sind sehr stark adstringierend (zusammenziehend), andere leichter; manche haben einen holzartigen Geruch. Einige scheinen vertraut, andere nicht, und die Wahrnehmung von verschiedenen Duftnoten wird durch den Umgang mit ihnen erheblich geschärft.

Man kann die Öle einzeln oder in Kombination verwenden. Man kann sie verdünnen und direkt auf die Haut auftragen, dem Massageöl, dem Badewasser, Cremes und Lotionen beifügen, sie in einer Duftlampe verdampfen lassen, in die Luft sprühen oder einfach an der Flasche riechen.

Nur natürliche ätherische Öle (nicht die synthetischen Ersatzmittel) haben Heilkraft. Einige sollten in der Schwangerschaft, bei Epilepsie oder hohem Blutdruck nicht angewendet werden, und sie können die Haut reizen. Man kann auch dagegen allergisch sein, wie gegen alles andere. Man testet sie unverdünnt in der Ellbogenbeuge auf empfindliche Reaktionen. Die ätherischen Öle sind preislich unterschiedlich, aber alle teuren können durch ein ähnlich wirksames, aber billigeres ersetzt werden. Ätherische Öle werden in sehr kleinen Fläschchen verkauft, aber man benutzt sie nur tropfenweise, und sie halten sich unbegrenzt. Wichtig ist, daß die Öle natürlich sind und absolut rein.

Einige der Düfte sind durch Küchenkräuter bekannt, und ihre Wirkung als Heilduft kann überraschen. Basilikum zum Beispiel wirkt gegen Beschwerden der Atemwege und der Verdauung, kräftigt nach einer Grippe und ist gut gegen Streß, Depression und Schlaflosigkeit. Zimt ist ein Duft, der Erkältungen und Grippe verhütet; er ist warm und anregend. Fenchel hilft bei Blasenentzündung, reinigt die Haut und vertreibt Übelkeit und Verdauungsbeschwerden. Ingwer ist ein wärmendes Anregungsmittel, gut gegen

Krämpfe, Verdauungsbeschwerden und Reisekrankheit. Zitrone stoppt Blutungen, regt das Lymphsystem an und wird gegen Fettleibigkeit, gegen Wasseransammlungen, Übersäuerung und Zellulitis eingesetzt. Majoran wirkt beruhigend auf den Unterbauch, aber nicht in der Schwangerschaft. Rosmarin kräftigt das Zentralnervensystem, stärkt den Kreislauf, Haare und Haut und wird gegen Arthritis und Rheuma eingesetzt. Auch viele vertraute Kräuter werden als ätherische Öle verwandt. Kamille hilft Kindern bei Koliken wie auch bei inneren Entzündungen und Menstruationsbeschwerden und -spannungen. Eukalyptus stützt empfindliche Lungen und ist antiseptisch; Geranie gleicht die Hormone aus, die das Immunsystem stärken. Wacholder entgiftet, Lavendel, eine der vertrautesten Duftnoten, wird zur Nervenanregung benutzt, ist antiseptisch und beruhigend. Er reduziert Streß und heilt Kopfschmerzen und Migräne.

Hier ein paar weitere Öle und ihre Anwendungsgebiete: Myrrhe wirkt entzündungshemmend, wird oft bei Mundabszessen und Zahnfleischbeschwerden eingesetzt und reinigt die Aura. Patschuli ist ebenfalls ein Antiseptikum, wirkt gegen Pilzkrankheiten und ist schleimlösend; man setzt es bei Hautkrankheiten zur Zellregenerierung ein. Pfefferminze macht den Atem frisch und hilft bei Verdauungsproblemen, Übelkeit und Fieber und gibt der Stimme Klarheit und Kraft. Rosenöl ist als Frauenheilmittel bekannt und stützt das reproduktive System. Es kräftigt die Spannkraft der Haut, wirkt entzündungshemmend und sammelnd bei der Meditation. Niaouli wirkt gegen Pilzerkrankungen und regt das Immunsystem an. Man benutzt es zum Inhalieren bei Nebenhöhlenverstopfung, Husten und Bronchialbeschwerden. Vanille ist ein weibliches Aphrodisiakum, Ylang-Ylang gleichzeitig ein Aphrodisiakum wie auch ein Beruhigungsmittel. Es wird bei nervösen Spannungen eingesetzt, bei Hyperaktivität und Schlaflosigkeit sowie gegen hohen Pulsschlag und Atemfrequenz.[1]

Das sind nur einige der ätherischen Öle, die in der Aromatherapie eine Rolle spielen, und es gibt viele verschiedene Methoden, sie anzuwenden. Am einfachsten ist es, das Fläschchen zu öffnen und daran zu riechen. Zu meiner ersten Bekanntschaft mit der Aromatherapie kam es in einem Reformhaus, als gerade ein Migräneanfall begann. Ich griff nach dem Öl mit der Aufschrift »Kopfschmerzen« und atmete tief ein. Der Schmerz legte sich sofort. Die Kombination enthielt Lavendel, Majoran, Anis, Niaouli, Pfefferminze und Basilikum. Es gibt auch Kombinationen zur Entspannung, Schmerzlinderung, bei Gliederschmerzen, Atem-, Verdauungs-, Menstruations-, Kreislaufbeschwerden, für Ausgeglichenheit im Alltag, Zellulitis, trockene Haut, zur Anregung und vieles mehr.

Man kann auch ein paar Tropfen auf die Haut, auf die Chakras, den Puls, unter die Nase oder auf das Kissen geben. Ziel ist es, den Duft einzuatmen. Dazu braucht man nur ein paar Tropfen, denn die Öle haben einen starken Duft, der lange anhält.

Ätherische Öle kann man auch zur Massage verwenden, indem man vier bis zehn Tropfen auf 30 ml Trägeröl gibt, zum Beispiel auf Mandelöl, Erdnußöl, Avocado- oder Jojobaöl. Besonders Erdnußöl ist eine gute Basis für Frauen mit schmerzenden Gelenken. Und ätherisches Löwenzahnöl in einer Trägersubstanz ist besonders gut bei Rücken- oder Gliederschmerzen. Jasmin oder Schafgarbe bei der Massage helfen bei der Heilung der Aura; Schafgarbe ist besonders gut, um Heiler vor den Schmerzen anderer zu schützen. Ätherische Öle kann man auch Hautcremes hinzufügen, indem man drei bis sechs Tropfen des Öls auf 60 ml Hautcreme gibt. Als Basis nimmt man Nivea-, Eucerin-, Vitamin-E-Creme oder eine Kräutermischung.

Eine weitere Heilmethode ist es, wenn man sechs bis acht Tropfen ätherisches Öl mit dem Einlaufen in ein heißes Bad gibt. Dann mischt man das Wasser kräftig durch, damit sich das Öl verteilt, und badet mindestens zwanzig Minuten. Anschließend tupft man die Haut trocken und entspannt sich mindestens eine halbe Stunde liegend. Erst am nächsten Tag spült man das Öl ab; es kann dann besser in die Haut eindringen. Frauen mit trockener oder empfindlicher Haut können das ätherische Öl mit einer kleinen Portion Trägeröl mischen, ehe sie es dem Badewasser beigeben. Ein Lavendelölbad nach einem anstrengenden Tag sorgt für entspannenden, ungestörten Schlaf.

Man kann die Öle mit Zerstäubern versprühen. Es handelt sich um Sprühflaschen, die eine Kombination aus Wasser und ein paar Tropfen eines ätherischen Öls verteilen. Öl sollte in Glasflaschen aufbewahrt werden. Mit Wasser vermischt bleibt es nur wenige Monate lang aktiv. Man sprüht die Mischung auf Gesicht, Haar, den Körper oder in die Luft. Es gibt auch elektrische Raumverdampfer, und sie sind sehr gut, aber teuer. Zerstäubtes Lotusöl schafft eine wunderbare Atmosphäre für Meditationen.

Man kann auch einfach ein paar Tropfen ätherisches Öl auf eine Glühbirne geben und die Lampe anschalten. Das sich erwärmende Öl bringt den ganzen Raum zum Duften. Es gibt spezielle Glühbirnen dafür, die nicht viel kosten. Ätherische Öle kann man am besten in extra dafür vorgesehene Duftverdunster oder Duftlampen geben.

Bei Anwendung der Aromatherapie für Beschwerden der Atemwege gibt man ein paar Tropfen ätherisches Öl in einen Dampfinhalator und atmet den Dampf ein. Öle gegen Grippe, Erkältungen, Husten und Schnupfen kommen so gut zur Wirkung. Eine andere Methode ist es, heißes, fast kochendes Wasser in eine große Schüssel zu gießen und etwas Öl zuzufügen. Dann deckt man ein großes Handtuch wie ein Zelt darüber, steckt den Kopf darunter und atmet die Dämpfe ein.

In seltenen Fällen werden ätherische Öle auch innerlich genommen. Man gibt einen einzigen Tropfen auf einen

Zuckerwürfel und ißt ihn. Lassen Sie sich genau beraten, denn einige Öle sind giftig, andere haben ausdrückliche Kontraindikationen. In diesem Buch wird es nur selten empfohlen. Ätherische Öle werden vornehmlich eingesetzt, indem man sie einatmet, auf die Haut reibt oder als Bade- und Massageöl benutzt. In der Schwangerschaft sollte man die folgenden Öle vermeiden: Basilikum, Scharlachsalbei, Ysop, Wacholder, Majoran, Myrrhe und Salbei. Bei hohem Blutdruck sollte man Ysop-, Rosmarin-, Salbei- und Thymianöl nicht verwenden. Bei Epilepsie vermeidet man süßen Fenchel, Ysop, Oregano, Salbei und Wermut. Die folgenden Öle können Hautreizungen hervorrufen: Basilikum, Zimtblätter, Fenchel, Kiefernsamen, Zitrone, Zitronengras, Petersiliensamen, Pfefferminze, Pimentblätter, Thymian und Niaouli.[2] Nur Lavendelöl kann man unverdünnt auf die Haut auftragen, ohne eine Hautreizung zu riskieren.

Wie bei den anderen Heilmethoden wendet man die Aromatherapie am besten in den Anfangsstadien der Krankheit an oder zur Verstärkung und Erhaltung des Wohlbefindens. Aromatherapie-Öle heben die Wirkung von homöopathischen Heilmitteln auf, können aber sehr gut mit anderen Heilmitteln kombiniert werden. Die meisten Heilvorschläge in diesem Buch stammen von Marcel Lavabre, *Aromatherapy Workbook*, und Moshe Olshevsky, *The Manual of Natural Therapy*.

Ätherische Öle

Anis: Bei Blähungen, Migräne, Herzjagen.
Basilikum: Bei Streß, geistiger Überarbeitung, nervöser Schlaflosigkeit, Depression, zur Erholung nach einer Grippe, bei Magen- und Darmkrämpfen.
Bergamotte: Allgemeines Antiseptikum. Bei Bindehautentzündung, Herpes (in Verbindung mit Eukalyptus und Geranie), Schuppenflechte, Krätze, Darmparasiten, Krämpfen.

- Äußere Anwendung: 5 Tropfen Bergamotteöl auf 30 ml Mandelöl.
- Gibt Duftkompositionen eine frische, fruchtige Obernote.

Cajuput (Kajeput, eine Lorbeerart): Bei Neuralgien, Zahn- und Ohrenschmerzen.
- 2 Tropfen in 30 ml Mandel- oder Olivenöl zur Anwendung an Ohren und Kiefer.

Estragon: Bei träger Verdauung, Darmparasiten; gleicht das Nervensystem aus.

Eukalyptus: Bei Infektionen der Atemwege, Herpes, Grippe, kombiniert mit gleichen Teilen Rosmarin und Lavendel gegen schmerzende Muskeln, Spannungen, Fußpilz, Parasiten, Flöhe; universelle Anwendung.
- Äuß. Anw.: je 10 Tropfen Eukalyptus-, Rosmarin- und Lavendelöl vermischt mit 30 ml Mandelöl.
- Inhalation
- In Zerstäubern zur Desinfektion der Luft.

Geranie: Stoppt Blutungen, adstringierend (zusammenziehend), gegen Erschöpfung (Adrenalinmangel), bei Angstzuständen, Zungenentzündung, trockenem Ekzem, Herpes, Hautkrankheiten, Durchfall.
- Äuß. Anw.: kann gut mit anderen Ölen kombiniert werden, reizt die Haut nicht. 10 Tropfen und mehr können pro 30 ml Öl oder Creme genommen werden.

Kamille: Haut, Schleimhäute, Entzündungen der Geschlechtsorgane, Magenschleimhautentzündung, Bindehautentzündung; universell anwendbar.
- Äuß. Anw.: 1 Tropfen Öl in 30 ml Mandelöl.
- (entzündete) Wunden: 1 Tropfen und 3 Tropfen Lavendel.

Lavendel: Antiseptisch, entzündungshemmend, bei Erkrankungen der Atemwege, Migräne, Schwindel, Durchfall.
- Äuß. Anw.: 10 Tropfen auf 30 ml Trägeröl oder Creme.

- Kann unverdünnt auf Wunden und Verbrennungen gegeben werden, wirkt antiseptisch und fördert die Heilung.
- Pur gegen Insektenstiche. Sollte so häufig wie möglich in Hautcremes und anderen Kosmetika verwendet werden.

Es verjüngt die Haut. Häufige Anwendung hat ausgezeichnete Wirkung zur Infektionsverhütung; universell anwendbar.

Majoran, wilder: Beruhigend, wärmend, gegen Angstzustände, Streß, Schlaflosigkeit, hohen Blutdruck. »Pflanzlicher Tranquilizer«.

Niaouli: Bei chronischer Bronchitis, Schnupfen, Nasennebenhöhlenentzündungen, Nieren/Blasenentzündungen.

Pfefferminze: Bei Übelkeit, Reizdarm, Blähungen, Krämpfen, schmerzhaften Perioden, Krätze.

- erfrischend und kühlend als Bad
- Äuß. Anw.: 5 Tropfen auf 30 ml Trägeröl.

Rosmarin: Anregend, bei Erschöpfung, langsamer Verdauung, niedrigem Blutdruck, Leberstörungen.

- Äuß. Anw.: s. Eukalyptus.

Salbei: Nerven- und adrenalinanregend, gibt dem gesamten Organismus Energie, bei lymphatischen Störungen, Mundschleimhautentzündung.

- Mit 2 Tropfen auf eine Tasse Wasser gurgeln.

Sandelholz: Spezifisches Antiseptikum bei Harntraktinfektionen, z. B. Zystitis (Blasenentzündung), Depression, klassisches Mittel für kosmetische Präparate gegen trockene Haut. Sehr mild und reizarm.

Scharlachsalbei: Für seelisches Gleichgewicht, bei Nervosität, Depression, Schwäche, kann leicht giftig wirken.

- 1 Tropfen auf die Schläfen gerieben bewirkt leichte Euphorie. In Parfüms erinnert der Duft an Moschus.

Thymian: Starkes Antiseptikum, anregend, bei Erkältungen, Influenza, Erschöpfung, Pilzinfektionen.

- Äuß. Anw.: 5 Tropfen auf 30 ml Trägeröl. Gut mischen.

Reines Thymianöl kann beträchtliche, aber keine gefährlichen Hautreizungen hervorrufen.

Wacholder: Entwässernd, scheidet Giftstoffe aus, bei träger Verdauung, Nieren- und Blasenstörungen, Arthritis, Arteriosklerose, Hämorrhoiden.

- Kombination bei Nieren/Blasen-Infektionen: 2 Tropfen Lavendel-, 2 Eukalyptus-, 2 Wacholder-, 1 Thymianöl.

Ylang-Ylang: Bei Angstzuständen, hohem Blutdruck, Herzjagen. Sparsam einsetzen, da es intensiv süß duftet.

- Ein Tropfen auf eine große Schüssel Wasser zur Gesichtsreinigung hat eine sehr entspannende Wirkung.

Ysop: Bei Heuschnupfen, Asthma, chronischer Bronchitis.

- Zur Linderung von Heuschnupfensymptomen nimmt man in gleichen Mengen Ysop- und Zypressenöl, reibt 4 Tropfen der Mischung in die Hände und riecht so oft wie möglich daran. Kann häufig wiederholt werden.

Zitrone: Bei Infektionen, Übersäuerung des Magens, Arteriosklerose, schwachen Blutgefäßen.

Zypresse: Wirkt ausgleichend auf das Nervensystem. Bei Grippe, Asthma, Reizbarkeit, Hämorrhoiden.

- Äuß. Anw.: 5–10 Tropfen auf 30 ml Trägeröl.
- Inhalation: 5 Tropfen auf eine große Schüssel heißes Wasser.

Orale Einnahme von ätherischen Ölen
Ätherische Öle lassen einem hinsichtlich der Dosierung viel Freiheit, so daß man der persönlichen Eingebung ruhig folgen kann, ohne eine Überdosierung zu riskieren. Bei allen hier aufgeführten Ölen kann man 2–3 Tropfen mehrmals am Tag anwenden. Man kann sie auf Zucker, mit Honig vermischt, in einem Glas Zuckerwasser oder mit frischem Obst einnehmen.

Reinheit

Zur Anwendung in der Aromatherapie müssen die ätherischen Öle absolut rein sein. Unreine oder synthetische Essenzen haben entweder keinen oder gegenteilige Wirkung. Nur Öle benutzen, die garantiert »Aromatherapie-Qualität« haben.

Diese Aufstellung ist kein Rezeptbuch. Sie will lediglich die Ansichten der zitierten Experten auf dem Gebiet der Aromatherapie darstellen. Sie will auch keine Therapeuten ersetzen. Bei schweren Problemen sollte man den Arzt aufsuchen.

Diese Aromatherapie-Aufstellung der Heilkräfte ätherischer Öle wurde von Dr. Jean Valnet und Robert Tossrand erarbeitet. Zur Verfügung gestellt wurde sie von Sylla Sheppard-Hangar, Atlantic Institute of Aromatherapy.

Blütenessenzen

Blütenessenzen oder -auszüge enthalten das ätherische Gepräge von Pflanzenenergie und unterscheiden sich eindeutig von ätherischen Ölen, die hochkonzentrierte physische Pflanzenmaterie sind. Blütenauszüge haben kein Aroma und enthalten keine Pflanzenteile. Abgesehen von dem Alkohol als Konservierungsmittel haben sie keinen Geschmack. Blütenessenzen (und Kristallessenzen) ähneln in der Beschreibung am ehesten homöopathischen Heilmitteln, weil sie die Lebenskraft statt der körperlichen Substanz der Blume enthalten. Diese Lebensessenz ist der aktive Bestandteil und wirkt auf den menschlichen Körper. Blütenessenzen arbeiten auf der hohen Schwingungsebene der Aura und heilen auf einer nichtkörperlichen Ebene, die sich aber anschließend in körperlicher Heilung manifestiert. Diese Heilmethode wirkt vornehmlich auf die geistige und emotionale Aura des Körpers, aber einige Blütenauszüge erstrecken sich auch auf die körperliche und spirituelle Ebene.

Energetische Heilung – in Form von Blütenessenzen, Kristallen und Edelsteinen, Aromatherapie, Akupunktur (Akupressur) und Emotionalheilung – ist auf der Erde schon lange bekannt. Legenden zufolge wurden Blütenessenzen in Mu und Atlantis genutzt und vermutlich von einem anderen Planeten hierhergebracht. Die Energieheilung mittels Edelsteinen wird seit Tausenden von Jahren angewendet, und jede frühe Kultur kennt eine Form nichtphysischer Heilung. Homöopathie ist eine neuere Art subtiler Heilmethoden, aber auch sie ist schon über zweihundert Jahre alt.

Richard Gerber beschreibt in seinem faszinierenden Buch

Vibrational Medicine: New Choices for Healing Our selves
den Unterschied zwischen physischer und subtiler (nichtphysischer) Materie.

»Wenn wir von Schwingungen sprechen, benutzen wir bloß
ein anderes Synonym für Frequenz. Unterschiedliche Fre-
quenzen der Energie spiegeln unterschiedliche Schwin-
gungsstufen. Wir wissen, daß Materie und Energie zwei
verschiedene Manifestationen der gleichen primären energetischen Substanz sind, aus der alles im Universum besteht, auch unsere physischen und subtilen Körper...
Materie, die auf sehr niedriger Frequenz vibriert, wird als
physische Materie bezeichnet. Was extrem schnell vibriert,
ist die subtile Materie. Subtile Materie ist ebenso real wie
dichte Materie, sie vibriert lediglich schneller. Um die subtilen Körper therapeutisch zu verändern, müssen wir Energie anwenden, die in einer Frequenz vibriert, die über der
physischen Ebene liegt. Energetische Medizinformen enthalten diese subtilen Hochfrequenzenergien.«

Unter den Methoden, die auf einer subtilen Ebene heilen,
befinden sich die Blütenessenzen.

Blütenessenzen wurden in den dreißiger Jahren von Ed-
ward Bach wiederentdeckt, einem englischen Homöopathen und Arzt. Bach untersuchte die Heilkraft von 38
Blumen und entwickelte eine Methode, daraus Elixire oder
Essenzen zuzubereiten und zu konservieren. Er benutzte
die Blüten zur emotionalen Heilung.

Bach war hochsensibel und konnte die Heileigenschaften
einer Pflanze erspüren, indem er sie in den Mund nahm.
Seine Arbeit über Blütenessenzen wird in den Vereinigten
Staaten heute von Kevin Ryerson und John Fox fortgesetzt.
Gurudas' umfassendes Werk *Flowers Essences and Vibrational Healing* ist die Grundlage für die hier geschilderten
und beschriebenen Heilmittel.

Gurudas' Buch enthält die Heilinformationen zu 112 Blumen wie auch genaues Material über den Ursprung der

Blütenheilung, die Verbindung dieser Heilmethode zur Homöopathie, die subtilen Körper, genaue Anweisungen für Heiler, Krankheitstabellen und Methoden zur Zubereitung der Heilmittel.

Man kann Bach-Blüten preiswert zu Hause herstellen oder in Reformhäusern und Bioläden kaufen. Sie werden tropfenweise verwendet. Wenn die Blumen zur Verfügung stehen, ist es sehr schön, die Mittel selbst herzustellen. Man braucht dazu grundsätzlich nur eine Schüssel aus klarem Glas oder Kristall ohne Muster, die mindestens einen dreiviertel Liter faßt, sowie destilliertes oder reines Quellwasser. Man braucht außerdem Fläschchen zur Aufbewahrung, einen Trichter (aus Glas, nicht aus Plastik) und Etiketten. Alles sollte neu sein. Man sterilisiert das Glas etwa zehn Minuten vor Gebrauch in heißem Wasser in einem Behälter aus Glas, Edelstahl oder Emaille. Als Konservierungsmittel braucht man 25–50%igen Alkohol, sonst können sich in den Fläschchen Bakterien ansiedeln. Man kann auch Obstessig oder pflanzliches Glyzerin benutzen, aber diese sind nicht so lange haltbar. Eine Kupferpyramide, unter der man die Gläser aufbewahrt, ist sehr nützlich, denn sie verstärkt die Reinheit und Heilkraft der Mittel. Sie ist außerdem sehr wichtig für die Reinigung von Edelsteinen.

Man bereitet die Blütenessenzen am besten am Morgen eines wolkenlosen, sonnigen Tages im Frühling oder Sommer zu. Die Blumen pflückt man abseits von verschmutzten Gegenden oder Straßen. Es ist hilfreich zu meditieren und seiner Intuition bei der Auswahl der Pflanzen zu folgen. Man stellt die Schüssel auf den Boden (nicht auf Beton) in Nähe der Pflanzen und füllt sie mit destilliertem Wasser. Dann pflückt man die frischesten Blüten von mehreren Pflanzen und legt sie auf das Wasser, wobei man sie so wenig wie möglich berührt. Es sollen so viele sein, daß sie die Wasseroberfläche ganz bedecken. Allerdings ist es auch möglich, aus einer einzigen Blüte eine Essenz zu gewinnen, wenn man nicht mehr findet. Man läßt die Schüssel drei Stunden in der Sonne stehen, länger an einem wolkigen Tag oder wenn man erst später mit dem Sammeln begonnen hat.

Nach drei Stunden füllt man die Fläschchen zur Hälfte mit Alkohol. Dann nimmt man die Blüten aus dem Wasser (ohne sie mit der Hand zu berühren) und benutzt einen Kristall oder ein Blatt, um mögliche Unreinheiten aus dem Wasser zu entfernen. Das Wasser schüttet man durch den Trichter in die Fläschchen, verschließt sie und klebt Etiketten darauf. Wenn man mehr als eine Essenz an einem Tag herstellt, muß man sich die Hände waschen, ehe man mit der nächsten Essenz beginnt. Denn stellt man die vollen Fläschchen mindestens zwei Stunden unter die Kupferpyramide, um den Prozeß abzuschließen. Selbst nachdem die Fläschchen verschlossen sind, bewahrt man die verschiedenen Essenzen getrennt voneinander auf. Nachtblüher sollten am Abend zubereitet werden. Jede Blütenessenz hat mehr spirituelle Kraft und Energie, wenn sie bei zunehmendem oder vollem Mond hergestellt wird. Die Utensilien mit heißem Wasser säubern, ehe man sie für andere Essenzen gebraucht.

Das Wasser, auf das die Blüten gelegt werden, heißt Mutteressenz. Wenn man die Mutteressenz in die Fläschchen füllt, kann sie homöopathisch potenziert werden, indem man sie fünfzehn- bis zwanzigmal scharf gegen die Hand schlägt, sie klopft oder schüttelt. Man nennt dies die Schüttelung. Dann macht man eine Hauptflasche, indem man zwei Tropfen der potenzierten Mutteressenz in eine 30 ml Tropfflasche füllt, die bereits 25–50%igen Alkohol enthält; mit reinem Wasser auffüllen und wieder potenzieren. In dieser Hauptflaschenpotenzierung werden die Essenzen verkauft. Daraus kann man sie direkt anwenden.

Als nächstes fertigt man die Dosierungsflasche an, die dritte Potenzierung, indem man zwei Tropfen aus der

Hauptflasche in eine 30ml Flasche mit reinem Wasser und einem Teelöffel Alkohol gibt. Wir empfehlen hier bernsteinfarbene oder blaue Fläschchen. Wenn man mehr als eine Blütenessenz verwendet, kann man die Tropfen in dieser Dosierungsflasche mischen. Vor jedem Gebrauch wird das Mittel potenziert. Man nimmt die Essenzen unter der Zunge ein, vier Tropfen, viermal täglich von der Dosierungsflasche, in akuten Situationen häufiger. Wie bei den ätherischen Ölen können sie auch dem Bad oder Massageöl zugefügt oder direkt auf die Haut gegeben werden. Jede Verdünnung und Potenzierung macht, wie bei den homöopathischen Heilmitteln, das Mittel stärker, und jede Potenzierung erhöht ihre Schwingung.

Blüten sind die Fortpflanzungsorgane der Pflanzen und daher starke weibliche Symbole. Sie stellen die höchste Konzentration der Lebensenergie der Pflanze dar. Blütenessenzen enthalten nichts von der Pflanze selbst (wie ätherische Öle), sondern nur ihr Schwingungsmuster. Zur Heilung verwendet, überträgt sich diese Schwingung auf diejenigen, die die Essenz einnehmen und hilft ihnen, ihre gestörten Energieschwingungen zu normalisieren.

Blütenessenzen wirken sanft und unterschiedlich schnell. Sie bewirken eine Veränderung von Gedanken, Einstellungen und körperlichem Befinden. Man folgt am besten der Intuition, wie lange man ein bestimmtes Mittel nimmt. Die Veränderungen vollziehen sich fast immer auf natürliche Weise und gehen von der nichtkörperlichen zur körperlichen Ebene über. Essenzen, die man wegen der emotionalen oder geistigen Eigenschaften nimmt, bewirken vielleicht außerdem eine Veränderung im körperlichen Befinden. Blütenessenzen wirken gut zusammen mit ätherischen Ölen, homöopathischen Heilmitteln oder Edelsteinessenzen. Zu viele Heilmittelarten zusammen können einander aufheben, daher sollte man Blütenessenzen nur vorsichtig mit anderen Heilformen kombinieren. Je psychisch sensi-

bler man ist und je weiter der physische Körper von Giftstoffen gereinigt ist, um so wirksamer sind die Blütenessenzen für die Körperheilung.

Für weitere Informationen zur Anwendung und Herstellung von Blütenessenzen siehe Gurudas' *Flowers Essences
and Vibrational Healing*, aus dem auch die hier vorgeschlagenen Essenzbeschreibungen stammen.

Bach-Blütenessenzen

Acker- oder Odermennig: Für diejenigen, die andere nicht
mit ihren Sorgen belasten wollen und ihr Leiden hinter
einer fröhlichen Fassade verstecken. Argumente oder
Streit machen ihnen schwer zu schaffen, und sie suchen
Flucht vor Schmerzen und Sorgen in Drogen und Alkohol.

Rotbuche: Für diejenigen, die Perfektion anstreben und
leicht Fehler bei anderen Menschen oder Dingen finden.
Sie sind kritisch und zuweilen intolerant und reagieren hef-
tig auf kleine Ärgernisse oder Eigenwilligkeiten anderer.

Cerato (Bleiwurz oder Hornkraut): Für diejenigen, denen
es an Vertrauen in eigene Urteile und Entscheidungen mangelt. Sie suchen ständig den Rat anderer und werden häufig
fehlgeleitet.

Chicoree (Wegwarte): Für diejenigen, die voller Fürsorge
für andere sind und alle in ihrer Umgebung anweisen und
kontrollieren. Sie finden immer etwas, das sie korrigieren
oder richtigstellen müssen.

Clematis (Weiße Waldrebe): Für diejenigen, die in der Zukunft leben, denen es an Konzentration mangelt, für Tag-
träumer, verträumte und geistesabwesende Personen, die
sich nur halbherzig für die Gegenwart interessieren.

Eiche: Für diejenigen, die trotz Niedergeschlagenheit aufgrund von Härten immer weitermachen, auch wenn sie
krank und überarbeitet sind. Sie geben nie auf.

Eisenkraut: Für diejenigen, die ausgeprägte Meinungen

vertreten und immer das letzte Wort haben, immer predigen oder philosophieren. Im Extremfall können sie streitsüchtig und anmaßend sein.

Herbstenzian: Für diejenigen, die sich leicht von kleinen Hindernissen oder Verzögerungen entmutigen lassen. Das kann Selbstzweifel auslösen.

Eßkastanie: Für diejenigen, die das Gefühl haben, an die Grenzen ihrer Belastbarkeit gelangt zu sein. Für die Augenblicke tiefster Verzweiflung, wenn der Schmerz unerträglich zu sein scheint.

Espe/Zitterpappel: Für diejenigen, die unter vagen Ängsten und Furcht ohne bekannten Grund leiden.

Gauklerblume: Gegen Angst vor bekannten Dingen, wie Höhen, Wasser, das Dunkle, andere Menschen, Alleinsein etc.

Geißblatt: Für diejenigen, die der Vergangenheit nachhängen, gegen Nostalgie, Heimweh, die immer über die guten alten Zeiten reden, als alles noch besser war.

Stechginster: Bei Gefühlen von Hoffnungslosigkeit und Nutzlosigkeit. Wenn nur wenig Hoffnung auf Erleichterung besteht.

Hainbuche: Für das Montagmorgengefühl, daß man sich den Tag nicht vorstellen kann. Wenn man das Gefühl hat, irgendein Teil von Körper oder Seele brauche Kräftigung. Bei ständiger Müdigkeit und Erschöpfung.

Schottisches Heidekraut: Für diejenigen, die die Gesellschaft von allen suchen, die sich ihre Sorgen anhören. Sie selbst sind gewöhnlich keine guten Zuhörer und haben Probleme, allein zu sein.

Holzapfel: Für diejenigen, die das Gefühl haben, etwas an ihnen sei nicht ganz sauber oder vergiftet. Gegen Scham und negatives Selbstbild. Wenn man sich zum Beispiel aus dem einen oder anderen Grund nicht für attraktiv hält. Kann, wenn nötig, als Hilfe zur Entgiftung genommen werden, etwa bei einer Erkältung oder beim Fasten.

Ilex (Stechpalme): Anzuwenden, wenn man von negativen

Gefühlen heimgesucht wird, wie etwa von Neid, Eifersucht, Mißtrauen, Rache. Bei Herzqualen: deutet das Bedürfnis nach mehr Zuwendung an.

Impatiens (Drüsentragendes Springkraut): Für diejenigen, die immer rasch denken und handeln, bei denen alles ohne Verzögerung geschehen muß. Sie sind ungeduldig mit Leuten, die langsam sind, und arbeiten oft am liebsten allein.

Kastanienblüte: Für diejenigen, die nicht aus Erfahrung lernen und das gleiche Muster und die gleichen Fehler immer wiederholen.

Lärche: Für diejenigen, die zwar fähig sind, aber kein Selbstvertrauen haben und sich minderwertig fühlen. Sie erwarten immer ein Scheitern und weigern sich oft, sich wirklich einzusetzen.

Goldiger Milchstern: Bei Kummer, Trauma und Verlust. Gegen die geistigen und emotionalen Wirkungen bei und nach einem Trauma.

Olive: Gegen seelische und körperliche Erschöpfung, die einem die Lebenskraft aussaugt und keine Reserven hinterläßt. Dies ist oft nach einer Krankheit oder persönlichem Unglück der Fall.

Rockwater (Wasser aus heilkräftigen Quellen): Für diejenigen, die stets sehr traurig mit sich sind. Sie achten strikt darauf, einem Ideal zu folgen oder anderen ein Beispiel zu setzen. Das kann bedeuten, sich streng nach einem Lebensstil, religiösen, persönlichen oder gesellschaftlichen Regeln zu richten.

Rote Kastanie: Für diejenigen, die es schwer finden, um andere nicht übertrieben besorgt und ängstlich zu sein, die stets fürchten, daß denjenigen, die ihnen lieb sind, etwas zustößt.

Scleranthus (Einjähriger Knäuel): Für diejenigen, die sich nie zwischen zwei Dingen entscheiden können, weil zuerst das eine richtig erscheint, dann das andere. Oft leiden sie unter extremen Schwankungen in Energie und Stimmung.

Wilder Senf: Gegen tiefe Betrübnis aus keinem bekannten Grund, plötzliche Melancholie oder tiefe Traurigkeit, die sich aber genau so unvermittelt wieder aufhebt.

Gelbes Sonnenröschen: Für diejenigen, die unter Angst, Panik und Hysterie leiden oder von Alpträumen verfolgt werden.

Schottische Kiefer: Für diejenigen, die meinen, sie hätten es besser machen können, die sich selbst Vorwürfe machen und sich die Schuld an den Fehlern anderer geben. Schwer arbeitende Menschen, die unter den Fehlern, die sie sich selbst zuschreiben, stark leiden und nie mit einem Erfolg zufrieden sind.

Tausendgüldenkraut: Für diejenigen, die zu sehr darauf bedacht sind, anderen zu gefallen; sie haben oft einen schwachen Willen und werden leicht von anderen beherrscht oder ausgenutzt. Daraufhin vernachlässigen sie leicht ihre eigenen Interessen.

Ulme: Für diejenigen, die sich manchmal unzulänglich und von ihrer Verantwortung überwältigt fühlen.

Walnuß: Hilft bei emotionalen Aufregungen in Übergangsphasen, wie in der Pubertät, Adoleszenz, Menopause. Hilft auch bei der Lösung vergangener Bindungen und paßt einen emotional an neue Anfänge an, wie einen Umzug, eine neue Arbeitsstelle, Beginn oder Ende einer Beziehung.

Sumpfwasserfeder: Für sanfte, unabhängige, selbstgenügsame und abgehobene Personen, die sich nicht in die Dinge anderer einmischen; wenn sie krank sind oder Schwierigkeiten haben, ziehen sie es vor, es allein durchzustehen.

Gelbe Weide: Für diejenigen, die ein Unglück oder eine Unannehmlichkeit erlebt haben, die sie als ungerecht betrachten. Als Folge sind sie voller Groll und bitter gegenüber dem Leben oder denjenigen, die ihrer Meinung nach schuldig sind.

Weinrebe: Für alle Eigenwilligen; Führer aus eigenem Antrieb, die ungefragt die Leitung übernehmen. Im Extremfall können sie sehr diktatorisch sein.

Weiße Roßkastanie: Gegen ständige und hartnäckige unerwünschte Gedanken, wie Argumente im stillen, Sorgen oder wiederholte Gedanken, die den Seelenfrieden stören und die Konzentration verhindern.

Waldtrespe: Gegen die Unzufriedenheit, daß man im Leben nicht das Erwünschte oder Angestrebte erreicht hat. Bei unerfülltem Ehrgeiz, beruflicher Unsicherheit oder Langeweile in der gegenwärtigen Stellung im Leben.

Heckenrose, Wilde Rose: Für diejenigen, die sich aus keinem ersichtlichen Grund in ihre Umstände fügen. Sie sind gleichgültig geworden und tun nur wenig, um die Dinge zu verbessern oder Freude zu finden.

Kirsch-Pflaume, Zuckerpflaume: Gegen Angst, die geistige und körperliche Kontrolle zu verlieren und etwas Verzweifeltes zu unternehmen. Auch beim Impuls, etwas zu tun, das man für falsch hält oder als falsch erkennt.

Blütenessenzen

Ahorn – Yin-Yang-Ausgleich

Afterkreuzkraut – Karma-Umwandlung

Aloe Vera – persönliches Überleben

Alpenveilchen – Kanalisierung

Amaranthus – Immunsystem

Amaryllis – Kronenchakra

Ananas – Chakra-Verstärkung

Aprikose – Fröhlichkeit, Leichtigkeit

Augentrost – psychische Wahrnehmung

Banane – männliche Sexualität

Baumtabak – Rauchen

Beinwell – Telepathie

Birke – weibliche interpersonelle Beziehungen

Birke – männliche interpersonelle Beziehungen

Braunheil (Brunelle) – Fastenhilfe

Buche – stärkeres Akzeptieren

Cerato – Selbstgenügsamkeit

Clematis – Begeisterung, Stabilität

Eiche – Hartnäckigkeit

Engelstrompete – regt Visionen an

Engelswurz – Großstadtstreß

Erdbeere – regt Visionen an

Eukalyptus – Atmung, Kummer

Feige – geistige Klarheit

Fetthenne – höhere Fügung

Flammendes Herz – Friede und Harmonie

Fuchsie – Kindheitsthemen

Gelbwurz – emotionale Wunden

Ginseng – geistige Klarheit

Götterblume – astrologisches Bewußtsein

Goldrute – spirituelle Inspiration

Granatapfel – Nähren

Grüne Rose – seelisches Gleichgewicht

Heidekraut – Selbstvertrauen

Helmkraut – Massage/psychische Heilung

Hibiskus – weibliche Sexualität

Himbeere – Ausdruck des Selbst

Holzapfel – geistige Reinigung

Hundsrose – Begeisterung

Karob – Empathie/Gruppeninteraktion

Kartoffel – dimensionale Erkundung

Kaffee – Entschiedenheit

Kerbel – spirituelle Identität

Klatschmohn – psychische/spirituelle Ausgewogenheit

Koenig von Danmark – linke/rechte Gehirnhälfte

Kornblume – Stadtleben

Knoblauch – mildert Angst

Lebensbaum – Erhöhung

Limabohne – Stillstand

Lorbeer – Flexibilität/Weisheit

Lotus – emotionale/spirituelle Harmonie

Luffa – Reinigung

Macadamie – Freundschaft/Bindung

Mandel – Reife/Verjüngung

Mango – Energiespender

Milkmaids – Selbstachtung

Muskat – früheres Leben

Nachtschatten – beruhigend

Nektarine – psycho-spirituelles Gleichgewicht

Orange – psychologische Beratung

Orchidee – Traumerhellung

Päonie – ehrliche Kommunikation

Papaya – höhere Selbstdisziplin

Passionsblume – christliches Bewußtsein

Piment (Nelkenpfeffer) – stärkt das Gedächtnis

Poleiminze (Flohkraut) – psychischer Schutz

Pflaumenbaum – Inspiration/neue Ideen

Quinoa (Kundalini) – Öffnung und Ruhestellung

Rosa Banksla – göttlicher Intellekt

Rosa Beggeriana – verstärkt die Intuition

Rosa Chinensis Mutabilis – kreative Kräfte

Rosa Gallica Officinalis – spirituelle Verjüngung

Rosa Macrophylla – größere Liebe

Rosa Sinowlisonii – Hellsichtigkeit

Rosa Webbiana – irdische und engelhafte Einstimmung

Rosmarin – innerer Friede

Rote Bohne – verborgene Ängste

Rühr-mich-nicht-an – Schüchternheit

Sandelholz – Aromatherapie

Silberschwert – spirituelles Erwachen

Salomonssiegel (Weißwurz) – psychische Armut

Schafgarbe – psychische Heilung

Schöllkraut – Kommunikation

Sonnenhut (Rudbeckia) – verbessert die Selbstachtung

Squash/Zucchini – Jugendlichkeit

Stechapfel (Datura) – regt Träume an
Ulme – Kraft, Vertrauen
Vanille – ausgewogene Abnahme
Wassermelone – Emotionen der Schwangerschaft
Wintergrün – Therapie mit vergangenen Leben
Ylang-Ylang – Einstimmung auf die Erde
Yucca – verwandelt Wut
Zaubernuß – spirituelle Heilung
Zimt – Gefühlsausdruck
Zinnie – Lachen
Zitrone – geistige Aktivität
Zwiebel – emotionale Reinigung

Kristalle und Edelsteinessenzen

Edelsteine und Kristalle wurden in allen Kulturen der Welt, in allen Zeitaltern zur Heilung verwendet. Edelsteinheilung ist von Afrika bis zu den Ureinwohnern Amerikas bekannt, von Südamerika bis China und Europa. Es gibt mehrere jahrhundertealte Texte über Edelsteinheilung. In den letzten fünfzehn Jahren haben Edelsteine und Kristalle in weiblicher Spiritualität und metaphysischen Gemeinschaften größere Beachtung erlangt. Viel von dem verloren gegangenen Wissen über Kristallheilung wurde zurückgewonnen. Die Frauen lernten dies durch Intuition, durch Erfahrung und direkte Arbeit. Es gibt eine Reihe guter Bücher über dieses Thema, die in den entsprechenden Buchhandlungen zu finden sind.

Wie Blütenessenzen und die Homöopathie arbeiten Edelsteine mit einer höheren Schwingung als die körperliche Materie. Sie wirken auf die nichtphysischen Ebenen des Körpers. Kristalle schwingen auf der Ebene der Aura und harmonisieren die Energien. Eine Frau, die von einem bestimmten Edelstein angezogen wird, wird mit ihm einen Teil in sich heilen, der diese Schwingungsstimmung braucht. Sie weiß vielleicht nicht einmal, was für ein Stein das ist, was er bewirkt und warum sie ihn braucht.

Die Farbe ist ein wichtiger Faktor. Farben haben eine eigene Schwingung. Im Aura-System werden zehn verschiedene Farben benutzt, und jede Farbe (und jeder Edelstein dieser Farbe) schwingt mit einem bestimmten Körpersystem. Hier ein kurzer, vereinfachter Überblick: *Schwarz* wird zur Erdung benutzt, für die Verbindung mit der Erde, für Beruhigung und Schutz. *Rot* ist zum Überleben, für die roten Blutkörperchen und die Lebenskraft, den Uterus und die Menstruation. *Orange* ist für die blutreinigenden Organe, für die Eierstöcke, die Sexualität und für das Festhalten an oder Loslassen der Bilder aus der Vergangenheit. *Gelb* für die Verdauungsorgane, zur Energieaufnahme und Intelligenzentwicklung und für Selbstvertrauen. *Grün* ist für den Thymus (das Immunsystem), zur Heilung und Regenerierung, gegen ansteckende Krankheiten, für die Blutreinigung und den Herzmuskel. *Rosa* (auch als Ersatz für *Grün*) ist für das emotionale Herz, Liebe und Selbstliebe, universelle Liebe und das Annehmen der eigenen Gefühle. *Blau* ist für Hals und Rachen, das Hören, für die Fähigkeit, seine Emotionen auszudrücken und Kreativität zu entwickeln für Geben und Empfangen. *Indigo* ist für das Sehen (physisch und psychisch), für die Heilung der lymphatischen und endokrinen Systeme, für die Wirbelsäule und das Zentralnervensystem. *Violett* ist die Verbindung der Frau mit ihrem spirituellen Selbst, für die Heilung von Kopf und Gehirn. *Klar* oder *Weiß* ist für die Aura-Heilung, die energetischen und elektrischen Systeme des Körpers, um göttliche Führung zu erlangen, für die Verbindung der Frau mit dem Universum.

Blütenessenzen schwingen schneller, homöopathische Heilmittel langsamer und dem Körperlichen näher. (Vitamine und Kräuter arbeiten ausschließlich auf der körperlichen Ebene.) Blütenessenzen wirken vornehmlich auf der emotionalen und geistigen Ebene. Edelsteine, die kristallin sind, arbeiten mit den kristallinen Strukturen des Körpers, dem Aufbau von Zellen, Knochen und Organen. Sie haben Heilwirkung auf allen Ebenen. Indem man aus Edelsteinen Essenzen gewinnt, ähnlich den Blütenessenzen, wird die Energie stark konzentriert und kann so am schnellsten von den subtilen und physischen Körperebenen assimiliert werden.

Wenn Edelsteine zur Heilung eingesetzt werden, hält man sie in der Aura oder nimmt sie in den Körper auf. In der

Aura halten bedeutet einfach, sie in der Hand zu halten, als Schmuck zu tragen oder in der Tasche bei sich zu haben. Man kann sie auch nachts unter das Kissen legen. Die beste Wirkung von Edelsteinen hatte ich im Laufe der Jahre immer, wenn ich sie im Schlaf in der Hand hielt. Nach ein, zwei Nächten weiß ich, welche Wirkung der Stein auf meinen Körper, meine Emotionen und meinen geistigen Zustand hat. In alten Zeiten wurden Edelsteine zermahlen und zu Elixieren verarbeitet, die man einnahm. Heutige Edelsteinessenzen werden hergestellt, indem man den unbeschädigten Stein in Wasser legt, in die Sonne oder in den Vollmond stellt; das Wasser wird zu einem wirksamen Heiltrank. Der Edelstein bleibt intakt und kann unzählige Male wiederverwendet werden.

Bei jeder Nutzung von Edelsteinen ist es wichtig, daß sie häufig gereinigt werden. Kristalle und Edelsteine absorbieren Vibrationen und behalten sie, bis sie entfernt werden. Ein Kristall kann genutzt werden, um einen Schmerz oder eine Krankheit abzuziehen, aber diese Krankheit bleibt in ihm, bis er gereinigt wird. Ungesäubert gibt er die Krankheitsenergie an den nächsten Benutzer weiter. Vielleicht aber zerspringt der Stein auch schließlich oder verschwindet. Um diese Vibrationen loszuwerden, muß der Stein nach einer Woche des Heilens gewaschen werden. Wenn man ihn in der Tasche hält oder als Schmuckstück trägt, bitte wöchentlich oder täglich säubern. Das geschieht auf verschiedene Weisen: Man legt ihn über Nacht (aber mindestens zwei Stunden) in trockenes Meersalz, in die Sonne oder in Mondlicht, reibt ihn mit Weihrauch, Rauch oder Salbeiasche ein, wäscht ihn unter fließendem Wasser oder im Meer oder vergräbt ihn kurze Zeit in die Erde. Für mich funktioniert es am besten, wenn ich ihn nachts unter eine Pyramide lege. Es ist die gleiche Pyramide, die ich beim Reinigen und Verstärken der Blütenessenzen benutze.

Die Herstellung eines Edelsteinelixiers oder einer -essenz geschieht auf die gleiche Weise wie bei den Blütenessenzen. Man nimmt einen kleinen Edelstein und säubert ihn gründlich z. B. unter einer Pyramide. Dann legt man ihn in eine durchsichtige Schüssel mit destilliertem Wasser und stellt diese frühmorgens in die Sonne. Dort läßt man ihn drei Stunden ruhen, füllt ein Fläschchen ab und benutzt die Flüssigkeit auf die gleiche Weise wie die Blütenessenzen. Der Edelstein kann roh, geschnitten oder geschliffen sein, aber von möglichst hoher Qualität. Einige poröse Halbedelsteine können giftig sein; bei einem Malachit, Chrysocoll oder anderen porösen Steinen nimmt man daher besser ein geschnittenes oder geschliffenes Stück. Dies gibt weniger Essenz in das Wasser ab. Edelsteine, die giftig sein können, läßt man nicht länger als eine halbe Stunde im Wasser liegen. Chrysocoll benutzt man in silizierter Form, die sich nicht auflöst.

Zur Herstellung einer Edelsteinessenz für den unmittelbaren Gebrauch legt man den Edelstein an einem sonnigen Tag in einer Tontasse oder durchsichtigem Glas einige Stunden auf die Fensterbank. An wolkigen Tagen kann es mehrere Stunden dauern. Dann trinkt man das Wasser und läßt den Stein zurück, füllt wieder nach und stellt das Gefäß wieder auf die Fensterbank. Wenn man Reiki oder Heilung durch Berühren kennt und mit Heilenergie vertraut ist, legt man seine Hände um das Glas mit dem Edelsteinwasser, um es aufzuladen. Ich habe diese letzte Methode mit sehr wenig Aufwand oder Vorkehrungen versucht und sehr wirksame Edelsteinessenzen hergestellt, auch wenn ich nur Leitungswasser im Glas hatte. Solche Essenzen halten sich aber nicht und müssen sofort verbraucht werden. Ohne Konservierungsmittel verliert das Wasser rasch die Ladung, wenn der Edelstein entfernt wurde. Edelsteinessenzen wirken schneller als das Tragen des ganzen Steins, und sie wirken auf einer höheren nichtkörperlichen Ebene.

Blütenessenzen erreichen die geistigen und emotionalen Körperebenen, homöopathische Mittel vornehmlich die physischen. Edelsteine liegen dazwischen. Während Blütenessenzen »das Muster des Bewußtseins« halten, verstärken Edelsteine und ihre Essenzen das Bewußtsein.

Eine Frau, die sich von einem bestimmten Edelstein angezogen fühlt, spürt ein Gefühl von Wohlbefinden, sobald sie ihn in die Hand nimmt. Diese Gefühle beruhen auf einer Änderung ihres emotionalen Zustands oder der geistigen Einstellung und führen rasch auch zu körperlichen Veränderungen. Wenn sie den Stein aus der Hand legt, verschwindet die Wirkung, aber wenn sie ihn länger hält, bleibt sie. Wenn sie den Stein solange wie nötig in ihrer Aura behält (und ihn regelmäßig säubert), werden die physischen, emotionalen und geistigen Veränderungen permanent. Das dauert – von Frau zu Frau unterschiedlich – zwischen Stunden und Jahren. Dann verliert sie den Stein entweder, hat kein Interesse mehr daran oder verschenkt ihn – er hat seinen Zweck erfüllt.

Bei der Anwendung von Edelsteinessenzen können die Veränderungen rasch eintreten. Ein Glas einer Essenz von der Fensterbank oder eine Dosis einer konservierten Essenz kann für eine dauerhafte Veränderung ausreichen. Gewöhnlich aber dauert es länger. Anfangs nimmt man dreimal täglich Edelsteinwasser, bis die Intuition einem sagt, daß es nicht länger nötig sei. Wenn man es vergißt oder nicht mehr regelmäßig daran denkt, ist man vermutlich bereit, mit weniger auszukommen.

Die Ratschläge aus Büchern für die Benutzung von Edelsteinessenzen bieten einen guten Einstieg. Das ist aber bloß der Einstieg, weil die Essenzen weiter in die nichtphysischen Körperebenen reichen. Wenn man sich zu einem bestimmten Stein hingezogen fühlt und ihn in einer Essenz anwenden will oder sich von einer bestimmten Beschreibung einer Essenz angezogen fühlt, gibt es dafür einen

Grund. Wenn seine Schwingungen mit Ihren harmonisieren, gefällt Ihnen die Essenz oder der Stein, und Sie wollen ihn weiter benutzen. Das tritt aber nur ein, wenn die Substanz etwas für Ihr Wohlbefinden tut. Wenn in einem Buch steht, daß ein bestimmter Stein für einen Menschen gut ist, er sich aber nicht von ihm angezogen fühlt oder sogar Abneigung empfindet, ist es nicht der richtige Stein, und er wird auch nicht helfen. Gehen Sie nur nach Ihrem Gefühl. Ein Pendel hilft auch, den Edelstein oder die Essenz auszusuchen, die am besten wirkt. Auch innerhalb der gleichen Kategorie Stein sind nicht zwei gleich. Man ist vielleicht in einen Kunzit verliebt, wie ich, findet aber den einen Stein attraktiv, einen anderen nicht. Wenn man das Gefühl hat, daß ein bestimmter Stein eine gute Essenz abgeben würde, stellt man sie aus dem Stein her, von dem man sich stark angezogen fühlt, statt von einem, der einem egal ist oder den man gar nicht mag. Wenn Ihnen Ihre Eingebung sagt, daß Sie Kunzit brauchen, aber kein Stein Sie interessiert, suchen Sie einen anderen. Sie fühlen sich vielleicht von einem Stein angezogen, der in einem bestimmten Land gefunden wurde, statt in einem anderen. Kanadischer Amethyst zieht Sie vielleicht stärker an als brasilianischer oder mexikanischer – die Mineralien in den verschiedenen Ländern unterscheiden sich leicht, und gerade der kanadische Amethyst hat vielleicht etwas, was den anderen fehlt.

Wenn in einem Buch steht, ein ganz bestimmter Stein würde Ihre Krankheit heilen, muß das nicht unbedingt stimmen. Ein anderer Stein kann das vielleicht genausogut, und Sie werden sich von ihm angezogen fühlen. Keine zwei Auren schwingen gleich, und keine zwei Menschen sind gleich. Gehen Sie immer den eigenen Gefühlen nach. Nur Sie wissen, was Sie brauchen, und Ihre Aura wird darauf reagieren. Ein Buch kann Ihnen die historischen und traditionellen Anwendungen für einen Stein beschreiben, aber die eigenen Bedürfnisse sind vielleicht ganz anders. Im Zweifel entscheiden Sie sich für den Stein – oder die Essenz –, den Sie einfach nicht aus der Hand legen wollen.

Die Heilung in der Standardmedizin geschieht ausschließlich auf der physischen Körperebene, während die energetischen Heilmethoden (Blütenessenzen, Homöopathie, Ätherische Öle, Edelsteine) sich mit den nichtkörperlichen Ebenen und erst zum Schluß mit der körperlichen Ebene befassen. Die Theorie besagt, daß sich eine Krankheit erst am Schluß auf der körperlichen Ebene manifestiert, sich aber in den Körperenergien schon lange entwickelt hat, ehe sie »ausbricht«. Auf den Energieebenen liegt das Muster, die Blaupause, für den physischen Körper, und wenn man sie heilt, heilt man nicht nur die physische Krankheit, sondern die Neigung des Körpers zu dieser Krankheit. Veränderungen, die sich nur auf der physischen Ebene abspielen, sind nicht von Dauer; die konventionelle Medizin schneidet einen Tumor heraus, und er taucht an anderer Stelle wieder auf. Die energetische Medizin heilt das Grundmuster, das den Körper programmiert; wenn der Krebs auf der energetischen Ebene geheilt ist, gehört der Tumor nicht mehr zur Blaupause. Er wird nicht irgendwo anders wieder auftauchen. Heilung durch energetische Methoden hat die Fähigkeit, die Zellstruktur des Körpers zu verändern: Die Zellen wachsen gesund weiter statt verkrebst. Und aus der Krankheit wird so wieder Gesundheit.

Ich glaube, die energetische Medizin wird die Heilmethode der Zukunft werden.

Weitere Informationen über Kristalle und Essenzen findet man in Gurudas': *Gem Elixirs and Vibrational Healing*, Bd. 1, und Diane Stein: *All Women Are Healers*. Die Vorschläge in diesem Buch stammen vornehmlich aus diesen beiden Büchern und meiner eigenen langjährigen Erfahrung mit Edelsteinen.

Edelsteinelixiere

Achat – Farbtherapie

Alexandrit – Selbstachtung, Zentrierung

Amethyst – Wohlbefinden

Aquamarin – regt Heilung an

Azurit-Malachit – Hellsichtigkeit

Bernstein – spiritualisiert die Intelligenz (den Verstand)

Blutstein (Hämatit) – Vitalität/Mut

Boji-Stein – Einstimmung in die Natur

Chalzedon – Inspiration

Chrysocoll – emotionales Gleichgewicht

Citrinquarz – klares Denken

Diamant, weiß – höhere Einstimmung

Dioptas (Kupfersmaragd) – liebevolle Veränderung

Elektrum (Goldsilber) – geistige Ausgewogenheit

Elfenbein – innere Disziplin

Fischaugenstein – kreative Freude

Fluorit – Lebenskraft

Granat-Hessonit – Einstimmung auf die Erde

Gold – große Liebe

Herkimer-Diamant – gleicht die Persönlichkeit aus

Himbeer- oder Manganspat – Selbstidentität

Jade – höhere Liebe/Talente

Jaspis – Heilung

gemaserter Jaspis – Erinnerungen an voriges Leben

Kunzit – Selbstachtung

Koralle, rot/weiß – emotionale Gelassenheit

Kupfer – Selbstvertrauen

Labradorit – Kindheitsthemen

Lapislazuli – Kommunikation

Lepidolith – Stimmungsverbesserer

Magnetit, neg./pos. – Yin-Yang-Gleichgewicht

Malachit – öffnet das Herz

Mangankalzit – spiritualisiert die Emotionen

Meteorit – kosmisches Bewußtsein

Moldawit – Telepathie, Hellsichtigkeit
Mondstein – weibliche Ausgewogenheit
Opal, dunkel – sensibilisiert Emotionen
Opal, hell – mystische Erfahrungen
Perle, dunkel/hell – emotionales Gleichgewicht
Peridot (Chrysolith) – kreative Visualisierung
Platin – lindert Streß
Rauchquarz – Kundalini-Energie
Rosenquarz – öffnet das Herz
Rubelit – Willenskraft
Rubin – spirituelles Gleichgewicht
Schwefel – spiritualisiert die Intelligenz
Silber – mindert Spannungen und Streß
Silizium – seelisches Behagen
Smaragd – Gleichgewicht
Staurolith (Kreuzstein) – Einstimmung auf die Erde
Sternsaphir – höhere Inspiration
Sugilit – Kronenchakra
Topas – spirituelle Wiedergeburt
Schwarzer Turmalin – Schutz
Gelber Turmalin – Herzausrichtung
Türkis – Meisterheiler
Zölestin – Potential erkennen

Emotionalheilung

Emotionalheilung ist kein Heilmittel, das man einnimmt, an dem man riecht oder das man in einer Kapsel oder als Tinktur schluckt. Sie baut das Wohlbefinden auf, indem sie Gedanken und damit verbundene Schmerzen heilt. Sie spielt bei allen Heilprozessen eine Rolle, und die Fähigkeiten jedes Heilers beruhen darauf, daß er sich dieser Kraft bewußt ist. Von allen Heilmethoden ist die Emotionalheilung die am schwersten begreifbare, vermutlich gleichzeitig die wichtigste, gewiß aber die komplexeste. Blüten- und Edelsteinessenzen, Homöopathie und in gewisser Hinsicht auch Aromatherapie kann man als Einstieg zur Heilung der emotionalen Ebene betrachten.

Der Körper der Frau hört nicht mit der Haut auf, er besteht aus vier Ebenen, der physischen, emotionalen, geistigen und spirituellen. Der dichte physische Körper, den man sehen und berühren kann, ist das, was von der Schulmedizin behandelt wird, aber auch mit Kräutern, bestimmter Ernährung oder Vitaminen. Diese Methoden beeinflussen den Körper direkt; ihre biochemischen Bestandteile rufen Veränderungen in der Biochemie des Körpers hervor. Wenn ein Knochen gebrochen ist, legen wir dem physischen Körper den Gips an. Doch was veranlaßt den gebrochenen Knochen, wieder zusammenzuwachsen und neue Knochenmasse zu bilden, damit die verletzte Stelle kräftiger wird als vorher? Warum kann der Mensch nicht ein neues Glied wachsen lassen wie die Eidechse ihren Schwanz? Und warum heilt ein gebrochener Knochen manchmal nicht und weigert sich, wieder zusammenzuwachsen? Der menschliche Körper enthält sechzig Trillionen Zellen. Was bestimmt einige davon, Hautzellen zu werden, während andere zu Knochen, Organen, Blut oder Lymphzellen werden? Warum ist eine Knochenzelle keine Haarzelle? Und warum werden ganz normale Zellen manchmal krebsartig?

Die Antworten darauf gehen über die physische Körperebene hinaus und liegen auf den unsichtbaren Energieebenen, die in den meisten metaphysischen Traditionen die vier subtilen oder energetischen Körper genannt werden. Hier wird der dichte physische Körper geplant und gelenkt. Gesundheit oder Krankheit beginnt auf den Energieebenen, und Heilung, die von Dauer sein soll, muß sich auch an diese Ebenen richten. Der mangelnde Erfolg in der Schulmedizin mit ihrem Bedürfnis, zu schneiden, zu brennen oder mit Drogen Symptome zu vertreiben, statt Krankheit zu heilen, rührt von ihrer Unfähigkeit her, die Energieebenen des Körpers zu akzeptieren und zu behandeln. Die Heilung allein auf physischer Ebene ist keine. Anders ausgedrückt, was die Schulmedizin Heilung nennt, findet oft gar nicht statt.

Die vier Ebenen – die physische, emotionale, geistige und spirituelle – sind in den sieben Schichten der Aura gegenwärtig. Viele Frauen können diese Ebenen tatsächlich sehen, und viele Frauen mit Erfahrung im Heilen können sie spüren oder berühren. Frauen, die Informationen psychisch erhalten, bekommen Anweisungen, wie man mit diesen Ebenen heilend arbeitet. Wenn ich heile, lege ich meine Hände in die Reikiposition, und meine Führer (auf der spirituellen Ebene) arbeiten durch meine Hände, um die nichtphysischen Aura-Ebenen neu zu formen und aufzubauen. Mir ist vielleicht gar nicht bewußt, was geschieht, aber ich weiß, daß ich nicht nur auf der physischen Ebene arbeite. Diese Arbeit hat Schwingungsänderungen zur Folge, die sich körperlich umsetzen.

Die erste Energieebene, deren Schwingungen der physischen am nächsten sind, ist das ätherische Doppel, die

Aura des physischen Körpers. Es handelt sich um einen Energiespiegel des physischen Körpers. Auf dieser Ebene kann eine Krankheit oft gespürt werden, ehe sie sich physisch manifestiert. Damit Heilung stattfinden kann, muß die Krankheit von dieser Energieebene entfernt und durch Wohlbefinden ersetzt werden. Blockierungen oder Schatten in dem ätherischen Doppelgänger, der Aura, werden zur körperlichen Krankheit. Eine Blockierung, ein Fleck, Schatten oder Riß auf dieser Ebene, der geheilt wird, bewirkt, daß auch die physische Krankheit bald heilt, oft innerhalb von drei Tagen. Die Chakras, die Energiezentren, die Vibrationen aus den unsichtbaren Ebenen ins Physische bringen, liegen ebenfalls auf dieser Ebene. Die Arbeit mit Edelsteinen und Farben ist auch Heilarbeit mit den Chakras für die ätherische Ebene (und oft darüber hinaus).

Frauen, die meditieren, können lernen, ihren ätherischen Doppler und die Chakras zu visualisieren und Blockierungen zu lösen, ehe sie sich in einer physischen Krankheit manifestieren. Im meditativen Zustand visualisiert man der Reihe nach alle Chakras und füllt sie mit der entsprechenden Farbe. Wenn ein Zentrum stumpf, unrein, unzentriert oder gerissen ist, schafft man sich Bilder, um es zu reparieren – mit Metaphern, wie einem Poliertuch oder spirituellen Botschaften. Diese Vorstellungen brauchen nicht visuell zu sein, sondern können auch mit jedem anderen der Sinne zu tun haben. Man erfüllt jedes Chakra mit Licht und geht dann zur Aura über, die den Körper umgibt. Man klärt sie auf die gleiche Weise und füllt sie mit den Chakrafarben der Reihe nach oder mit goldenem Licht. Man stellt sich vor, wie Licht/Energie durch die Aura fließt, vom Kopf bis zu den Füßen, dann von den Füßen wieder hinauf. Man benutzt Licht in allen Chakrafarben oder sucht sich eine Farbe aus, die man am dringendsten zu brauchen scheint. Alle Farben, auch Schwarz, sind für diese Methode positiv, aber am besten wirkt blaues, klares oder goldenes Licht.

Hier ein Beispiel: Bei Halsschmerzen stellt man sich zunächst die Chakras und die Aura als Ganzes vor und erfüllt dann jedes Chakra mit seiner Farbe. Vielleicht wirkt das Halszentrum weniger gesund – es hat vielleicht rote Flekken, ist stumpf, trüb oder gerissen. Dann versucht man mit visualisierten Heilfingern, die roten Flecken herauszunehmen und in ein vorgestelltes, reinigendes Licht zu legen. Man stellt sich ein astrales Putzmittel vor, um die Chakras abzuwischen und zu polieren, um sie anschließend mit blauem Licht zu erfüllen. Wenn das Chakra die Heilung nicht annimmt, wiederholt man den Vorgang und versucht auf eine andere Weise, das Zentrum zu reinigen und zu energetisieren. Fragen Sie sich: »Was muß ich sagen, kann es aber nicht? Welche Worte schlucke ich hinunter? Auf wen bin ich wütend, und wen muß ich konfrontieren?« Sagen Sie es, wenn Sie allein sind, und beobachten Sie, wie das Chakra sich klärt. Werden Sie alles sagen, was gesagt werden muß, werden am nächsten Morgen die Halsschmerzen verschwunden sein. Das ist ein Beispiel für Heilung auf nichtkörperlicher Ebene, für eine emotionale Heilung. Indem man zurückgedrängte Emotionen freisetzt (oft Wut), wird die Krankheitsenergie aus dem Vibrationsfeld freigegeben, und die körperliche Heilung kann eintreten.

Der rascher schwingende Körper nächst dem ätherischen Doppel der Körperaura ist der emotionale Körper. Er liegt zwischen der körperlichen Ebene und der spirituellen und geistigen Ebene. Er ist die Grundlage all unserer Gefühle. Jede Krankheit wie auch jede Heilung durchwandert diese Ebene. Frauen, die Auren sehen, erkennen die emotionale Ebene als wechselnde Farben.

Hier ein Beispiel, wie die emotionale Ebene arbeitet: Ein Kind hat Schwierigkeiten mit der Lehrerin und will daher nicht mehr zur Schule gehen. Die Mutter meint, es solle trotzdem hingehen. Eines Tages kommt das Kind mit Bauchschmerzen aus der Schule, und da es leichtes Fieber hat, darf es am nächsten Tag zu Hause bleiben. Als es in der Schule wieder schwieriger wird, hat das Kind wieder Bauchschmerzen und bleibt wieder zu Hause. Plötzlich leidet das Kind an einer ganzen Reihe von Krankheiten, die körperlich sehr real sind, aber weder das Kind noch die Mutter sind sich bewußt, daß sie durch Emotionen hervorgerufen sind. In der nächsten Klasse bei einem anderen Lehrer fühlt sich das Kind wohler und ist seltener krank. Es wäre am besten gewesen, wenn es die Lehrerin frühzeitig hätte wechseln können, um all die Krankheiten zu vermeiden. Auch emotionale Unterstützung der Mutter oder anderer hätte helfen können. Man muß verstehen, daß das Kind die Krankheiten weder vortäuschte noch bewußt bewirkte.

Aber auch wir Erwachsenen haben ähnliche Mechanismen. Sie bleiben meist unbewußt (die emotionale Ebene ist auch das Unterbewußte). Wenn eine Frau das Gefühl hat, ihr Leben sei hoffnungslos oder zu schwierig und schmerzlich, um damit weiterzumachen, kann es dazu führen, daß sich eine tödliche Krankheit bei ihr manifestiert. Doch anstatt krank zu werden, warum nicht die Dinge ändern, die das Leben belasten? Manchmal aber sind Veränderungen scheinbar schwerer zu erreichen als der Tod. Die Rolle des Heilers besteht darin, Fragen zu stellen, die diese Prozesse bewußt machen. Das heißt nicht, daß der Heiler oder die Heilerin den Patienten beschuldigen, anklagen oder auf irgendeine Weise verurteilen soll. Jede Entscheidung hat ihre Berechtigung, auch die, zu sterben, aber sie muß mit Verständnis und Einsicht getroffen werden. Jeder Heiler oder Arzt kann bestätigen, daß jeder, der wirklich sterben will, auch an einer Kleinigkeit stirbt, und wenn jemand wirklich leben will, heilt man den Körper oft auch von scheinbar hoffnungslosen Krankheiten. Der emotionale

Körper funktioniert bei allen Krankheiten gleich, unabhängig davon, ob sie schwer oder leicht sind.

Menschen, die Auren sehen können, erkennen die geistige Ebene eines Menschen als aufblitzende Farben in und aus der emotionalen Körperebene. Die geistige Ebene wird durch die emotionale gefiltert, ehe sie die Aura und den dichten physischen Körper erreicht. Auf der geistigen Ebene können Menschen das erschaffen, was sie im Leben verwirklichen wollen.

An einem Beispiel wird das deutlicher: Eine Frau entdeckt einen Knoten in ihrer Brust, und eine Biopsie (Gewebeuntersuchung) steht bevor. Sie kann sich geistig auf zwei verschiedene Weisen vorbereiten. Bei der positiven Sicht liegt die Betonung darauf, daß 80% aller Brustknoten gutartig sind (und wenn dieser es nicht ist, so hat sie ihn frühzeitig entdeckt). Sie kann sich bildhaft vorstellen, daß sie aus der Narkose aufwacht und erfährt, daß es bloß eine Zyste war oder der Knoten kurz vor der Operation von selbst verschwunden sein wird (was vermutlich eintritt, wenn sie sich oft genug auf diese Visualisierung konzentriert). Sie kann sofort eine ganzheitliche Behandlung ihrer eigenen Wahl beginnen, die zu ihrer Visualisierung paßt.

Sie kann aber auch negative Visualisierungen erzeugen. Sie kann sich vorstellen, wie sie auf grauenhafte Weise an Krebs stirbt, der Körper durch die Operationen, Chemo- und Strahlentherapie der Standardmedizin schrecklich verstümmelt wird. Sie kann sich im Krankenhaus vorstellen, wie schlecht sie aussieht, und selbst ihre eigene Beerdigung sehen. Wenn sie so weiterdenkt, kann sich manifestieren, was sie sieht, und sehr wahrscheinlich wird sie bei der Biopsie nicht von ihren Sorgen befreit.

Was wir in unserem Kopf – auf der geistigen Körperebene – erschaffen, unterstützt durch die Emotionen, die diese Gedanken erzeugen, hat direkten Einfluß auf das, was mit dem physischen Körper geschieht. Die Frau mit den positiven Visualisierungen erlebt viel wahrscheinlicher einen guten Ausgang als diejenige, die ihren Ängsten freien Lauf läßt. Negative Gedanken, an die viele so gewöhnt sind, daß sie sie kaum noch bewußt kontrollieren können, haben große Wirkung auf die Krankheiten von Frauen. Doch wenn man die negativen Gedankenmuster verändert, können die Reaktionen des Körpers von Krankheit auf Gesundheit verlagert werden. Emotionale Heilung deckt die negativen Muster auf und ermöglicht der Frau, ihre Gedanken, Emotionen und Körperebenen zu verändern, wenn sie es wirklich will.

Die spirituelle Ebene schwingt am schnellsten von den vier Körperebenen, und immer mehr Frauen erkennen sie oder spüren sie (psychisch), können sie kontaktieren und mit ihr arbeiten. Es ist die Ebene, von der angeleitete Heilung oft ausgeht, und die Ebene, von der aus psychische Heilung am erfolgreichsten stattfindet. Es ist auch die Ebene der Körperblaupause, die sagt, daß eine bestimmte Zelle eine Leberzelle ist und keine Fingernagelzelle, und daß das Haar braun ist und nicht rot. Es ist die Ebene, die eine Zelle anleitet, gesund oder krank zu sein, einen gebrochenen Knochen zu flicken oder nicht. Es ist auch die Ebene, von der aus Menschen sich mit dem Universum verbinden (gleich, in welchem Namen) und mit ihrem ureigenen Sinn für ihre Inkarnation. Frauen, die wissen, daß sie aus bestimmten Gründen hier sind und einen Teil unseres universellen Plans bilden, erleben in ihrem Leben weniger physische, emotionale oder geistige Störungen. Diese Verbindung mit einem Sinn und Zweck des Seins ist überaus wichtig dabei, wie der Körper Gesundheit oder Krankheit manifestiert. Heilung auf dieser Ebene bedeutet Heilung durch die Unterstützung des Immateriellen. Diese Art von Heilung ist grundsätzlich, und darunter fallen Wunderheilungen und die Bildung neuer Grundmuster auf jeder Bewußtseinsebene. Solche Wunder geschehen tagtäglich.

Die Heilung beginnt mit dem physischen Körper (beispielsweise mit Kräutern gegen eine Infektion) und verändert die
körperliche Aura. Die nächste Schicht ist die emotionale.
Hier betrachtet die Frau die Emotionen im Zusammenhang
mit der Krankheit. Was hat ihr Immunsystem geschwächt?
Hat sie die Infektion bekommen, weil sie zu viel arbeitet
und eine Pause braucht? Hat sie sie bekommen, weil es eine
infizierende Emotion gibt (Wut, Groll etc.), die ausgeräumt werden muß? Wenn sie den Grund für die Krankheit
im emotionalen Sinn erkannt hat, kann sie bewußt Lösun-
gen schaffen, die diese Emotion heilen.

In dem Beispiel einer anderen Frau geht es bei der Emotion, die die Krankheit hervorruft, um die Auseinanderset-
zungen mit ihrem Chef. Sie trifft die Entscheidung, die
Stelle zu wechseln. Statt Groll gegen ihn zu hegen und Infektionen zu entwickeln, sucht sie sich lieber einen anderen
Arbeitsplatz. Sie schreibt ihm einen Brief, in dem sie ihm
alles sagt, was sie ihm immer schon sagen wollte, und setzt
dadurch ihre Emotionen frei, selbst wenn sie den Brief
nicht abschickt. So wird die geistige Ebene konstruktiv genutzt, um die Gefühle auf der emotionalen Ebene zu lösen.
Auf der spirituellen Ebene bestätigt sie ihre Verbindung
mit dem Universum und findet so ihren Platz darin.

Jede Krankheit, von der trivialen bis zur tödlichen, hat eine
emotionale Entsprechung. Die Freisetzung dieser Emotionen löst die physische Krankheit auf. So arbeitet die Heilerin Louise Hay. Ihrer Theorie zufolge ist jede negative
Lebenserfahrung, jede Krankheit im Leben Folge einer un-
gelösten Emotion, die zu einem negativen Grundmuster
wird. Indem man diese Muster aufdeckt und die Gedanken
verändert, kann man zu Wohlbefinden und Ausgeglichenheit gelangen. Wenn man seine Emotionen durcharbeitet
und die auslösenden Situationen verändert, Menschen ver-
zeiht und sich von ihnen löst, kann Krankheit, wenn es
nötig ist, in Gesundheit verwandelt werden.

Es geht dabei immer um Bewußtsein und Verantwortung, niemals um Schuld. Eine Emotion zu bewältigen und die damit verbundenen Gedankenmuster zu ändern führt dazu, daß man die Krankheit löst und eine positive Veränderung im Leben erzielt. Das heißt, daß Frauen mit solchem Bewußtsein mehr Verantwortung für ihre Heilung übernehmen können, mehr für sich selbst tun und mehr von ihrer eigenen Kraft annehmen können. Es bedeutet aber nicht, daß man selbst die Krankheit erzeugt und sie daher auch selbst heilen kann. Denn die Emotionen, die die Krankheiten erzeugen, sind nicht bewußt und unterliegen daher nicht der Kontrolle des einzelnen. Das Bewußtsein über die verursachenden Emotionen setzt nur einen Anfang auf dem Weg zur Selbstheilung. Man sollte auch daran denken, daß Frauen in einer patriarchalischen Gesellschaft zum Teil unter Bedingungen leben, die jenseits ihrer Entscheidung liegen. Wir haben schließlich nicht darum gebeten, Bürger zweiter Klasse zu sein. Wir kennen unseren Wert, aber wir haben in dieser Welt nicht das Sagen.

Es gibt auch das Konzept von Karma, das besagt, daß wir jeden Aspekt unseres Lebens aus einem bestimmten Grund haben. Unsere Krankheiten sind nicht vorhanden, weil wir sie »verdienen«, sondern um durch sie etwas zu lernen. Lernen heißt, das Bewußtsein und das Wachstum zu entwikkeln, um alte Emotionen und Gedankenformen zu verändern und so eine Heilung zu bewirken. Wenn das geschieht, wird nicht nur die Krankheit geheilt, sondern das gesamte Leben der Frau, das dann in vieler Hinsicht positiver wird. Dazu sagt Louise Hay:

»Ich habe gelernt, daß für jeden Zustand in unserem Leben ein Bedürfnis besteht, sonst hätten wir ihn nicht. Dieses Symptom ist aber nur die äußere Wirkung. Wir müssen nach innen gehen, um die geistige Ursache zu lösen, deshalb funktionieren Willenskraft und Disziplin nicht. Sie kämpfen nur gegen die äußeren Wirkungen an. Es ist, als würde man das Unkraut abschneiden, statt es an den Wurzeln herauszuziehen. Das bedeutet, wir müssen an der Bereitschaft arbeiten, dieses Bedürfnis aufzugeben, dasjenige nach Zigaretten, nach den Kopfschmerzen oder was immer. Wenn das Bedürfnis verschwunden ist, muß die äussere Wirkung absterben. Keine Pflanze kann leben, wenn die Wurzel herausgezogen ist.«[1]

Die Abschnitte über emotionale Heilung werden als Einstieg in das Aufspüren der negativen Gefühle oder Gedanken angeboten. Sie beruhen auf Louise Hays Buch *Heal Your Body* und *You Can Heal Your Life* sowie Alice Steadmans *What's the Matter with Me?* wie auch auf meinen eigenen Arbeiten über Selbstheilung und Heilen. Um diese Kommentare zu benutzen, betrachtet man sie und fragt sich: Stimmt das für mich? Wenn eine Antwort am Kern vorbeigeht, fragt man sich: Wenn das nicht für mich stimmt, was dann? Was ist die eigentliche Ursache? Wenn man für die eigenen Bedürfnisse und das eigene Leben erst einmal den emotionalen Grund definiert hat, fragt man sich: »Was kann ich tun, um es zu verändern?«

Manchmal reicht aber Bewußtsein allein nicht aus. Die rückblickende Betrachtung der emotionalen Schmerzen, die eine Situation bewirkte, kann vielleicht helfen, sie zu lösen. Manchmal aber braucht man Hilfe, um ein Gefühl freizusetzen, besonders wenn es tief sitzt oder aus der frühen Kindheit stammt. Man bespricht es mit Freunden oder vielleicht auch im Rahmen einer Therapie. In anderen Fällen kann eine direkte Handlung nötig sein, wie etwa die Suche nach einer neuen Stelle oder die Beendigung einer Beziehung.

Manchmal muß ein Gedankenmuster, das in der Kindheit positiv war, aber nun unwirksam oder negativ geworden ist, neu formuliert werden. Dazu beobachtet man Situationen, die entstehen, wenn dieses Gedankenmuster einsetzt. Sobald man es erkennt, bricht man es ab und sagt nein, um es

durch eine positive Alternative oder Bestätigung zu ersetzen. In vielen oder fast allen Fällen muß der Mensch daran
arbeiten, sein Selbstbild zu heilen. Gerade Frauen sind
dazu erzogen, ihre Kraft aufzugeben und ihre Selbstliebe
zugunsten anderer zu vernachlässigen.

Emotionale Heilung, also die Einsicht in die Zusammen-
hänge, die Krankheiten verursachen, kann zum wichtigsten
der Heilvorschläge in diesem Buch werden.

Heilvorschläge

Abszesse und Furunkel

Ein Abszeß ist eine Eiteransammlung in einer nicht vorge-
bildeten, sondern durch krankhafte Vorgänge entstande-
nen, abgeschlossenen Höhle des Gewebes. Er entsteht oft
dadurch, daß kleine Hautrisse oder Wunden mit Eitererre-
gern infiziert werden.
Ein Furunkel ist eine akut-eitrige Entzündung eines Haar-
balges und seiner Talgdrüse.
Furunkel entwickeln sich oft unvermittelt nach Jucken,
leichtem Schmerz und örtlicher Schwellung. Sie sind rund,
schmerzempfindlich und mit Eiter gefüllt. Wenn nicht
schnell eine Besserung eintritt und wenn naheliegende
Lymphknoten mit anschwellen oder Fieber auftritt, muß
die Entzündung ärztlich behandelt werden.
Nasen- und Oberlippenfurunkel gehören immer in ärztliche
Behandlung, da sich die Entzündung rasch zum Gehirn aus-
breiten kann (dies hängt mit dem Verlauf der Blutgefäße
oberhalb der Oberlippe zusammen).
Furunkel und Abszesse, besonders wenn sie häufig auftreten, sind ein Anzeichen dafür, daß man dringend eine Blut-
oder Leberreinigung durchführen und das Immunsystem
kräftigen muß. Sie sind Hinweise darauf, daß durchgrei-
fende Blutreinigungsmethoden angewendet werden müssen, wie sie unter diesem Stichwort beschrieben sind.
Chronische Verstopfung, die eine Ansammlung von Giftstoffen im Körper zur Folge hat, kann meiner Meinung
nach ein Faktor oder die Ursache sein. Andere Gründe
dafür sind Allergien aufgrund von Umweltgiften oder
Nahrungsmitteln, Streß, mangelnde Hygiene, bakterielle
Krankheiten, bestimmte Medikamente, eine schlechte Ernährung, Wundinfektion, Schilddrüsenleiden oder Diabe-

tes. Bei Diabetikern können Furunkel Anzeichen für einen unzureichend eingestellten Blutzuckerspiegel sein. Auch Drüsenstörungen können eine Rolle spielen.

Ich glaube, daß die typische Ernährung mit weißem Zucker, ausgemahlenem Mehl und gesättigten Fetten eine große Rolle spielt bei der Entstehung von Furunkeln (aber auch bei Akne). Erhöhter Verzehr von Fleisch, insbesondere Schweinefleisch, Eiern, Milch- und Molkereiprodukten, trägt zu der Situation bei, in der sich Furunkel bilden, verbunden mit einem Mangel an essentiellen Fettsäuren. Eine Fastenkur mit Gemüsesäften, gefolgt von einer Diät mit rohem Gemüse, bewirkt, daß die Giftstoffe freigesetzt werden und der Körper entschlackt wird.

Die folgenden Methoden sollen vor allem eine allgemeine Steigerung der Abwehr gegen Entzündungen bewirken. Die lokalen Anwendungen wie Kompressen und Umschläge sollten nur in leichten Fällen im Anfangsstadium versucht werden. Wenn nicht schnell Besserung eintritt, ist auf jeden Fall ärztliche Hilfe erforderlich.

Vitamine und Mineralstoffe: Neben einem täglichen Multivitamin- und -mineralstoffpräparat nimmt man zwei bis vier Wochen lang Vitamin A bis zu 50 000 IE pro Tag und reduziert anschließend auf 25 000 IE täglich. Möglichst die Trockenform wählen. Zusätzlich dreimal täglich Vitamin-B-Komplex, Vitamin C (3 000 bis 10 000 mg, = 3–10 Gramm) und Vitamin E (800 IE pro Tag) nehmen. Ein sehr wichtiges Mineral ist Zink (50 mg): Dreimal täglich bis zur Heilung, dann 15–50 mg pro Tag. Coenzym Q-10 oder Germanium wirken positiv auf das Immunsystem und sind wichtige Antioxidantien. Auch Nachtkerzenöl und Schwarzjohannisbeeröl sollten probiert werden.

Heilpflanzen: Schachtelhalm- (Silizium) oder Haferstrohtee wirken entzündungshemmend, Echinacea-Tinktur antibakteriell. Klette und Rotklee zusammen in einer Tinktur wirken blutreinigend; Weinstock oder Birkenrinde sind gute Hautreiniger. Gelbwurz ist ein anderes pflanzliches Antibiotikum, aber Echinacea ist wohl am besten. Echinacea muß man mindestens zehn Tage anwenden, sonst kehren die Symptome wieder.

Feuchtheiße Kompressen oder Umschläge mit einem der folgenden Kräuter helfen gut: Kamille, Spitzwegerich, Löwenzahn, Beinwell oder Ringelblume, Lobelie und Königskerze zusammen. Ein heißer Schwarzteebeutel auf dem Abszeß zieht den Eiter heraus. Auch ein heißer Umschlag mit Ulmenrindenpulver, das zu einer Paste verrührt wird, hilft den Eiter auszuleiten. Danach wendet man diesen Umschlag kalt an, bis die Haut geheilt ist.

Naturheilkunde: Hier werden weitere Umschläge empfohlen, aber die wichtigste Behandlung ist eine Entschlackungskur. S. *Blutreinigung* und die Umstellung auf eine gesunde Ernährung.

Umschläge und Kompressen macht man mit den folgenden Mitteln: Rizinus, Borsäure, Melaleuca-Öl, Röstzwiebeln, einer Kürbisscheibe oder feingehacktem Kohl. Wenn der Eiter abfließt, säubert man den Bereich mit zwei Eßlöffeln Zitronensaft auf eine Tasse abgekochtes Wasser, was man zweimal täglich auch zu einer Kompresse benutzen kann.

Um das Abwehrsystem zu stärken, nimmt man etwa sechs Knochblauchtabletten pro Tag, Chlorophyll aus Alfalfa oder Quecke, um das Blut zu reinigen, oder Meeresalgentabletten für einen ausgewogenen Mineralhaushalt. Propolis wirkt ebenfalls sehr gut zur Unterstützung des Immunsystems, ebenso Drüsenextrakte: Roher Thymusextrakt (500 mg täglich) oder roher Milzextrakt. Bitterorangenöl ist ein Heilmittel bei eitrigen Entzündungen. Vier Tropfen in Orangensaft dreimal täglich bis drei Tage nach Verschwinden der Symptome. Das wirkt gewöhnlich in drei bis sieben Tagen.

Homöopathie und Zellsalze: Man nimmt *Belladonna* im An-

fangsstadium, ehe sich Eiter bildet; die Haut ist dann
schmerzhaft gespannt und rot. In vielen Fällen wird der
Prozeß dadurch zum Stillstand gebracht. Nach vierundzwanzig Stunden mit *Belladonna* versucht man *Hepar
sulph.*, wenn das sich bildende Geschwür sehr schmerzhaft
und berührungsempfindlich ist, auf Kälte schmerzhaft reagiert und stark pocht. *Mercurius* ist das Mittel, das man
nach der Eiterbildung anwendet. *Arsenicum* ist in jedem
Stadium nützlich, wenn brennender Schmerz herrscht, der
durch warme Umschläge gelindert wird, ebenso *Lachesis*,
wenn die Stelle blau oder violett ist, der Eiter dunkel und
dünn und das Geschwür weich. *Lachesis* absetzen, sobald
eine Besserung erzielt ist.

Zellsalze: *Ferrum phos.* wird in den ersten Stadien jeder
Krankheit benutzt, auch bei Geschwüren, *Kali. mur.*, ehe
sich der Eiter gebildet hat, und *Silicea*, wenn das Geschwür
aufbricht, um den Ausfluß und die Heilung zu beschleunigen. *Silicea* nimmt man auch bei Geschwüren, die sich
langsam ohne Eiterentwicklung bilden, und bei zystenähn-
lichen Knoten, die unter der Haut bleiben, wenn das Geschwür überwiegend abgeheilt ist. *Natrium sulph.* ist das
Zellsalz bei chronischen Geschwüren.

Aminosäuren: Diese sind wichtig für die Stützung des Immunsystems wegen ihres Schwefelgehalts und der antioxi-
dierenden Eigenschaften. Man nimmt eine Kombination.
Einzelne empfohlene Aminosäuren sind Cystein, Methionin und Arginin.

Akupressur: Man macht zweimal wöchentlich eine volle
Fußmassage und steigert allmählich auf zweimal täglich.
Zehn Minuten am Tag kann man einen Fußroller benutzen,
wobei man auf die Punkte achtet, die empfindlich oder gespannt zu sein scheinen. Besondere Beachtung sollten auch
die Druckpunkte für die endokrinen Drüsen finden (s. *Immunsystem*) und die lymphatischen Druckpunkte (s. *Blutreinigung*). Auch den Punkt für das autonome Nervenzen-

Akupressur bei Abszessen

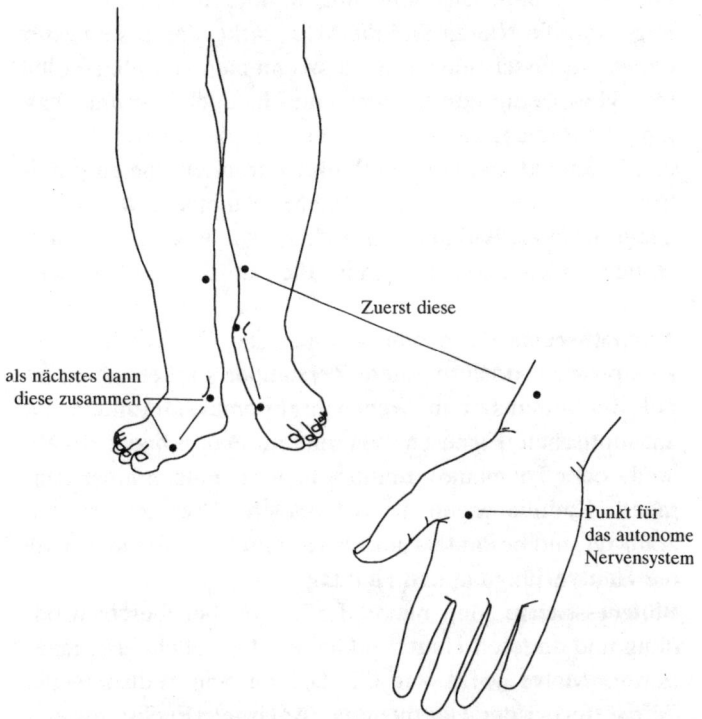

Zuerst diese

als nächstes dann
diese zusammen

Punkt für
das autonome
Nervensystem

Diese Punkte regen die Blutreinigung, die Ausscheidungsorgane, die Nieren und die Milz an. Zuerst die Punkte an den Handgelenken und Waden behandeln.

John Thie, *A Touch for Health, A New Approach to Restoring Our Natural Energies*, S. 64.

trum im Hauptgewebe zwischen Daumen und Zeigefinger bearbeiten.

Die Abbildung zeigt eine angewandte Kinesiologie-Abfolge, die die Nieren und die Milz stärkt, damit sie besser Giftstoffe ausscheiden können. Wenn man Hilfe hat, sollte man gleichzeitig den Waden- und Handgelenkspunkt halten. Wenn diese gelöst sind, hält man gleichzeitig die beiden Fußpunkte. An diesen Punkten arbeiten, die empfindlich sein werden, bis sie nicht mehr schmerzen. Wenn man allein arbeitet, widmet man sich zuerst dem Waden- und Handgelenkspunkt, ehe man die an den Füßen vornimmt.

Aromatherapie: Man nimmt ätherische Öle vor allem in Kompressen, doch in einem Zerstäuber stärken sie ebenfalls das Immunsystem. Wegen ihrer immunstärkenden und antiseptischen Eigenschaften nimmt man Lavendel, Niaouli- oder Thymianöl. Immortelle wirkt entzündungshemmend, Kamille gegen die Schmerzen. Thymian und Niaouli-Öl sind besonders gut für Kompressen, Rosmarin für die Hautverjüngung und Heilung.

Blütenessenzen: Man nimmt Luffa, um bei Geschwürbildung und anderen Hautkrankheiten die Zellen zu regenerieren. Malve wirkt auf die Drüsen und reduziert die Giftstoffe bei der Hautheilung. Amarant (Fuchsschwanz) wird genommen, um das Immunsystem zu stärken und bakterielle Infektionen einzudämmen. Jasmin löst den Schleim aus dem Verdauungssystem, entgiftet und reduziert die Entzündung.

Kristalle und Edelsteinessenzen: Smaragd-, Jade-, Citrin-, Rubin-, Quarz- oder Amethyst-Essenzen stärken das Immunsystem. Smaragd ist besonders nützlich, um Giftstoffe aus dem Körper auszuscheiden. Malachit, Obsidian oder Rubin sind blutreinigende Essenzen bei Infektionen. Man hält oder trägt außerdem einen Blutstein oder Citrin (natürliches Citrin, keinen hitzebehandelten Amethyst).

Emotionalheilung: Abszesse und Furunkel sind Wut, die zum Sieden gekommen ist, überkocht und brodelt. Man muß sich einen sicheren Weg suchen, sie freizusetzen, statt sie in sich aufzustauen, bis sie herausplatzt. Der Körperteil, an dem die Entzündung auftaucht, kann einen Hinweis liefern.

Arthritis und Arthrose

Häufige Ursachen für Gelenkschmerzen, die nicht durch Unfälle und Verletzungen entstanden sind, sind Arthrose (degenerative Veränderung des Gelenkknorpels) und Arthritis (Gelenkentzündung).

Die Arthrose kann als Folge von Gelenkentzündung auftreten oder bei dauernder Überbelastung durch einseitige Arbeit und Sport.

Sie verursacht langsam zunehmende Schmerzen und später Steifheit. Muskeln, Sehnen und Bänder werden schwächer. Die Gelenke können deformiert werden, aber gewöhnlich kommt kein Fieber vor.

Rheumatismus ist ein Sammelbegriff für Gelenkentzündungen, die wahrscheinlich alle gemeinsam haben, daß sie durch ein allergieähnliches Geschehen entstehen. Ein Teil der akuten rheumatischen Erkrankungen wird durch überschießende Gewebsreaktionen auf bestimmte Bakteriengifte ausgelöst und kommt z. B. als Zweiterkrankung nach Scharlach oder bestimmten Halsentzündungen vor. 2–3 Wochen nach der Erstinfektion schwellen die großen Gelenke an, sind schmerzhaft, heiß und gerötet, es tritt oft hohes Fieber auf. Die Entzündung wandert von Gelenk zu Gelenk, und manchmal sind auch kleinere, z. B. Fingergelenke betroffen. Kopfschmerzen treten auf, und es besteht schweres Krankheitsgefühl. Die allergisch-entzündliche Reaktion kann auch Herz und Niere schädigen, z. B. sind viele Herzklappenfehler so entstanden.

Die primärchronische Polyarthritis (rheumatoide Arthritis, chronische Entzündung mehrerer Gelenke) wird zu den sogenannten Autoimmunkrankheiten gezählt, bei denen der Organismus Antikörper gegen sein eigenes Gewebe produziert. Möglicherweise spielen auch chronische Entzündungsherde, z. B. an den Zahnwurzeln oder den Rachenmandeln, eine Rolle bei der Entstehung. Die Krankheit beginnt meist schleichend, über Jahre, mit Gelenksteifheit und Schwellung der kleinen Gelenke an Fingern und Zehen, manchmal begleitet von Allgemeinsymptomen wie Abgeschlagenheit, Müdigkeit und Gewichtsabnahme. Folge können Versteifung und Verformung sowie nachfolgende Funktionsunfähigkeit der betroffenen Gelenke sein. Die Krankheit tritt am häufigsten zwischen dem 30. und 40. Lebensjahr auf, Frauen sind 3–4mal häufiger betroffen als Männer.

Gelenkrheumatismus muß wegen der drohenden Komplikationen an Herz und Nieren und der Gefahr der Invalidität ärztlich behandelt werden. Naturheilverfahren können die Behandlung wirkungsvoll unterstützen.

Es gibt viele verschiedene Typen von Arthritis, doch diese beiden Formen kommen am häufigsten vor. Die folgenden Heilvorschläge gelten für beide Typen, begleitend zur ärztlichen Behandlung; Ausnahmen sind angegeben.

Vitamine und Mineralstoffe: Man nimmt täglich ein Multivitamin- und -mineralstoffpräparat ein, dazu Vitamin C bis zur Unverträglichkeit. Dazu Vitamin-B-Komplex, dreimal täglich zu den Mahlzeiten und zusätzlich Vitamin B-3, B-5 und B-6 (jeweils 100 mg dreimal am Tag, 500 mg Vitamin B-5). PABA reduziert die Schwellungen. Nehmen Sie 800–1 200 IE Vitamin E (am besten mit 50–200 µg Selen) und 25 000–50 000 IE Vitamin A als Beta-Karotin. Ein Kalzium/Magnesium-Präparat (1 000 mg Kalzium, 500 mg Magnesium) ist wichtig, um Knochensubstanzverlust zu vermeiden. Zink (50 mg), Mangan, Kupfer und Jod (in Form von Meeresalgentabletten, sechs bis acht pro Tag) nützen auch, ebenso wie das Antioxidans und schmerzlindernde Coenzym Q-10 (60 mg) und Germanium (200 mg). Nehmen Sie kein zusätzliches Eisen ein.

Heilpflanzen: Ein Aufguß von Luzerne (Alfalfa), Klette und Silberweide hilft gegen die Schmerzen, mildert die Entzündung und führt den Knochen Nährstoffe zu. Er entgiftet und schmeckt gut. Man trinkt davon soviel wie möglich. Gegen die Schmerzen und die Entzündung kann man Mutterkrauttinktur versuchen. Selleriesamen und Petersilientee, um die Gifte auszuscheiden. Silberweide ist ein sicherer Ersatz für Aspirin, Teufelskralle wirkt entzündungshemmend und schmerzlindernd. Äußerlich angewendet werden Johanniskraut- und Gaultherieöl. Andere Kräuter, die nützen können, sind Chaparral, Yucca (sechs bis acht Tabletten täglich), Maisbart, weißer Salbei oder Ginseng. Äußere Umschläge kann man mit Baldrian oder Beinwell zubereiten. Löwenzahn und Rotklee wirken leber- und blutreinigend.

Naturheilkunde: Man beginnt mit einer Fastenkur mit rohen Gemüsesäften (Karotten oder Sellerie), aber auch aus Luzerne (Alfalfa), Brunnenkresse oder Petersilie. Danach geht man allmählich zu fester Nahrung über und achtet auf allergische Reaktionen. Eine vegetarische Ernährung primär aus rohem Gemüse ist ratsam. Man sollte Milchprodukte, Fleisch, Zucker, Zitrusfrüchte, Weizen, Nachtschattengewächse (grüne Paprika, Auberginen, Tomaten, Kartoffeln und Tabak), Auszugsmehl, Salz, Alkohol, Fertiggerichte und Limonadengetränke meiden. Zu den Mahlzeiten nichts trinken, das verdünnt die Verdauungsenzyme.

Man kann Bäder mit Epsomsalz, Bittersalz (Magnesiumsulfat) ausprobieren und Packungen mit Rizinusöl oder Kohlblättern machen. Bei starken Schmerzen kräftig mit Erdnußöl, Olivenöl oder Rizinusöl massieren. Olivenöl sollte auch innerlich genommen werden, drei Wochen lang sechs Eßlöffel am Tag, langsam verringern, bis man eine normale Dosierung erreicht hat. Essentielle Fettsäuren – Schwarzjohannisbeeröl, Lachsöl, Fischlipide, Weizenkleie oder Nachtkerzenöl – können erstaunliche Ergebnisse für

die Schmerzlinderung, Entzündungshemmung und Gelenk-
beweglichkeit bewirken. Sie sind sehr zu empfehlen.

Um die Mineralablagerungen in den Gelenken abzubauen
und die Verdauung zu beschleunigen, mischt man einen
Teelöffel Obstessig und einen Teelöffel Honig in einem
Glas mit warmem oder kaltem Wasser und trinkt dies dreimal am Tag zu den Mahlzeiten. Das ist die einzige Ausnahme, sonst wird zum Essen nichts getrunken. Salzsäure-
tabletten, Betain oder Bromelain sind weitere Möglichkeiten. Man sollte viel rote oder blaue Beeren essen –
Kirschen, Weißdorn, Blaubeeren – und Honig statt Zucker
nehmen. Karotten, Avocados, Bananen und Papayas sind
ebenfalls eine gute Empfehlung.

Man muß auf Candida albicans (Pilzinfektion) achten: Er
kann Arthritis verschlechtern oder sogar die gleichen Symptome auslösen. Aus diesem Grund nimmt man geruchlose
Knoblauchpillen (dreimal täglich zwei Kapseln oder Tabletten zu den Mahlzeiten, um die Entzündungen und Candida
zu bessern). Wenn die Attacke abnimmt, auf zwei am Tag
herabschrauben, zur Vorbeugung. Viel rohen Knoblauch
und Zwiebeln essen. Auch Bienenpollen wirken positiv.

Homöopathie und Zellsalze: *Arnica montana* ist angeraten,
wenn die Gelenke schmerzen und dieser Schmerz durch
Bewegung verschlimmert wird, wenn Rücken und Schultern betroffen sind oder Berührungsempfindlichkeit besteht. Bei Entzündungen und Ödemen (wie von einem
Bienenstich) versuche man *Apis*. *Bryonia* hilft, wenn die
Muskeln allgemein schmerzen, man in Rücken und Gliedern Beschwerden hat, geschwollene, heiße, rote Gelenke
und schon die kleinste Bewegung die Schmerzen verschlimmert. Wenn Berührung den Schmerz verschlimmert, aber
Druck hilft, Wärme lindert und Bewegung alles verschlimmert, versucht man *Colocynthis*. *Rhus tox.* ist das Heilmittel, wenn der Schmerz durch Ruhe verschlimmert wird,
morgens und bei feuchtem, kaltem Wetter stärker ist und

durch ständige Bewegung gebessert wird. Die Gelenke sind schwach, geschwollen und rot; es besteht Schwäche in Armen und Fingern.

Zellsalze: *Ferrum phos.* ist angezeigt, wenn ein Gelenk nach dem anderen befallen wird, die Gelenke aufgeschwemmt und leicht gerötet sind und Bewegung die Symptome verschlimmert. *Silicea* ist gut gegen rheumatische Schmerzen in Hüfte, Gliedmaßen und Knien, die bei feuchtkaltem Wetter schlimmer werden. *Kali. mur.* (Chloratum) wird empfohlen, wenn die Schmerzen bei Bewegung oder nachts bei Bettwärme schlimmer werden.

Aminosäuren: Eine Kombination von Aminosäuren ist sehr zu empfehlen, um den Schmerz zu lindern und das Gewebe wieder aufzubauen. Man nimmt sie zwischen den Mahlzeiten. Einzelne empfohlene Aminosäuren sind Histidin, Methionin, DL-Phenylalanin und Cystein.

Akupressur: Man achte in den folgenden Bereichen auf Schmerzpunkte und wende Druck an, um sie freizusetzen: Bei Bein- und Hüftschmerzen findet man sie am äußeren Rand der Gesäßbacken; es können mehrere sein. Bei Ischias sucht man nach empfindlichen Stellen unter der Ferse. Diese muß man vielleicht mit einem Kristall oder einem anderen stumpfen Objekt drücken, um sie genau zu lokalisieren. Man achte auf Meridianpunkte im Bereich des Hüftgelenks. Bei Knieschmerzen benutzt man Daumen und Mittelfinger wie eine Pinzette, um Reflexe etwa fünf Zentimeter oberhalb der Kniescheibe zu finden, aber auch fünf Zentimeter unterhalb. Man sollte nie Druck auf das Knie selbst ausüben noch auf andere geschwollene, schmerzhafte oder entzündete Gelenke. Bei Hals-, Arm-, Schulter- und Fingerschmerzen liegen die Punkte oberhalb der Schulterblätter zwischen Hals und Arm. Sie können sehr empfindlich sein. Generelle Arthritis-Meridianpunkte liegen auf dem Fußrücken und an der oberen Ferse (s. gegenüberliegende Seite).

Akupressurpunkte bei Arthritis und Arthrose

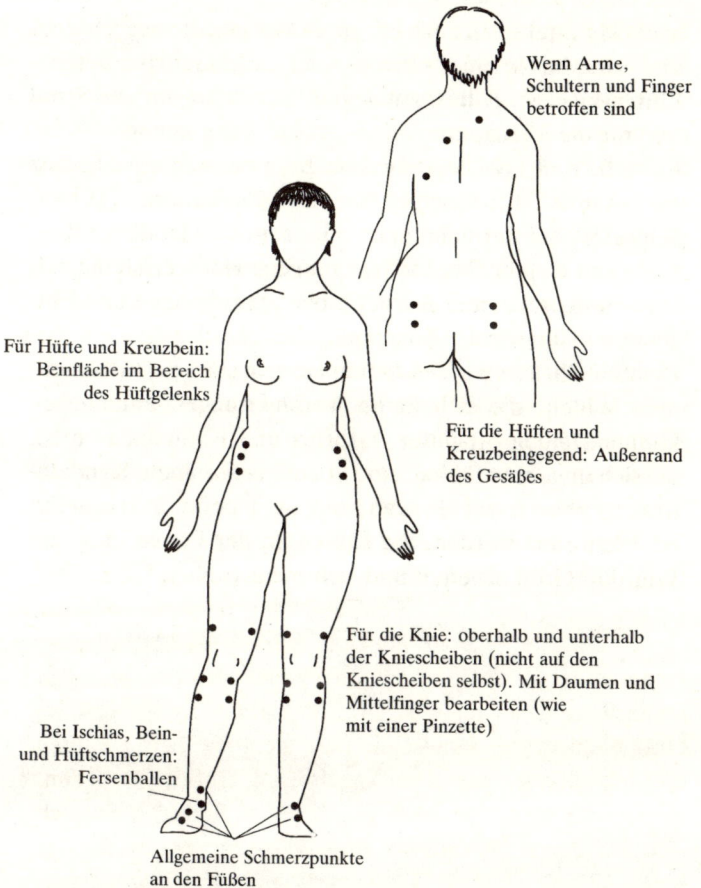

Wenn Arme, Schultern und Finger betroffen sind

Für Hüfte und Kreuzbein: Beinfläche im Bereich des Hüftgelenks

Für die Hüften und Kreuzbeingegend: Außenrand des Gesäßes

Für die Knie: oberhalb und unterhalb der Kniescheiben (nicht auf den Kniescheiben selbst). Mit Daumen und Mittelfinger bearbeiten (wie mit einer Pinzette)

Bei Ischias, Bein- und Hüftschmerzen: Fersenballen

Allgemeine Schmerzpunkte an den Füßen

Mildred Carter, *Body Reflexology*, S. 112-115.

Aromatherapie: Ätherische Öle für Arthritis sind Birke, Bergamotte, Lavendel, Rosmarin, Kamille, Majoran, Ingwer und Kardamom, besonders als Badezusatz oder Massageöl. Man stellt sich auch ein gutes Massageöl aus Fichtenöl und Sassafras in einer Oliven- oder Erdnußölbasis her.

Blütenessenzen: Dill ist gut gegen Entzündungen und Streß und für die Verdauung, Nieswurz zur Verjüngung.

Kristalle und Edelsteinessenzen: Man benutzt eine Essenz aus Azurit, Chrysocoll, Kunzit, Chalzedon, Peridot, Schwefel oder Turmalinquarz oder aus den Metallen Silber, Gold und Kupfer. Man sollte orangene Halbedelsteine halten, wie Koralle oder Karneol, bei Schwellungen und Entzündung Chrysocoll, Amazonit oder Lapislazuli.

Emotionalheilung: Menschen mit einem starken, unbeugsamen Willen, die sich kaum Veränderungen unterziehen können, leiden oft unter Arthritis und Rheuma. Frauen, die sich ungeliebt fühlen, sind ebenfalls geeignete Kandidatinnen, ebenso wie Frauen, die im Übermaß kritisieren oder kritisiert werden. Sie sollten an der Freisetzung von Wut und Groll arbeiten und sich mehr treiben lassen.

Asthma

Asthma besteht aus immer wieder auftretenden Anfällen von pfeifender Atmung, Atemschwierigkeiten und Atemnot in verschiedenem Ausmaß und kann sich bis zur Lebensbedrohlichkeit steigern. Das Ausatmen ist aufgrund von Verkrampfungen in den Muskeln der Bronchien und Bronchiolen (Luftwege zur Lunge) behindert. Zu den Symptomen gehören Erstickungsgefühl, Enge um den Brustkorb, schnelle Atmung, Angst und Husten. Die Anfälle enden oft mit Auswurf von Schleim. Sie treten oft nachts auf, bei Anstrengung oder unter emotionalem Streß. Die Verkrampfungen werden von der Überreaktion des Immunsystems ausgelöst, oft aufgrund verschiedener Allergie auslösender Stoffe. Es kann sich um eine Überempfindlichkeit gegen ganz normale Lebensmittel handeln oder die in ihnen enthaltenen Gifte, Chemikalien und anderen Zusatzstoffe, gegen Umweltgifte und Tabakrauch.
Bei Kindern gehen dem oft Ekzeme und Heuschnupfen voraus. Homöopathen glauben, daß die Unterdrückung dieser Krankheiten, z.B. mit Kortison, Asthma zur Folge haben kann. Lebensmittelallergien sind ein weiterer Grund, wobei die häufigsten Allergene Milchprodukte, Eier, Hefe, Weizen, Fisch und Schwefelzusätze sind. Auslöser für eine Attacke bei Erwachsenen kann eine Erkältung sein, Reizstoffe aus der Umwelt (Chemikalien, Lösungsmittel in Farben, Tabakrauch, Autoabgase), Überempfindlichkeit gegenüber Nahrungsmittelzusätzen oder Konservierungsmitteln, plötzliche Temperaturschwankungen, Veränderungen des Atemrhythmus oder plötzliche, heftige Anstrengung bei sensiblen Personen. In jedem Fall sollte versucht werden, durch ärztliche Untersuchungen,

Allergietests, psychologische Untersuchung und naturheilkundliche Diagnostik, die Ursachen für die Erkrankung zu
finden.

Vitamine und Mineralstoffe: Abgesehen von einem Multi-
vitamin- und -mineralstoffpräparat nimmt man Vitamin A
(15 000–25 000 IE täglich) in trockener Form für die Lungen und das Immunsystem. Dazu den Vitamin-B-Komplex
zwei- bis dreimal täglich. Wichtige B-Vitamine sind B-6
(50–250 mg insgesamt), B-5, ein natürliches Antihistamin
und Antistreßmittel (500–2 000 mg täglich) und Vitamin
B-12 (unter die Zunge geben). Man nimmt Vitamin C mit
Flavonoiden bis zur Unverträglichkeit, aber mindestens
3 000 mg pro Tag, und Vitamin E mit Selen bis zu 1 200 IE
pro Tag. Mineralien sind noch wichtiger, eine Kalzium/Ma-
gnesium-Tablette alle halbe Stunde kann eine Attacke lindern oder beenden. Täglich 1 500 mg Kalzium auf 750 mg
Magnesium in einem Kalziumpräparat – ein Mangel an
diesen Stoffen kann die Ursache für Asthma sein. Zink
zur Stützung des Immunsystems kann mit 50 mg pro Tag
gegeben werden, dazu 5 mg Mangan zweimal pro Woche.
Coenzym Q-10 hilft, die Histaminreaktion des Körpers
abzuschwächen und versorgt das Blut mit Sauerstoff.
Germanium ist ebenfalls ein Sauerstoffbilder und Immun-
systemstützer, aber auch Bromelain mit Querzetin C.
Kinder bekommen jeweils die Hälfte der angegebenen
Mengen.

Heilpflanzen: Veilchenblätter über längeren Zeitraum hinweg genommen helfen, die Feuchtigkeit in den Lungen
auszutrocknen, die einen Anfall auslösen. Beifuß und
Geißblatt regen die Lungenfunktion an, und Gelbholz-
baum hilft, Blockierungen aufzuheben; Taubnesseln oder
Königskerze trocknen den Schleim aus, und Brennesseln
reinigen das Blut. Joy Gardners *The New Healing Yourself*
empfiehlt Beinwellblätter. Zehn Minuten köcheln, dann
zwei Teelöffel Lobelie und Pfefferminze hinzufügen, zu-

decken und fünf Minuten ziehen lassen. Jeden zweiten Tag eine Tasse trinken, um die Lungen zu kräftigen. Das gilt auch bei Bronchitis. Lobelientinktur: Man nimmt eine einzelne Dosis von 30 Tropfen nach einem Anfall und kleinere Dosierungen von 15–20 Tropfen dreimal täglich. Es ist ein Hauptmittel gegen Asthma und Lungenbeschwerden, eine zu hohe Dosis kann jedoch Erbrechen zur Folge haben. Andere Asthmaheilpflanzen sind Grünkohl, Ginkgo Biloba, Lakritz (kann den Blutdruck steigern), Grindelia und Sonnentau. Isländisches Moos ist bei Kindern angezeigt. Huflattich und Königskerze kann man auch rauchen, um es in die Lungen zu bringen.

Naturheilkunde: Kinder und Erwachsene mit Asthma brauchen eine Diät, die weitestgehend frei von Zusätzen, Chemikalien, Farb- und Giftstoffen ist. Man beginnt mit einer dreitägigen Saftfastenkur mit Frucht- oder Gemüsesäften, gefolgt von einer Karotten-Monodiät (dabei trinkt man ausschließlich Karottensaft und ißt nur rohe Karotten zwischen den Mahlzeiten, die aus drei Viertel gekochten Karotten und einem Viertel gekochten Zwiebeln bestehen). Langsam auf andere Nahrungsmittel übergehen, aber auf allergische Reaktionen achten, besonders Milchprodukte, Eier etc. und auf Nahrungsmittel verzichten, die einen Anfall auslösen. Vollständig verbannen sollte man Zucker, Auszugsmehl, Zusatzstoffe, Alkohol, Kaffee, Rauchen und sehr heißes und sehr kaltes Essen.

Bienenpollen oder roher Bienenwabenhonig ist ein gutes Vorbeugungsmittel gegen Asthmaattacken, aber nur wenn keine Pollenallergie besteht: Man beginnt mit ein paar Körnchen und steigert sich auf einen Teelöffel pro Tag. Man unterstützt die Kalzium- und Mineralaufnahme, indem man dreimal täglich ein Glas Wasser mit einem Teelöffel Obstessig und einem Teelöffel Honig trinkt. Meeresalgentabletten liefern Mineralien und Jod. Rohes Thymusdrüsengewebe oder Nebennierenextrakt helfen ebenfalls.

Man ist sich nicht einig, welche Nahrungsmittel oder Gemüse generell vermieden werden sollen, da die allergenen Stoffe je nach Person verschieden sind. Nachts kann man Rizinusölpackungen um die Brust machen.

Homöopathie und Zellsalze: *Aconitum* bei Attacken nach der Einwirkung von kaltem Wind, die mit großer Angst verbunden sind. *Arsenicum album* ist das Mittel bei Attacken, die mit Wärme besser werden, aber von großer Unruhe, Angst und Erschöpfung begleitet werden und gewöhnlich zwischen Mitternacht und zwei Uhr morgens eintreten. *Phosphorus* hilft gegen pfeifende und erschwerte Atmung. Bei laut rasselndem Husten und von Erbrechen begleiteten Anfällen nimmt man *Ipecacuanha. Kali. carb.* ist bei Attacken angezeigt, die sich zwischen 3 und 5 Uhr morgens ereignen. Homöopathisches *Lobelia inflata* in der D6-Potenzierung kann den Anfall beenden.

Zellsalze: Abwechselnd *Ferrum phos.* und *Mag. phos.* alle fünfzehn bis dreißig Minuten während der Attacken und drei Tage danach. Dann *Natrium sulph.* zweimal täglich über vier Wochen, dann *Calc. phos.* einen weiteren Monat lang. Für Kinder und Erwachsene geeignet, besonders, wenn Wetterwechsel einen Anfall auslöst.

Aminosäuren: 500 mg L-Methionin mit Vitamin-B-6 (50 mg) und C (500 mg), zweimal täglich auf nüchternen Magen.

Akupressur: Mildred Carter weist in *Body Reflexology* auf Reflexpunkte hin, die die meisten Asthmaattacken beenden. Der erste ist in der V-förmigen Vertiefung zwischen den Schlüsselbeinknochen lokalisiert. Man legt einen Finger darauf und drückt gleichzeitig nach unten und innen. Andere schmerzempfindliche Punkte zwischen Wirbelsäule und Schulterblatt beenden den Anfall ebenfalls, wenn sie massiert und freigesetzt werden. Carter meint, man könne das schon allein dadurch bewerkstelligen, daß man den Rücken gegen einen Türrahmen preßt. Es gibt Akupressur-

Akupressurpunkte bei Asthma

Punkte, die einen Anfall beenden

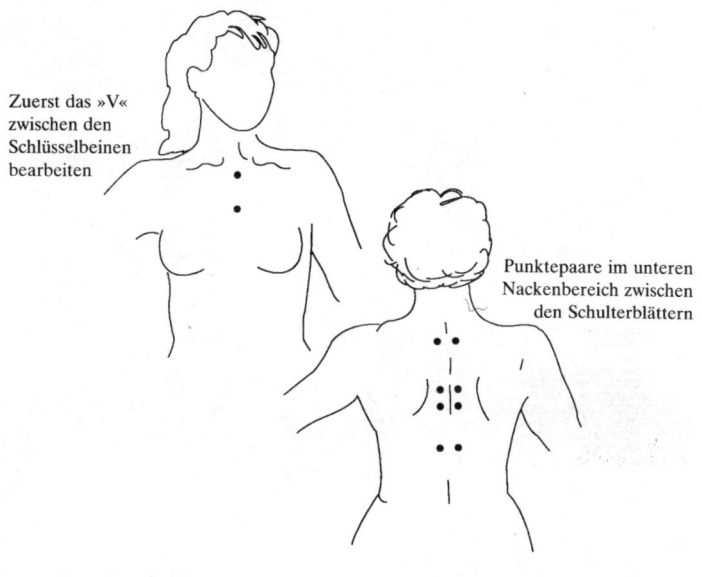

Zuerst das »V«
zwischen den
Schlüsselbeinen
bearbeiten

Punktepaare im unteren
Nackenbereich zwischen
den Schulterblättern

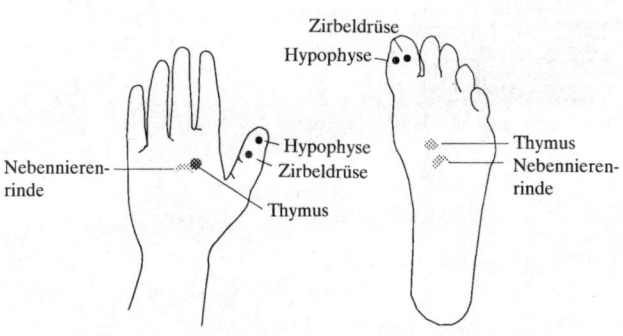

Zirbeldrüse

Hypophyse

Hypophyse
Zirbeldrüse

Nebennieren-
rinde

Thymus

Thymus
Nebennieren-
rinde

Mildred Carter, *Body Reflexology*, S. 182-185.

Akupressur bei Asthma

Punkte, die eine tiefe Atmung bewirken (nach J. M. Teeguarden)

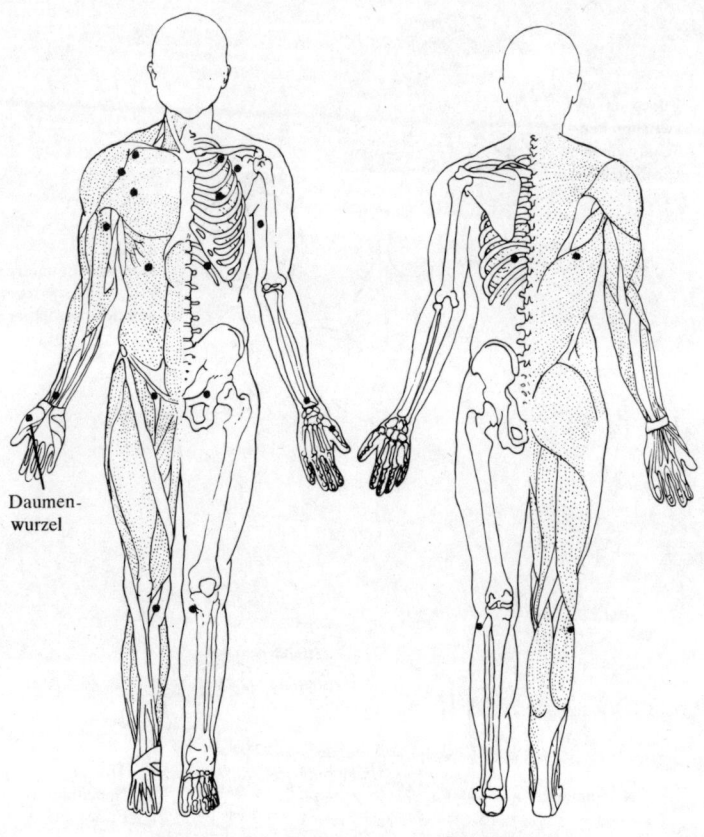

Daumen-
wurzel

Iona Marsaa Teeguarden, *Acupressure Way of Health: Jin Shin Do*, S. 132.

punkte für die Nebenniere in der Handfläche und auf den Fußsohlen. Man sollte auch an den Zirbeldrüsen- und Hypophysenpunkten in den Ballen von Daumen und großem Zeh arbeiten.

Aromatherapie: Man benutzt ätherische Öle im Bad, in Massageöl, Kompressen und Zerstäubern oder inhaliert sie direkt. Empfohlen sind Eukalyptus, Kajeput, Zypresse, Weihrauch, Lavendel, Myrrhe, Pfefferminze, Rosmarin, Fichte und Melaleuca (Niaouli).

Blütenessenzen: Eukalyptus dient der Verbindung zwischen den Lungen und den Emotionen und nützt bei allen Atemproblemen. Brennessel ist ein Anregungsmittel für die Lungen und das Nervensystem, zur Mineralaufnahme und gegen emotionalen Streß. Gänseblümchen hilft gegen zu flache Atmung.

Kristalle und Edelsteinessenzen: Opal- oder Schwefelessenz heilen die Nebennieren; Lapislazuli, Pyrit und Blauer Turmalin unterstützen die Lungen. Man sollte Blauen Turmalin, Chrysocoll, Türkis oder Citrin tragen.

Emotionalheilung: Man hat Ihnen nicht erlaubt, Emotionen zu zeigen, und Sie fühlen sich besonders von einem Elternteil erstickt und erdrückt. Sie müssen weinen, sich auf eigene Weise ausdrücken, um mit dem wirklichen und individuellen emotionalen Selbst in Kontakt zu gelangen. Vielleicht haben Sie Angst vor dem Leben – wollten Sie wirklich hier sein? Vertrauen Sie dem Prozeß des Lebens, treten Sie aus der Kindheit heraus, und werden Sie ein unabhängiges Wesen.

Beinkrämpfe

Nächtliche Muskelkrämpfe und Verspannungen in Beinen und Füßen stören den Schlaf; man wacht Nacht für Nacht mit intensiven Schmerzen auf, bis man schließlich sogar Angst vor dem Einschlafen hat. Gewöhnlich sind davon die Wadenmuskeln und Füße betroffen, aber nächtliche Krämpfe können in allen größeren Muskeln des Körpers, zum Beispiel in Hals-, Rücken-, Bauch- und sogar den Gesichtsmuskeln, auftreten. Tagsüber kommen sie nach Anstrengungen vor oder wenn man immer wieder die gleichen Muskelpartien benutzt (wie beim Schreiben oder bei monotoner Fabrikarbeit). Spannungen und Streß wie auch Kälte können das Problem verschlimmern. Die Krämpfe beruhen oft auf einer dieser drei Ursachen: Mineralmangel, schlechte Durchblutung oder sportliche Überanstrengung und Schwitzen. Manche entwässernden Mittel gegen hohen Blutdruck oder Herzkrankheiten können ebenfalls Muskelkrämpfe auslösen, weil sie dem Körper Kalium entziehen. Nachtkrämpfe kommen in der Schwangerschaft häufig vor.

Ich entdeckte die Wirkungen von Vitaminen und Mineralstoffen, als ich in der Schulzeit starke nächtliche Krämpfe hatte. Ein anderes Mädchen riet mir zu Kalzium/Magnesium, und nach ein paar Tagen Einnahme dieser Stoffe war das Problem gelöst. Die meisten nächtlichen Beinkrämpfe sind mit ganzheitlichen Mitteln zu verhindern oder zu heilen.

Vitamine und Mineralstoffe: Mit diesen Mitteln kann man Beinkrämpfe am schnellsten und leichtesten beheben. Zusammen mit dem täglichen Multivitamin- und Mineralstoffpräparat bedeutet eine Kalzium/Magnesium-Tablette oft die schnellste Heilung. Das gilt besonders für nächtliche Krämpfe bei jüngeren oder schwangeren Frauen. Man nimmt ein Kombinationspräparat aus 1 000–2 000 mg Kalzium auf die halbe Menge Magnesium. Die Spurenelemente in einem Komplexpräparat werden zur besseren Aufnahme gebraucht. Bei Beinkrämpfen beim Gehen und Stehen, die gewöhnlich durch schlechten Kreislauf bei älteren Leuten verursacht werden, nimmt man Vitamin E. Mit 400 IE pro Tag beginnen und bis zu 800–1 200 IE steigern, indem man pro Woche 100 IE mehr nimmt. Bei einer rheumatisch bedingten Herzkrankheit beginnt man mit 100 IE pro Tag und steigert auf 400 IE. Frauen, die Entwässerungstabletten nehmen, Sportlerinnen oder übermäßig Schwitzende brauchen gewöhnlich Kalium. Man nimmt unter 100 mg pro Tag. Wenn man stark schwitzt, kann es zu Salzmangel kommen, gewöhnlich braucht man aber eher Kalium als Natrium. Die B-Komplex-Vitamine, besonders B-6 und B-3, sind wichtig gegen Schreibkrampf und Zehenkrämpfe und zur Verbesserung des Kreislaufs. Vitamin D (400 IE pro Tag) wird für die Kalziumaufnahme gebraucht, Vitamin C mit Flavonoiden für die ausreichende Blutversorgung der Muskeln. Vitamin A (25 000 IE), Zink (50 mg), Salzsäure (HCL) und/oder Coenzym Q-10 nützen ebenfalls. Bor (3 mg pro Tag) fördert die Verwertung von Kalzium und anderen Mineralien und ist in einigen Kalziumkomplexpräparaten enthalten.

Heilpflanzen: Schachtelhalm liefert Silizium und hilft bei der Aufnahme von Mineralien. Luzerne (Alfalfa) ist ein mineralreicher Nährstoff, der die Aufnahme anderer Kräuter fördert und verstärkt. Himbeerblätter bieten Kalzium und andere Nährstoffe. Chaparral, Schneeballrinde, Hafergras, Beinwell, Holunderbeeren, Dong Quai (Angelicawurzel), Ginkgo Biloba und Safran wirken ebenfalls gut. Krampflösende Mittel sind Helmkraut, Mutterkraut, Katzenminze, Baldrian, Pfefferminze und Yamswurzel.

Naturheilkunde: Um Kalzium und andere Mineralien richtig zu verwerten, trinkt man zu den Mahlzeiten oder vor dem Schlafengehen ein Glas warmes Wasser mit einem Teelöffel Zitronensaft oder Obstessig und mit einem Teelöffel Honig. Das ersetzt Salzsäure und dient auch dem elektrolytischen Ausgleich nach dem Sport. Bei Mineralstoffverlust durch Sport nimmt man ein solches Getränk oder Obst- und Gemüsesäfte zu sich, statt Salz. Kalium kann man durch den Verzehr von Bananen und Orangen ersetzen. Hier ein Trank, um die Zirkulation der Wadenmuskeln zu verstärken: Je einen Teelöffel Nelken, Zitronensaft und Honig, einen Eßlöffel Ingwerwein und einen Viertelliter kochendes Wasser vierundzwanzig Stunden ziehen lassen und drei Teelöffel vor dem Zubettgehen nehmen.

Bei einem anderen Rezept zur Kreislaufanregung köchelt man zwei Teelöffel Ingwerpulver oder frisch gemahlene Wurzel in zwei Tassen Wasser, bis das Wasser gelb wird. Abseihen und einem heißen Bad zufügen, in dem man zwanzig bis dreißig Minuten liegen bleibt. Ein Senfbad für die Füße dreimal die Woche nützt ebenfalls. Einen Teelöffel Senfpulver in genügend Wasser geben, so daß die Füße bedeckt sind, und zwanzig Minuten baden. Auch ein Bittersalz-Fußbad kann anregend wirken. – Zu den Mahlzeiten nimmt man regelmäßig zwei Teelöffel Honig und ersetzt Zucker generell durch Honig, der bindet Kalzium im Körper. Meeresalgentabletten sorgen für Mineralien und Jod.

Man massiert die betroffenen Muskeln mit Löwenzahnöl oder legt die Beine hoch und schlägt sie mit der Handfläche, um den Kreislauf anzuregen. Einen Krampf löst man, indem man das Bein streckt und die Zehen und Zehenballen mit den Händen vorzieht. Bei Fußkrämpfen steht man auf und geht. Wärme lindert die Schmerzen, außerdem wird neuromuskuläre Massage empfohlen.

Homöopathie und Zellsalze: Wenn Krämpfe Bestandteil allgemeiner Müdigkeit und Überanstrengung sind, nimmt man *Arnica* (auch äußerlich als Gel). *Ledum palustre* ist gegen Schmerzen, die im Fuß beginnen und ins Bein ausstrahlen. *Calc. carb.* hilft gegen Krämpfe bei kalten, feuchten Füßen, *Colchicum* bei Krämpfen in den Fußsohlen, *Nux vomica* bei nächtlichen Krämpfen und *Cuprum metallicum* bei schweren Krämpfen. *Rhus tox.* für Schmerzen in Sehnen und Muskeln, die in Ruhestellung, bei Feuchtigkeit und morgendlichem Aufstehen zunehmen oder bei Kraftverlust in Unterarmen und Fingern.

Zellsalze: *Mag. phos.* ist das Hauptmittel bei Muskelkrämpfen, die von starken Schmerzen begleitet sind. *Kali. mur.* ist gegen Schmerzen, die durch Bewegung verschlimmert oder ausgelöst werden, auch gegen Schmerzen, die nachts bei Bettwärme schlimmer werden. *Silicea* und *Natrium mur.* zusammen werden gegen krampfhafte Zuckungen im Schlaf angeraten.

Aminosäuren: Eine Kombination von Leber-Aminosäuren sorgt für wichtige Proteine, B-Vitamine, Antioxidantien und die Zellgewebeerneuerung.

Akupressur: Mit leichten, fedrigen Bewegungen über die verkrampften Muskeln reiben, die sich daraufhin sanft lockern. Um Beinkrämpfe zu entspannen, kann man auch die Bänder an der Kniekehle massieren. Man bearbeitet die Meridianreflexe an der Hinterseite der Schenkel, in der Mitte zwischen Knie und Hüfte an der Außenseite und/oder empfindliche Stellen an den Wadenseiten in Kniehöhe, wo die beiden Knochen des Unterschenkels aufeinanderstoßen.

Aromatherapie: Kamille, Birke, Scharlachsalbei oder Ingwer in Massageölen, Kompressen oder als Badezusatz.

Blütenessenzen: Löwenzahnessenz entspannt die Muskeln und lindert den Schmerz und wird innerlich wie äußerlich angewendet. Sie lockert auch den geistigen Streß, der auf die Körpermuskeln wirkt.

Akupressur bei Beinkrämpfen

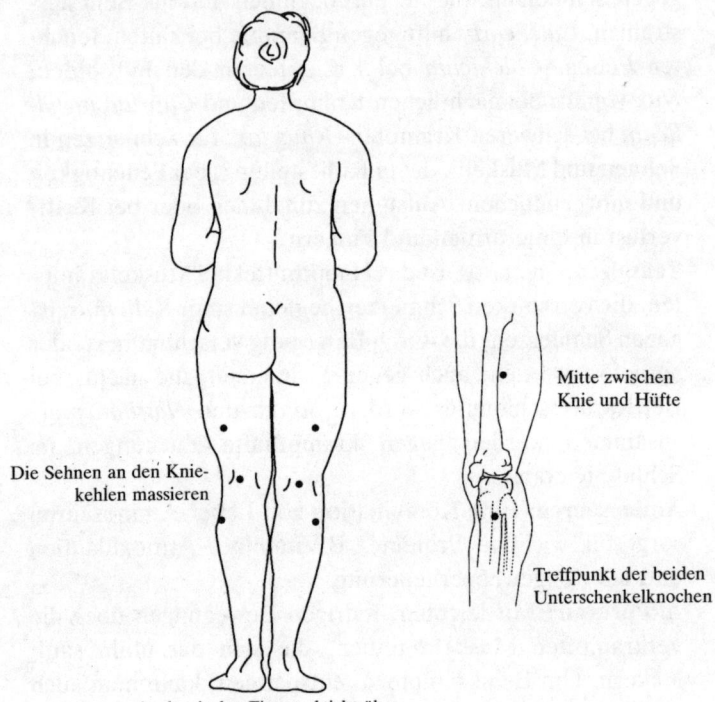

Die Sehnen an den Knie-
kehlen massieren

Mitte zwischen
Knie und Hüfte

Treffpunkt der beiden
Unterschenkelknochen

Auch mit den Fingern leicht über
den verkrampften Muskel streichen

John Thie, *A Touch for Health, A New Approach to Restoring Our Natural Energies*, S. 118; Iona
Marsaa Teeguarden, *Acupressure Way of Health: Jin Shin Do*, S. 70-71; Mildred Carter, *Helping
Yourself with Foot Reflexology*, S. 160-161.

Kristalle und Edelsteinessenzen: Man benutzt Kunzit-, Amethyst- oder Lapislazuli-Essenz oder Kupfer als Essenz. Amazonit hält oder trägt man für die Verwertung von Kalzium und Mineralien und um die Knochen- und Muskelfunktionen zu unterstützen.

Emotionalheilung: Krämpfe sind Spannungen, Angst und Festhalten. In den Füßen weisen sie auf mangelndes Verständnis für sich und andere und auf die Angst, im Leben weiterzugehen, hin. In den Unterschenkeln bedeuten sie, daß man nicht vorwärts gehen will, weil man Angst vor der Zukunft hat. Oberschenkelkrämpfe bedeuten, daß man an alten Traumata der Vergangenheit und Kindheit festhält. Man sollte den alten Schmerz fahrenlassen und freudig weitergehen. Entspannen Sie sich und lassen Sie sich treiben; schreiten Sie auf dem Lebensweg voran.

Blasenentzündung (Zystitis)

Harnwegsentzündungen kommen bei Frauen wesentlich häufiger vor als bei Männern, und viele Frauen leiden zu irgendeinem Zeitpunkt ihres Lebens chronisch darunter.

Die meisten Blasenentzündungen entstehen durch sogenannte aufsteigende Harnwegsinfektionen, d. h. die Entzündung breitet sich von außen durch die Harnröhre in die Blasenschleimhaut aus. Ein Grund, warum Frauen häufiger davon betroffen sind, ist vermutlich die kürzere Harnröhre und die enge Nachbarschaft zu Scheidenausgang und Analbereich, die natürlicherweise stark mit Bakterien besiedelt sind. Als Erreger kommen Bakterien, einzellige Parasiten und auch Pilze (oft Candida) infrage. Oft spielt Unterkühlung eine Rolle, aber auch mechanische Reizung, z. B. durch enge Jeans; auch extrem häufiger Geschlechtsverkehr kann die Infektionsbereitschaft erhöhen. Luftundurchlässige Synthetikunterwäsche, Intimsprays und chemisch behandelte Slipeinlagen und Binden können bei empfindlichen Frauen entzündlich-allergische Schleimhautreaktionen auslösen.

Wenn man sich nach dem Stuhlgang von vorn nach hinten abwischt, verhindert dies, daß Bakterien aus dem Analbereich in die Harnröhre und Harnblase eindringen.

Symptome für Zystitis sind häufiges Wasserlassen, gewöhnlich mit einem brennenden Schmerz verbunden. Man spürt Harndrang, obwohl die Blase leer ist. Der Urin hat vielleicht einen scharfen Geruch, sieht trüb aus oder enthält Blut oder Gewebeteilchen. Oft tritt auch Fieber auf. Vielleicht sind keine anderen Symptome festzustellen außer der Häufigkeit des Harndrangs oder daß der Bauch sich aufgebläht anfühlt. Eine unbehandelte Blaseninfektion kann auf die Nierenbecken übergreifen, was eine schwere Komplikation bedeutet und unbedingt angemessen behandelt werden muß, da sonst die Nieren geschädigt werden können.

Vitamine und Mineralstoffe: Zusätzlich zu einem Multivitamin- und -mineralstoffpräparat ist Vitamin C hier das wichtigste. Beim ersten Anzeichen einer Blasenentzündung nimmt man 1 000 mg pro Stunde mit sehr viel Wasser. Zur Vorbeugung braucht man mindestens 1 000 mg Vitamin C pro Tag. Zu dieser Megadosis kommt noch Vitamin-B-Komplex und 600 IE Vitamin E. Die wichtigen B-Vitamine hier sind Cholin, Folsäure, Vitamin B-2, B-5 und B-6. Zink (50 mg) nimmt man für das Immunsystem, sowie Kalzium/Magnesium (1 000–1 500 mg Kalzium mit der halben Menge Magnesium); bei chronischen Entzündungen benötigt man täglich 25 000 IE Beta-Karotin. Acidophilus in Form von Megadophilus oder Maxidophilus wird innerlich genommen, kann aber auch zur Scheidenspülung verwendet werden. Bei gleichzeitiger Einnahme von Antibiotika ist das überaus wichtig. Nach der Infektion behält man die angegebenen Dosierungen zur Stärkung des Immunsystems und Vorbeugung bei.

Heilpflanzen: Bucco-Blätter, Maisbart, Eibischwurzel, Brennesseln, Petersilie, Löwenzahn oder Uva ursi (Bärentraube) werden alle gegen Blasenentzündungen angewendet, ebenso die pflanzlichen Antibiotika Gelbwurz oder Echinacea. Bärentraube, Quecke und Schafgarbe nimmt man zusammen, oder aber Bärentraube, Salbei und Schachtelhalm. Als äußerliche Anwendung kann man einen Beinwellumschlag auf den Unterbauch legen.

Naturheilkunde: Man stellt die Ernährung auf Vollwertkost um, mit viel Gemüse, pflanzlichem Protein, ungesättigten Fetten und frischem Obst. Wasser, Obst- und Gemüsesäfte und Kräutertees trinken. Verstopfung vermeiden. Zur Säuerung des Urins und zur Verhütung einer Blaseninfek-

tion ist Preiselbeersaft vordringlich. Man nimmt den ungesüßten Saft aus dem Reformhaus und trinkt bei den ersten
Anzeichen stündlich ein großes Glas davon. Die Anzeichen
verschwinden gewöhnlich nach wenigen Stunden. Diese
Saftkur anschließend mindestens zwei Tage lang weiterfüh-
ren. Kirschsaft, Zitronensaft in Wasser, Buttermilch (Acidophilus) oder zwei Teelöffel Obstessig in einem Glas
Wasser haben die gleiche Wirkung. Wenn man nichts Ähnliches im Haus hat, trinkt man stündlich ein sehr großes
Glas Wasser und achtet auch sonst darauf, mindestens acht
Gläser Wasser täglich zu trinken. Koffein, Alkohol, Zitrus-
und Limonadengetränke vermeiden. Sie reizen Blase und
Nieren.

Knoblauchpillen sind wichtig, um Candida albicans und die
infizierenden Bakterien (z. B. E-koli) auszuscheiden. Sie
stärken das Immunsystem und wirken antibakteriell. Dreimal täglich zwei Tabletten zu den Mahlzeiten nehmen.
Wassermelone oder deren Kerne oder Schale als Tee wirken entwässernd und reinigen den Harntrakt. Man ißt viel
Zwiebeln und macht einen Zwiebelumschlag für die Nieren. Rizinusölpackungen haben ebenfalls gute Wirkung.
Karotten-, Rote Bete- und Gurkensaft werden empfohlen;
meiden Sie Milchprodukte, scharf gewürzte Speisen und
Zucker. Ein heißes Bad mit zwei Tassen Natriumbikarbonat oder Meersalz hilft: eine halbe Stunde liegen bleiben,
dann abduschen.

Homöopathie und Zellsalze: *Cantharis* nimmt man bei Zystitis mit häufigem, schmerzhaftem Harnlassen; *Causticum*
bei Zystitis, die chronisch ist und bei der man unfreiwillig
Urin ausscheidet. *Aconitum* kann bei den ersten Anzeichen
genommen werden. *Sarsaparilla* ist das Heilmittel, wenn
die Schmerzen am Schluß des Urinierens am schlimmsten
sind; *Staphisagria* bei »Flitterwochen-Zystitis«. *Mercurius*-
Symptome sind nachts stärker und umfassen Brennen, un-
kontrollierbaren Harndrang, dunklen Urin, kleine Urin-

mengen und Schmerzen, die während des Urinierens nachlassen also am Beginn und Ende stärker sind. *Nux vomica*-Zystitis ist mit Brennen und Druckschmerzen beim Urinieren verbunden, mit Schmerzen wie durch Nadelstiche; die Attacken erfolgen nach Alkohol, Kaffee oder Medikamenten. *Apis* nimmt man bei starken Schmerzen, starkem Harndrang mit wenig Urin und berührungsempfindlichem Bauch.

Zellsalze: *Ferrum phos.* nimmt man bei empfindlichen Nieren und den ersten Anzeichen. *Kali. sulph.* ist das Heilmittel bei schwierigem Urinieren, *Natrium sulph.* bei Nierensteinen. Man kann auch die folgende Kombination nehmen: *Kali. mur., Ferrum phos., Kali. phos.* und *Mag. phos.*

Aminosäuren: Eine Kombination aller Aminosäuren baut das Immunsystem auf, entgiftet, heilt Gewebe und enthält B-Komplex-Vitamine und Schwefel. Einzeln empfohlen werden Methionin und Cystin.

Akupressur: Man achtet auf empfindliche Bereiche an Füssen und Händen und widmet besondere Aufmerksamkeit der Leber, Blase, Nieren und dem Harntrakt auf der Körperkarte. Man massiert die Punkte an den Handgelenken, den Punkt für das autonome Nervensystem in der Haut zwischen Daumen und Zeigefinger, und die Punkte an der Fußaußenkante, s. Abb.

Aromatherapie: Man nimmt Eukalyptus, Wacholder und Thymian zusammen im Bad, oder man badet mit Lavendel- oder Sandelholzöl (muß aber rein sein). Andere empfohlene Aromen sind Birke, Kajeput, Zedernholz, Niaouli und Liebstöckel.

Blütenessenzen: Kamille stärkt die Nieren, Eukalyptus ist gut für Entzündungen der Nieren und des Harntrakts.

Kristalle und Edelsteinessenzen: Magnetit ist die wichtigste Essenz zusätzlich zu dem Metall Silber. Man hält oder trägt Blutstein, Jade, Citrin, Topas oder Bernsteinkalzit.

Akupressur bei Blasenentzündung

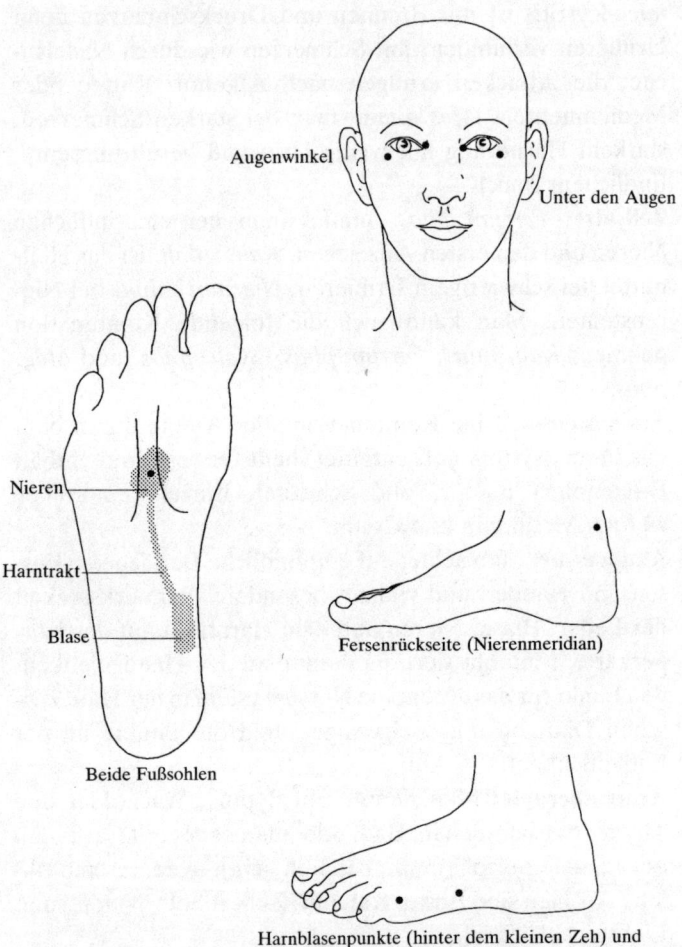

Augenwinkel

Unter den Augen

Nieren

Harntrakt

Blase

Fersenrückseite (Nierenmeridian)

Beide Fußsohlen

Harnblasenpunkte (hinter dem kleinen Zeh) und
hinter dem Fußballen an der Fußaußenseite

Cathryn Bauer, *Acupressure for Women*, S. 51 und 120.

Emotionalheilung: Was (oder wer) regt Sie auf? Verdrängte Wut, gewöhnlich auf einen Partner, ist geradezu eine Einladung für Zystitis. Man löst sich von dem Bedürfnis, die Schuld auf andere zu schieben, und drückt seine Wut und Verletztheit aus. Viele Frauen mit chronischer Zystitis erlebten in der Vergangenheit sexuellen Mißbrauch.

Blutreinigung

Naturheilkundler glauben, daß viele Krankheiten von Giften herrühren, die sich im Körper, in den Organen, im Blut, dem Gewebe und den Zellen ansammeln. Sie entstammen schlechter Ernährung, Fertigprodukten, Umweltverschmutzung, raffiniertem Zucker oder Mehl, Streß oder schädlichen Substanzen wie Alkohol, Kaffee, Tabak und ärztlich verschriebenen oder illegalen Drogen, aber auch ungesunden Lebensgewohnheiten wie Schlaf- und Bewegungsmangel. Unterfunktionierende Drüsen können ebenfalls zu einer Giftstoffansammlung führen, zu träger Verdauung und Ausscheidung. Nieren und Blase, Leber, Milz, Lungen, Haut und der Darm sind Organe des Stoffwechsels, die manchmal angeregt werden müssen. Wenn man häufig unter Infektionen oder Erkältungen leidet, unter Geschwüren, Hautreizungen und -krankheiten, Nebenhöhlenbeschwerden, Herpes, Mund- oder Körpergeruch, sind Blutreinigungsmethoden angezeigt. Bei Blasenentzündungen, häufiger Verstopfung oder Beschwerden bei Menstruation oder Menopause ist Blutreinigung vermutlich ebenfalls nötig. Giftansammlungen können auch ein Faktor bei geistigen und nervösen Störungen sein, besonders bei Depressionen.

Eine Blutreinigungskur beginne ich gewöhnlich mit dreitägigem Fasten (länger nur unter Aufsicht) mit Säften der folgenden Früchte oder Gemüse: Kirsche, Preiselbeeren, Rote Beete (gekocht), Weintrauben, Brombeeren oder Rotkohl. Man kann auch mit rohem Gemüse fasten. Man wendet Einläufe an, um den Darm schneller von den Giftstoffen zu befreien und Verstopfung zu vermeiden. Verstopfung selbst kann eine Ursache für die Ansammlung von

Toxinen sein. Bei fast jeder Krankheit nützen blutreinigende Maßnahmen und Kräuter. Sie unterscheiden sich von der Leberentgiftung, bei der man sich auf die Ausscheidung von Chemikalien oder Schwermetallen konzentriert, auf die Auswirkungen von Tabakkonsum oder Alkohol- und Drogenmißbrauch. Leberentgiftung hilft bei Entzug und beschleunigt den Erholungsprozeß.

Vitamine und Mineralstoffe: Diese nehmen bei der Blutreinigung den zweiten Platz hinter Kräutern und Fastenkuren ein. Zu dem täglichen Multivitamin- und -mineralstoffpräparat kann man Megadosen von Vitamin C einnehmen (3000–10 000 mg pro Tag oder bis zur Unverträglichkeit). Die Vitamine A und E sind Antioxidantien und helfen ebenfalls, etwa 25 000 IE Vitamin A und 800 IE Vitamin E. Zink ist wichtig, aber nie mehr als 100 g pro Tag nehmen. Dazu ein Kalzium/Magnesium-Präparat.

Heilpflanzen: Am wichtigsten ist eine Kombination von Großer Klette und Rotklee, doch die Wirkung kann recht stark sein. Zu den blutreinigenden Kräutern gehören unter anderem auch Taubnessel, Salbei, Holunderblüten, Luzerne (Alfalfa) und Teufelskralle. Weitere Blutreinigungskräuter sind Echinacea, Gelber Ampfer (für die Leber) oder Gelbwurz. Tee aus Petersilie, Kamille, Löwenzahn oder Schafgarbe hat ebenfalls eine positive Wirkung.

Naturheilkunde: Man beginnt mit dreitägigem Fasten und täglichen Einläufen. Am ersten Tag macht man ihn mit Kaffee, am zweiten mit Löwenzahn und am dritten mit klarem Wasser (aus Joy Gardners *The New Healing Yourself*, S. 239–241). Für den Kaffee-Einlauf bringt man drei Tassen Wasser zum Kochen und fügt drei gehäufte Eßlöffel gemahlenen, koffeinhaltigen Kaffee hinzu (kein Instantpulver). Drei Minuten kochen, dann fünfzehn Minuten weiterköcheln. Abseihen, mit kaltem Wasser auf einen Liter auffüllen. Für den Löwenzahnwurzeleinlauf bringt man einen Liter Wasser zum Kochen, fügt vier Teelöffel Löwenzahnwurzel hinzu und köchelt zwanzig Minuten. Abseihen. Eine Darmspülung während oder nach der Fastenkur ist ebenfalls hilfreich.

Nach der Fastenkur mit Obst- oder Gemüsesäften kehrt man allmählich wieder zu fester Nahrung zurück. Zuerst nimmt man nur rohes Gemüse zu sich, in fester Form oder als Saft, dazu Seetang, Sprossen, Samen und Körner und ein wenig Obst. Wenn der Zustand sich gebessert hat, erweitert man die Diät, aber vermeidet weiterhin Zucker, Salz, ausgemahlenes Mehl, Milchprodukte, gesättigte Fette, Fleisch, Fertigprodukte, Koffein, Alkohol und Tabak.

Ein heißes Bad mit einer Tasse Natriumbikarbonat und einer Tasse Seesalz wirkt ebenfalls entschlackend. Die empfohlene Badezeit beträgt ungefähr fünfundzwanzig Minuten. Vielleicht fühlt man sich einige Minuten lang unwohl, wenn die Giftstoffe freigesetzt werden, aber das geht vorüber. Das klare Wasser wird dabei grau und trüb. Anschließend trocken tupfen (nicht abspülen) und sich für ein oder zwei Stunden ins Bett legen, um den Rest der Giftstoffe auszuschwitzen.

Knoblauch, Meeresalgentabletten und Alfalfa sind wichtige Hilfen bei der Entgiftung und Blutreinigung. Man nimmt vier bis sechs Knoblauchtabletten pro Tag, vier Alfalfatabletten und sechs bis acht Meeresalgentabletten zu den Mahlzeiten. Während des Fastens nichts einnehmen.

Homöopathie und Zellsalze: Man wählt das entsprechende Mittel für die jeweiligen Beschwerden (Erkältungen, Nebenhöhlenbeschwerden, Geschwüre, Hautprobleme etc.). (S. Cummings/Ullman, a.a.O., oder Boericke/Tafel, a.a.O.)

Zellsalze: *Silicea* ist für Blut, Haut, Haar, Nägel und die Schleimhäute, für schlechten Stoffwechsel, Akne, Geschwüre, brüchige Nägel und starkes Schwitzen mit unan-

Akupressurpunkte zur Blutreinigung

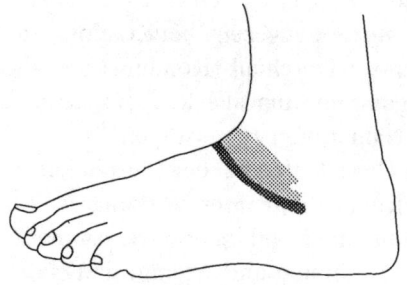

Lymphdrüsen an beiden Füßen

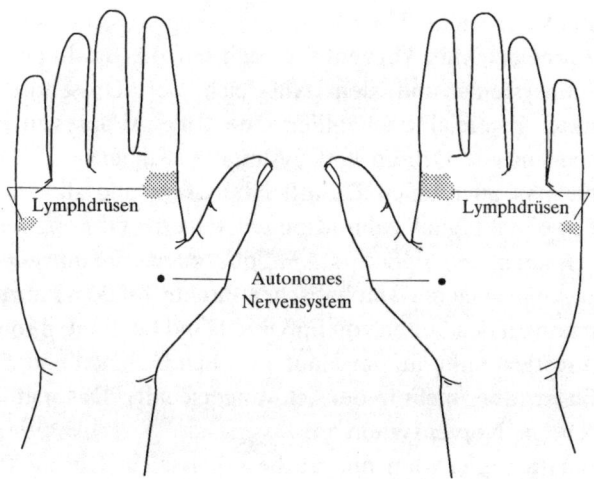

Lymphdrüsen

Lymphdrüsen

Autonomes
Nervensystem

Siehe auch die Punkte für endokrine Drüsen unter *Fußpilz*

Moshe Olshevsky, u. a., *The Manual of Natural Therapy*, S. 9-11.

genehmen Ausdünstungen. *Kali. sulph.* bei Ekzemen, Kopfschuppen und juckender, schuppiger Haut. *Calc. sulph.* bei Hautreizungen, Geschwüren, Pickeln und Ekzemen. *Natrium mur.* ist angezeigt bei Erkältungen, Verstopfung oder dünnem Durchfall. Kombinationszellsalze sind gut zur Reinigung und um alle Körpersysteme auszugleichen und mit Nährstoffen zu versorgen.

Aminosäuren: Diese helfen bei der Blutreinigung aufgrund ihres Schwefelgehalts und ihrer Wirkung als Antioxidantien. Man nimmt eine Kombination aus Aminosäuren oder Cystein allein. Methionin und Arginin sind ebenfalls nützlich. Arginin wird immer zusammen mit Lysin genommen, sollte aber von Frauen, die unter Herpes leiden, nie verwendet werden.

Akupressur: Man konzentriert sich auf die Stärkung des Immunsystems und den Ausgleich der Drüsendruckpunkte. Zweimal wöchentlich eine volle Akupressur der Füße, um alle Drüsen und Systeme auszugleichen. Dazu kann man auch einen Fußroller benutzen und allmählich auf zweimal täglich zehn Minuten steigern. Drüsenpunkte an Händen und Füßen: s. *Fußpilz* oder *Immunsystem*. Man sollte auch die lymphatischen Punkte auf dem Fußrükken und an den Seiten von Fuß und Hand bearbeiten sowie den Reflexpunkt auf der Haut zwischen Daumen und Zeigefinger (aber nicht in der Schwangerschaft). Das regt das autonome Nervensystem an.

Aromatherapie: Man nimmt die ätherischen Öle im Bad oder in Massageölen, als Kompressen oder in Körperpakkungen. Hierfür sind Engelswurz, Birke, Kardamom, Schafgarbe, Kümmel, Liebstöckel, Wacholder oder Fenchel geeignet.

Blütenessenzen: Avocado, Salbei, Kiefer oder Jasmin sind die Essenzen zur Reinigung der physischen und nichtphysischen Körperebenen. Besonders Avocado ist gut zur Blutreinigung.

Kristalle und Edelsteinessenzen: Moosachat, Kalzit, Peridot, Diamant, Herkimer-Diamant, Eilatstein, Lapislazuli oder Mondstein haben alle eine reinigende Wirkung. Man hält oder trägt Citrin oder Blutstein (Hämatit).

Emotionalheilung: Es gibt eine Phase, in der man das Alte oder Negative fortspülen muß, damit neue Ideen und Muster auftauchen können. Man benutzt den Blutreinigungsprozeß in diesem Sinne und scheidet aus, was emotional belastet, und wechselt zu positiven Mustern. Man beschließt, was man aus seinem Leben verbannen will, und vollzieht ein Ritual der Verbannung und der Anrufung. Entscheiden Sie, was Sie statt dessen in Ihrem Leben möchten – das Universum läßt kein Vakuum zu –, und verwirklichen Sie es. Der Neumond ist ein guter Anfangspunkt dafür, aber auch der schwindende Mond, der in den Neumond übergeht. Auch die Sylvesternacht ist ein geeigneter Zeitpunkt.

Brustknoten, gutartig

50% aller Frauen entdecken irgendwann in ihrem Leben einen Brustknoten bei sich. Angesichts dieser Zahlen kann man diese Knoten nicht als Krankheit bezeichnen. Dennoch sollte immer durch eine ärztliche Untersuchung festgestellt werden, ob eine Krebserkrankung vorliegt oder daraus entstehen kann. Die Knoten sind vielleicht als Symptome für Umwelt- oder Ernährungsprobleme zu betrachten. Gutartige Brustknoten scheinen vor allem unter zwei Bedingungen vorzukommen: Bei zu starker Östrogenproduktion im Körper der menstruierenden Frau und bei zu vielen Fetten in der Ernährung. Die Überproduktion an Östrogenen und das Problem mit den Fetten kann möglicherweise auf die Hormone zurückgeführt werden, mit denen Fleisch- und Milchvieh und Geflügel gefüttert werden. Die Umstellung auf vegetarische oder organische Kost, insbesondere auf eine Ernährung ohne Milchprodukte, reicht manchmal schon aus, damit Brustknoten von selbst verschwinden.

Es ist für viele Frauen normal, eine knotige Brust zu haben, besonders um die Periode herum. Gutartige Brustknoten und Zysten verändern sich während des Menstruationszyklus, und einige können recht groß werden. Sie lassen sich frei unter der Haut bewegen wie ein Auge unter dem Lid. Sie sind weich und können schmerzempfindlich sein. Nach der Menopause bilden sich kaum noch neue Zysten, und 80% aller Brustknoten sind gutartig. Ein bösartiger Knoten weist meistens andere Symptome auf. Er bewegt sich nicht frei unter der Haut, ist nicht weich, verändert nicht die Größe oder verschwindet zeitweise. Ich habe bei Frauen mit gutartigen Brustknoten mit ganzheitlichen Methoden und Ernährungsumstellung gute Erfolge erzielt.

Vitamine und Mineralstoffe: Abgesehen von einem Multivit-
amin- und -mineralstoffpräparat nimmt man den Vitamin-B-Komplex, um die Versorgung mit Folsäure und Vitamin B-6 zu sichern. Mehr Vitamin B-6, bis zu 200 mg pro
Tag, dient dem Ausgleich der Hormone, besonders bei Menstruationsproblemen. Vitamin E ist von größter Bedeutung,
um die zystischen Brustknoten und Gewebebildungen zu reduzieren: 1000 IE pro Tag in allmählicher Steigerung einen
Monat lang, dann 600–800 IE pro Tag (in trockener Form).
Das allein kann den Zustand schon in wenigen Wochen beheben. Nachtkerzenöl (Gammalinolensäure, eine essentielle Fettsäure), zwei Kapseln dreimal täglich, gleicht ebenfalls
den Hormonhaushalt aus und bessert den Zustand ohne andere Hilfen. Coenzym Q-10 ist neben Vitamin E ein starkes
Antioxidans und kann ebenfalls helfen.

Heilpflanzen: Tee aus 30 Gramm Rotklee und 30 Gramm
Veilchenblättern auf einen halben Liter Wasser reinigt das
System und löst die meisten Brustknoten sowie Uterus- und
Eierstockzysten auf. Davon trinkt man täglich mehrere
Monate lang einen halben Liter. Man kann die Kräuter
auch als Tinktur anwenden oder in frischem Zustand essen.
Als äußerer Umschlag sind Silberkerze, Königskerze und
Zaubernuß (Hamamelis) hilfreich. Andere Vorschläge sind
Echinacea, Gelbwurz, Mariendistel. Auch Löwenzahn wird
als Krebsverhütungsmittel erwähnt; man nimmt ihn äußerlich wie innerlich. Bei Eierstockzysten macht man einen
starken Tee aus Himbeerblättern, Blättern der Schwarzen
Johannisbeere, Hamamelis und pulverisierter Myrrhe. Abseihen und eine Tasse hiervon mit einer Tasse abgekühltem,
abgekochtem Wasser mischen und abends als Duschzusatz
benutzen.

Naturheilkunde: Man ernährt sich vorwiegend mit einer
ballastreichen Nahrung aus rohen Gemüsen mit pflanzlichem Protein, um die Fleisch- und Geflügelhormone zu
vermeiden. Gesättigte Fette meiden, ebenso Milchpro-

dukte, Kaffee, Tabak und Alkohol. Mindestens dreimal die Woche eine Packung mit Rizinusöl machen (s. Abschnitt über die Naturheilkunde S. 74). Man kann auch Umschläge aus Lakritz und Leinsamen bereiten, die man zu einer schwarzen Paste einkocht. Leinsamenöl (1–1 $^{1}/_{2}$ Teelöffel pro Tag innerlich genommen) stellt eine weitere essentielle Fettsäure dar. Meeresalgentabletten sind ein wichtiges Mittel bei der Reduzierung von Brustknoten und Gewebeansammlungen, da Jodmangel ein Faktor bei deren Bildung sein kann. Bienenpollen wirken ebenfalls ausgleichend auf den Hormonhaushalt und können das Auftauchen von bösartigen Tumoren verhindern oder aufschieben.

Homöopathie und Zellsalze: Bei Brustknoten sucht man am besten einen erfahrenen Homöopathen auf. *Conium* ist ein Mittel bei vergrößerten Brüsten, die vor und während der Periode schmerzen, auch bei stechenden Schmerzen. *Calcarea carb.* ist gegen heiße, empfindliche Brustschwellungen, die mit Angst und Unsicherheit einhergehen; es ist ein Heilmittel bei Fettgeschwülsten. *Belladonna*, wenn die Brüste empfindlich, geschwollen und entzündet sind oder aber trocken und steinhart, bei Hitze, Rötung und Pochen oder Brennen. Bei Uteruszysten ist ein Gegenmittel *Calcarea iodata*.

Zellsalze: *Calc. sulph.* heißt das Mittel bei zystischen Tumoren oder Gewebeknoten. *Kali. mur.* bei allen Krankheiten mit Schwellungen. *Silicea* ist das Mittel bei zystenartigen Knoten unter der Haut oder geschwollenen, harten, entzündeten Brüsten, die empfindlich sind und brennend schmerzen.

Aminosäuren: Man wendet eine Kombination von Aminosäuren an. Einzelne, empfohlene Aminosäuren bei Brustknoten und zystischen Brüsten sind Methionin, Glutathion und Arginin (zusammen mit Lysin; Arginin meiden, wenn man Herpes hat).

Akupressur: Man behandelt den ganzen Fuß und löst

Akupressur bei gutartigen Brustknoten

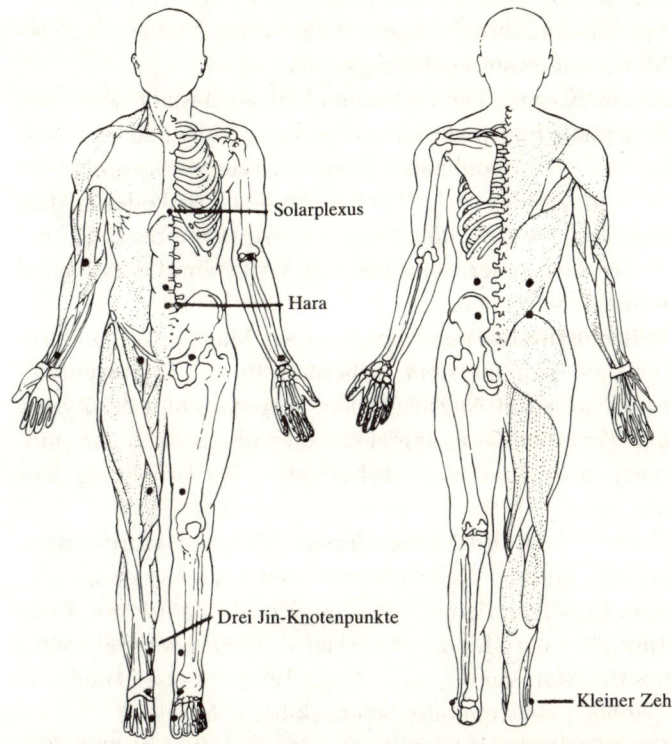

Die Positionen liegen auf beiden Körperseiten oder verlaufen entlang einer Mittel-
linie vorn. Es handelt sich hier um allgemein ausgleichende Punkte für weibliche
Organe und Hormone.

Iona Marsaa Teeguarden, *Acupressure Way of Health: Jin Shin Do*, S. 138.

schmerzhafte Stellen. Man findet sie besonders an den Zehenwurzeln. Außerdem die Punkte nach Iona Marsaa Teeguarden (s. Abb.). Man gleicht damit die Hormone der Frau aus und fördert allgemein ihr Wohlbefinden. Auch bei Menstruationsunregelmäßigkeiten.

Aromatherapie: Die Duftnoten Melisse, Jasmin, Rose und Rosenholz tragen alle zur Zellregenerierung und zum Ausgleich des Hormonhaushalts wie auch zur Verbesserung des Gesamtbefindens bei. Man benutzt sie im Bad oder in Massageölen, leicht verdünnt auch als Brustkompresse. Rosenöl ist sehr teuer, gilt aber als Allheilmittel bei allen Frauenkrankheiten.

Blütenessenzen: Hier empfehlen wir Mandel für das Drüsen- und Immunsystem, außerdem für die Zellregenerierung und gegen Angstzustände. Weißdorn hilft bei Zysten und Tumoren, Granatapfel bei allen physischen oder emotionalen Frauenleiden, insbesondere bei Ernährungsproblemen.

Kristalle und Edelsteinessenzen: Malachit-Azurit-Essenz bei abnormalem Zellwachstum, Silber als Essenz bei Zysten; Beryll, Herkimer-Diamant, Kunzit, Lapislazuli, Rosa Turmalin oder Mondstein wirken als Frauensteine ebenfalls positiv. Man kann Quarz, Rosa Turmalin oder Himbeerspat auch als Stein oder Schmuck bei sich tragen.

Emotionalheilung: Krankheiten der Brust basieren auf dem Bedürfnis der Frau, Schutz und Fürsorge zu geben und zu erhalten.

Heute betont man den Wert des Egoismus und hält Frauen, die fürsorglich und mütterlich sind, für abhängig und therapiebedürftig. Fürsorge und Versorgung sind – in Maßen – sehr positive Werte, unabhängig davon, was die Psychologie dazu zu sagen hat. Solange die Fürsorge nicht auf Kosten der eigenen Bedürfnisse geht oder andere manipuliert (überwältigt), sollte man sie als positiv betrachten.

Chronische Erschöpfung

Chronische Erschöpfung betrifft Zehntausende von Menschen, darunter dreimal soviel Frauen wie Männer. Sie kann viele Ursachen haben, darunter Anämie, Schwermetallvergiftung, Unterzuckerung, Unterfunktion der Schilddrüse, Umweltallergien und Nahrungsmittelempfindlichkeiten, Mangelernährung oder Stoffwechselprobleme. Viele Fälle von chronischer Erschöpfung sind psychisch bedingt. Oft ist anhaltende körperliche und psychische Überlastung die Ursache. Extreme Müdigkeit, immer wieder auftretende Erkältungen, Darmprobleme, Depression, Reizbarkeit und Stimmungswechsel, manchmal schmerzende Muskeln und Gelenke, Kopfschmerzen, Gedächtnis- und Konzentrationsstörungen können Ausdruck des Erschöpfungszustands sein. Einige Frauen erholen sich irgendwann davon, andere nicht. Chronische Erschöpfung ist zwar nicht primär lebensbedrohlich, aber sie beeinträchtigt die Lebensqualität sehr stark.

Bei länger bestehenden Erschöpfungszuständen sollten Sie sich vor der Selbstbehandlung durch eingehende ärztliche Untersuchungen vergewissern, daß nicht eine schwere organische Erkrankung die Ursache ist.

Vitamine und Mineralstoffe: Neben einer hochwertigen Ernährung braucht man ein gutes Multivitamin- und -mineralstoffpräparat. Zusätzlich nimmt man Vitamin C mit Flavonoiden bis zur Unverträglichkeit (5–10 g täglich), Vitamin-B-Komplex dreimal täglich, mit Panthotensäure B-5. Man nimmt die Vitamine A, E und Coenzym Q-10 als Antioxidantien – 50 000 IE Vitamin A in trockener Form einen Monat lang, dann auf 25 000 IE herabsetzen, 800 IE Vitamin E und 75 mg CoQ-10. Kalium ist sehr wichtig, ebenso

Zink, Kalzium und Magnesium. In dem Multipräparat sollten die Spurenelemente enthalten sein. Da 60% aller Er-
schöpfungsfälle auf Candidasiasis zurückgeführt werden
können, nimmt man Acidophilus, um das bakterielle
Gleichgewicht im Darm wieder herzustellen (s. unter *Candida albicans*, alle dort genannten Heilmittel sind auch hier
anwendbar). Verdauungsenzyme wirken positiv bei dieser
Krankheit, ebenso essentielle Fettsäuren (Schwarzjohannisbeerenöl). Ei-Lezithin, das einige AIDS-Patienten nehmen, kann ebenfalls helfen.[1]

Heilpflanzen: Man bereitet einen Absud aus einem Teelöffel getrockneten Cayenneblüten auf vier Liter Wasser, ein
paar Minuten durchkochen, dann abkühlen. Abseihen und
im Kühlschrank aufbewahren. Man steigert die Dosis dieses sehr scharfen Getränks ganz allmählich, beginnend mit
einem Teelöffel morgens. Das Gesicht rötet sich, und man
kommt stark ins Schwitzen. Man steigert die Menge, bis
man pro Tag ein Saftglas davon trinken kann. Cayenne
wirkt antiviral und antibakteriell; es schützt gegen Folgein-
fektionen, baut das Immunsystem auf und setzt allmählich
den Eppstein-Barr-Virus außer Kraft. Es kann aber den
Magen und die Nieren reizen.

Andere nützliche Kräuter sind Peau d'Arco, Melaleuca,
Chaparral, Klette, Echinacea, Gelbwurz (nicht bei Unterzuckerung), Löwenzahn oder Kermeswurzel (für die Leber
und bei Eisenmangel). Die blutreinigenden Kräuter, wie
Rotklee und Große Klette, aber auch Veilchen, helfen
ebenfalls. (S. auch unter *Pilzinfektionen*, *Blutreinigung*
und *Immunsystem*.)

Naturheilkunde: Man ernährt sich hauptsächlich von rohen
Gemüsen, Vollkorn und Fisch, Fleisch und Geflügel ausschließlich aus ökologischer Haltung. Man nimmt nur frische Nahrungsmittel ohne Zusätze oder Konservierungsstoffe zu sich, verzichtet auf Fertigprodukte und meidet
Gebratenes, raffinierten Zucker und Auszugsmehl, Alko-

hol, Limonadengetränke, Koffein, Fette, Krustentiere und Aspirin. Zusätzliches Jod nimmt man in Form von Meeresalgentabletten (sechs bis acht am Tag; wenn man davon einen metallischen Geschmack im Mund bekommt, weniger). Chlorophyll, das in einigen »grünen« Getränken enthalten ist, wirkt ebenfalls sehr positiv.

Knoblauchtabletten sind sehr nützlich bei der Kontrolle von Candidasiasis und zur Stärkung des Immunsystems. Es wirkt antiviral, antibakteriell und antifungal. Ein weiterer Vorschlag ist Obstessig: ein Teelöffel in Wasser dreimal täglich oder Obstessig-Bäder (einen Viertelliter Essig pro Wanne). Zwei Teelöffel Honig zu den Mahlzeiten (oder in Essigwasser) wirken antibiotisch und antiviral. Man nimmt auch rohen Drüsenkomplex, rohen Thymus oder Milz.

Eine Ausschlußdiät dient der Bestimmung einer eventuellen Nahrungsmittelallergie. (Zur Reduzierung von Schwermetallen s. unter *Leberreinigung.)

Homöopathie und Zellsalze: Hier wird eine sorgfältige konstitutionelle Behandlung durch einen erfahrenen Homöopathen empfohlen. Die Symptome zu behandeln, auch mit einer Nosode, ist weniger ratsam. Einige symptomatische Mittel sind jedoch *Arsenicum*: bei Halsschmerzen, geschwollenen Drüsen, Frösteln und Fieber, Durst, Unruhe und Erschöpfung. *Aconitum* ist für geschwollene Drüsen, Halsschmerzen und Fieber mit Durst, nach kalter Zugluft. Wenn Schwäche und Erschöpfung bestehen, die Drüsen geschwollen sind, der Hals rot und eitrig ist und man auf Wärme wie Kälte empfindlich reagiert, hilft *Mercurius. Sulfur*, wenn die Symptome bestehen bleiben, der Hals brennt und sich trocken anfühlt, bei Appetitmangel und starkem Durst.

Zellsalze: Drei der folgenden Zellsalze zweimal täglich nehmen: *Kali. phos., Natrium mur., Ferrum phos., Kali. sulph.* sowie *Natrium sulph.* Bei akuten Symptomen, die grippeähnlich sind, *Ferrum phos. Silicea* ist ein Blutreiniger bei schlechtem Stoffwechsel und schwachem Gedächtnis.

Aminosäuren: Am besten wirkt eine Kombination von freien Aminosäuren. Außerdem kommen die Kombinationen von Asparagin und Asparaginsäure in Frage oder von Isoleuzin, Leuzin und Valin.

Akupressur: Volle Fuß-Akupressur bis zu zweimal täglich, mit besonderer Berücksichtigung der endokrinen Drüsenreflexpunkte (s. *Immunsystem*). Besonders die Thymus-, Milz- und Nebennierenpunkte bearbeiten, entsprechend der abgebildeten Anleitung. Zuerst drückt man die oberen Punkte an Händen und Füßen, dann die unteren Punkte an der Wurzel des kleinen Zehs und Fingers. Man braucht Hilfe, wenn man dies gleichzeitig tun will.

Aromatherapie: Bäder mit Niaouli-Öl, Zitronenthymian, Nelken, Lavendel, Basilikum oder Schafgarbe. Geranium und Rosmarin wirken ebenfalls positiv. Ein Massageöl stellt man aus den folgenden Auszügen in Olivenöl her: 4% Zaunrübe, 3% Eukalyptus, 3% Lavendel und 3% Rosmarin.

Blütenessenzen: Amarant, Baumwolle, Dattelpalme, Stiefmütterchen, Mais, Zuckerrübe, McCartney-Rose oder Pfirsich.

Kristalle und Edelsteinessenzen: Blauer Turmalin, Speckstein oder Schwefel sind die Essenzen für das endokrine Drüsensystem. Smaragd, Jade, gemaserter Jaspis, Blauer Quarz oder Citrin für die Stärkung des Immunsystems. Siehe auch unter *Pilzinfektionen*. Himbeerspat zum Halten oder Tragen.

Emotionalheilung: Mangel an Begeisterung und Lebensfreude sowie Langeweile sind die emotionalen Koordinaten bei chronischer Erschöpfung. Vielleicht könnte eine Veränderung der Umgebung – in mehr als nur einer Hinsicht – angebracht sein? Man sollte tun, was man wirklich möchte. Energie und Begeisterung gehören zusammen.

Akupressur bei chronischer Erschöpfung

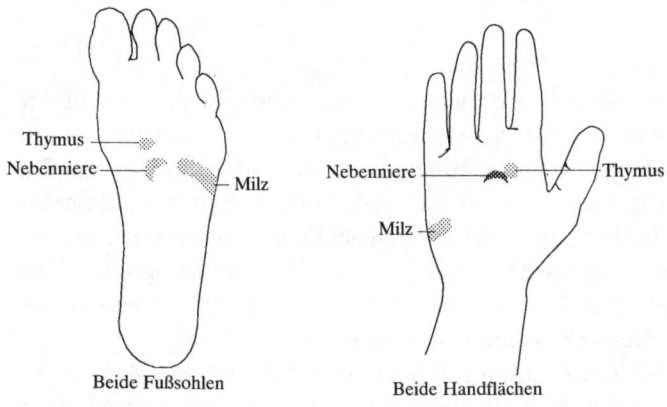

Beide Fußsohlen   Beide Handflächen

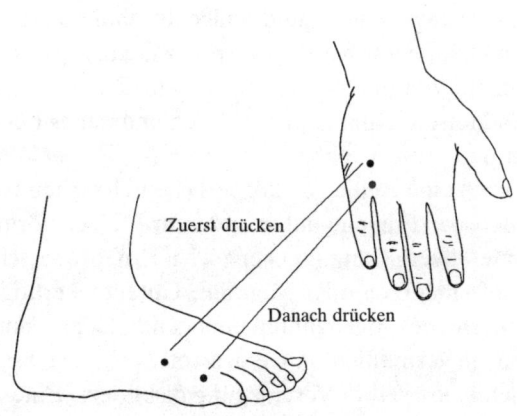

John Thie, *A Touch for Health, A New Approach to Restoring Our Natural Energies*, S. 80.

Depressionen

Die Mehrheit derjenigen, die psychologische Hilfe in Anspruch nehmen, ist weiblich. Doppelt soviel Frauen wie Männer nehmen Tranquilizer und Antidepressiva ein. Die Experten bedienen sich jedoch nur selten der politischen Analyse, um Depressionen bei Frauen zu erklären, und ziehen auch nicht immer die Anzahl der physiologischen Faktoren in Betracht, die zu Depressionen beitragen oder sie verursachen. Frauen müssen in einer Gesellschaft mit hoher Streßbelastung doppelt soviel arbeiten wie Männer und verdienen nur halb soviel – in finanzieller, gesellschaftlicher, politischer und rechtlicher Hinsicht. In unserer Gesellschaft verrichten die Frauen den Großteil der Arbeit – sämtliche unangenehmen und schlechtbezahlten Aufgaben – und sind häufiger arbeitslos. Darüber hinaus sind die meisten von uns dafür verantwortlich, ein Zuhause für uns selbst und unsere Familien zu schaffen und neues Leben zu gebären und großzuziehen.

Es gibt auch eine Reihe von körperlichen Ursachen für Depressionen bei Frauen, unter anderem Drüsenstörungen, Schwermetallvergiftung, zuckerreiche Ernährung, chronische Kopfschmerzen oder Migräne, Unterzuckerung oder Diabetes. Bei der sogenannten endogenen Depression, deren Ursache vermutlich im Gehirnstoffwechsel selbst liegt, wird auch eine ererbte Veranlagung diskutiert. Eine medizinische Abklärung ist erforderlich.

Die im Folgenden angegebenen Heilmittel gegen leichte bis mäßige Depressionen sollten in Verbindung mit einer Psychotherapie angewendet werden. Schwere Depression ist eine lebensbedrohliche Krankheit, die ärztliche Hilfe erfordert.

Vitamine und Mineralstoffe: Bei der Heilung von Depressionen ist der Vitamin-B-Komplex sehr wichtig: Dreimal täglich einen Vitamin-B-Komplex einnehmen. Besonders auf B-1, B-3 (Niacin), B-6, B-9 (Folsäure) und B-12 achten. Bei Menstruationsproblemen oder bei Einnahme der Pille Vitamin B-6 (250–500 mg insgesamt pro Tag) und Folsäure (400 µg insgesamt täglich) nehmen. Lezithin ist sehr wichtig für die Gehirn- und Nervenfunktion, bei Manisch-Depressiven aber nicht angezeigt. Niacin wirkt beruhigend und wird bei Migräne benötigt (100 mg pro Tag insgesamt). Der Vitamin-B-Komplex erfüllt all diese Anforderungen, ohne daß man weiteres hinzufügen müßte. Man nimmt Vitamin C gegen Streß (1000–3000 mg pro Tag oder bis zur Unverträglichkeit). Ein Kalzium/Magnesium-Präparat wird zusätzlich zu dem Multivitaminpräparat empfohlen.

Heilpflanzen: Wenn Spannungen gelöst werden, kann sich auch eine Depression bessern. Bei Streß probiere man Passionsblume, Helmkraut, Katzenminze oder Kamille. Gegen Lethargie wirkt eine Mischung aus Lavendel und Rosmarin, Pappelrinde mit Enzianwurzel oder Odermennig mit Tausendgüldenkraut. Einzeln nehmen kann man Borretsch, Eisenkraut, Lavendel, Lindenblüten, Silberkerze (zum Hormonausgleich, besonders bei Frauen über vierzig), Nelken, Melisse oder Pfefferminze. Man kann Myrrhe in Räucherstäbchen benutzen oder als Tee trinken. (S. auch unter *Streß*.)

Naturheilkunde: Man nimmt eine proteinhaltige Diät aus Körnern und rohen Gemüsen zu sich, ohne Zusatzstoffe, Salz, Chemikalien, raffiniertem Zucker und Mehl, Alkohol und Koffein. Mit einer Ausschlußdiät testet man Nahrungsmittelallergien und macht, falls nötig, eine Candida-Kur.

Zusätzlich werden essentielle Fettsäuren (Johannisbeerenöl oder Nachtkerzenöl), Bienenpollen und Propolis empfohlen. Da ein schlechter Stoffwechsel Ursache für die

Mangelerscheinungen sein kann, versucht man es mit einem Glas Wasser mit einem Teelöffel Obstessig und einem Teelöffel Honig zu den Mahlzeiten. Man bereitet einen Gemüsesaft aus Brunnenkresse, Spinat und Karotten oder ißt viel Bananen, um die Produktion antidepressiver Hormone im Gehirn anzuregen. Nelken als Zusatz zu Kräutertees helfen auch bei Depression, ebenso Oregano als Speisegewürz.

Homöopathie und Zellsalze: Die folgenden Heilmittel gelten für leichte bis mittelschwere Depressionen. Man darf nicht vergessen, daß sich immer eine Verschlechterung einstellen kann, ehe die Heilung einsetzt. Depressionen reagieren sehr positiv auf gezielte homöopathische Behandlung, die Hilfe eines Experten wird angeraten. *Arsenicum* bei Angstzuständen und Depression, Erschöpfung und Unruhe, besonders wenn diese mit Frösteln verbunden sind oder zwischen Mitternacht und zwei Uhr morgens schlimmer werden. *Ignatia* hilft bei Liebeskummer oder Trauer, bei Enttäuschung, Wut, Angst oder Kopfschmerzen. *Passiflora* ist ein mildes Beruhigungsmittel, *Pulsatilla* gegen Depression mit Weinen, besonders bei hellhaarigen und -häutigen Frauen. *Aurum metallicum* wirkt gegen Selbstmordgefühle, *Calcarea carbonica* bei Traurigkeit, Melancholie, Schweregefühl in den Gliedern und Weinerlichkeit. Wenn die Symptome aus Stummheit, Melancholie und Bedrücktheit bestehen und leise Musik Trauer auslöst, heißt das Mittel *Lycopodium*.

Zellsalze: *Natrium mur.* ist gegen immer wiederkehrende unangenehme Erinnerungen, wenn Trost Weinen auslöst. *Calc. phos.* bei starker Depression mit Schwierigkeiten, den Alltag durchzustehen, *Kali. phos.* ist gegen Streß und Depression. Man kann auch eine Kombination von Zellsalzen versuchen.

Aminosäuren: Diese sind bei Depressionen überaus wichtig für die Streßreduzierung, Ernährung und Gehirnfunktio-

Akupressur bei Depressionen

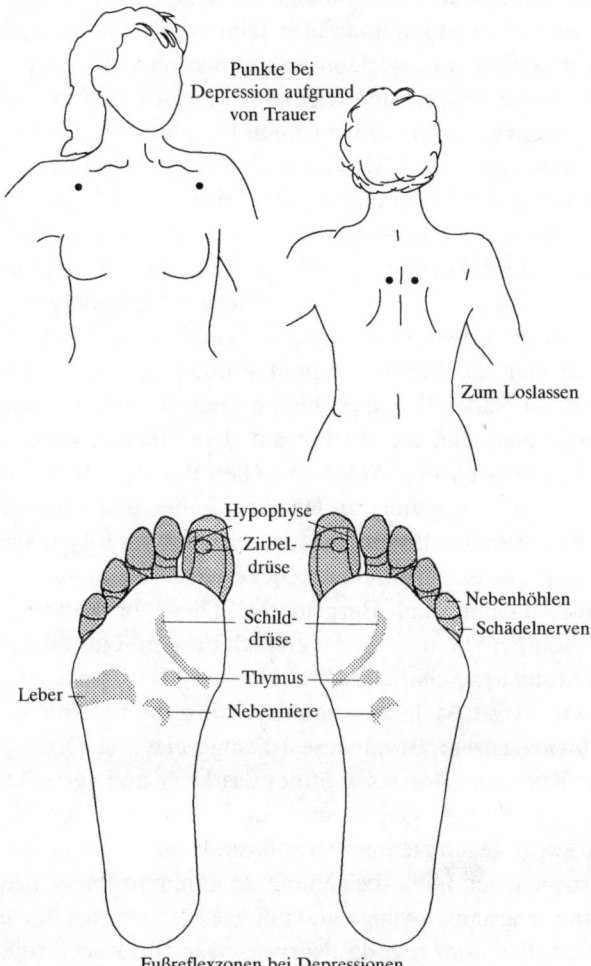

Punkte bei
Depression aufgrund
von Trauer

Zum Loslassen

Hypophyse
Zirbel-
drüse
Nebenhöhlen
Schild-
drüse
Schädelnerven
Thymus
Leber
Nebenniere

Fußreflexzonen bei Depressionen

Iona Marsaa Teeguarden, *Acupressure Way of Health: Jin Shin Do*, S. 150; Moshe Olshevsky, u. a., *The Manual of Natural Therapy*, S. 298.

nen. 750 mg GABA (Gamma-Aminobuttersäure) wirken zusammen mit Niacinamid und Inosit wie ein Tranquilizer. Dies kann viele Medikamente ersetzen. Bei Persönlichkeitsstörungen Glutaminsäure nehmen, Tyrosin für die Gehirnfunktion. Phenylalanin sollte man meiden, denn viele depressive Frauen sind dagegen allergisch: Bei manischer Depressivität meidet man Cholin (Vitamin), Ornathin und Arginin (Aminos.). Man kann eine Kombination der Aminosäuren versuchen und die Reaktion beobachten.

Akupressur: Volle Hand- oder Fußakupressur, mit besonderer Berücksichtigung der Reflexe für Nebenhöhlen, Hypophyse, Großhirn, Schädelnerven, Schilddrüse, Nebenniere, Leber und Thymus. Um Trauer freizusetzen, kann man die Akupressurpunkte unterhalb des Schlüsselbeins an beiden Seiten probieren (man erkennt sie, weil sie schmerzen) und die Punkte auf dem Rücken neben den Schulterblättern (s. Abb.). An allen Punkten des endokrinen Systems arbeiten, an Händen, Füßen und Körper.

Aromatherapie: Einen Tropfen von einer der folgenden Essenzen auf einem braunen Zuckerwürfel einnehmen: Kamille, Jasmin und Bergamotte. Diese in Bädern und Zerstäubern benutzen oder einfach riechen. Lavendel (sehr empfohlen), Scharlachsalbei, Jasmin, Basilikum, Bergamotte, Rose, Melisse, Kamille, Orange und Neroli.

Blütenessenzen: Brombeere ist angezeigt bei Depression aus Kummer, Borretsch öffnet das Herz und vertreibt die Sorgen, Dill ist gegen Streß und manische Depression, Nieswurz gegen Depression aufgrund von Altern oder einer zerbrochenen Liebesbeziehung. Man nimmt Pfirsich gegen Stimmungsumschwünge und um Freude zu bringen. Helmkraut als Essenz regt das Nervensystem an, Zuckerrübe ist gegen Depressionen aufgrund von Blutzuckerstörungen. Von den Bach-Blüten kann man Milchstern gegen Kummer, Trauma und Verlust versuchen, aber auch Eßkastanie bei Verzweiflung und Leid.

Kristalle und Edelsteinessenzen: Eine Reihe von Edelsteinessenzen sind hier angezeigt: Botswana-Achat, Moosachat, Azurit, Chrysopras, Koralle, Eilatstein, Granat, Herkimer-Diamant, Labradorit, Lapis, Onyx (bei Trauer), Peridot, Rosenquarz, Rutilquarz, Saphir oder Topas. Man hält einen Apophyllit oder Chrysocoll und/oder trägt einen Türkis.

Emotionalheilung: Die Standarddefinition lautet, daß man seine Traurigkeit, seinen Kummer und seine Schuldgefühle nicht zuläßt. Dazu kommt die Unfähigkeit (oder die Angst vor den Folgen), Wut und Zorn auszudrücken. Man setzt den Kummer frei, indem man sich ausweint oder ihn rituell aufgibt. Schuldgefühle wird man durch die Entwicklung von Selbstliebe los. Man setzt Wut frei, indem man sie ausspricht oder ungefährliche Handlungen begeht, wie etwa ein Kissen zu boxen. Man kann Depressionen auch überwinden, indem man aktiv wird und die Dinge ändert, über die man deprimiert ist. Zuerst muß man begreifen, weshalb man wütend oder traurig ist, dann daran arbeiten, diese Depression und den Schmerz zu lösen.

Diabetes

Etwa 1 % der deutschen Bevölkerung leidet unter Diabetes. Diabetes entsteht, wenn die Bauchspeicheldrüse unzureichend Insulin produziert, was bewirkt, daß der Körper Glukose nur eingeschränkt verwerten kann. Es gibt zwei Typen dieser Krankheit: Typ I und II. Typ I betrifft oft Kinder und Jugendliche, Virusinfektionen oder chemische Anfälligkeiten können eine Rolle spielen. Die Kranken werden von regelmäßiger Insulinzufuhr abhängig. Typ II setzt erst später im Leben ein, gewöhnlich bei Menschen, deren Familie eine Vorgeschichte der Krankheit aufweist. Diät und Heilmethoden können den Blutzuckerspiegel oft unter Kontrolle halten, so daß kein Insulin zugeführt werden muß. Meine Behandlungsvorschläge gelten für beide Formen der Diabetes, vorwiegend aber für den letzteren Typus. Sie ersetzen aber nicht die bei Diabetes unumgängliche ärztliche Behandlung.

Diabetes ist eine Zivilisationskrankheit, bei der schlechte Ernährung eine wichtige Rolle spielt. Streß ist möglicherweise mitverursachend, aber auch denaturierte Lebensmittel, Koffein, Alkohol, verschiedene Medikamente und Nikotin begünstigen Stoffwechselstörungen. Nahrungsmittelallergien und Umweltunverträglichkeiten können Auslöser sein. Die frühe ganzheitliche Behandlung einer milden Form von Erwachsenendiabetes kann manchmal eine völlige Heilung zur Folge haben. Diabetes ist eine ernsthafte Krankheit und erfordert ärztliche Überwachung. *Ganzheitliche Therapien können den Insulinbedarf senken und die Blutzuckerwerte ändern. Bitte sorgfältig und häufig überprüfen und alle Maßnahmen mit dem (der) behandelnden Arzt (Ärztin) besprechen.*

Vitamine und Mineralstoffe: Abgesehen von einem Multi-
vitamin- und -mineralstoffpräparat sind die folgenden Gaben wichtig: Chrom hilft möglicherweise, den Blutzucker
zu stabilisieren. Man nimmt täglich 200 µg, dazu 15–30 mg
Zink pro Tag, 1500 mg Kalzium/750 mg Magnesium und
essentielle Fettsäuren (Nachtkerzenöl oder Schwarzjohannisbeerenöl) – dreimal täglich zwei Kapseln. Mangan und
Kalium sind ebenfalls wichtig sowie Vitamin A (25 000 IE
pro Tag), aber nicht Beta-Karotin. Diabetiker können dies
nicht in Vitamin A umwandeln. Außerdem nimmt man
dreimal täglich Vitamin-B-Komplex plus Lezithin. Der Vitamin-B-Komplex senkt den Insulinbedarf, entschlackt und
hilft bei diabetischer Neuropathie. Vitamin B-6 (250–
500 mg insgesamt täglich) beugt Arteriosklerose vor. Vitamin C mit Flavonoiden reduziert ebenfalls den Insulinbedarf und verhütet Katarakte (grauen Star), eine Begleiter-
scheinung von Diabetes: 300 bis 12 000 mg pro Tag oder bis
zur Unverträglichkeit. Vitamin E (800 IE pro Tag in Verbindung mit Selen) senkt ebenfalls den Insulinbedarf und
fördert die Organheilung. Germanium wirkt ebenfalls positiv, sowie Verdauungsenzyme. PABA, Fischölkapseln und
größere Mengen Niacin meiden.

Heilpflanzen: Löwenzahn regt die Bauchspeicheldrüsenak-
tivität an, ebenso Buccoblätter. Beide sind im Frühstadium
sehr wirksam. Griechisches Heu und Maisbart werden zusammen genommen. Geißraute und Königskerze, Gelbwurz (wirkt antibiotisch), Alfalfa, Petersilie, Heidelbeer-
blätter, Ginseng, Zederbeeren oder Uva ursi sind ebenfalls
nützlich. Schafgarbe enthält einige der gleichen aktiven Bestandteile wie Insulin. Vier Tassen Schafgarbentee pro Tag
trinken und dazu drei Topinambur essen.

Naturheilkunde: Selbstverständlich darf ein ärztlich verord-
neter Diätplan nicht ohne Absprache geändert werden.
Dennoch gibt es einige grundlegende Richtlinien, die ich
DiabetikerInnen empfehlen kann. Die Ernährung sollte

vollwertig sein und die meisten Proteine aus Gemüsen (Bohnen) beziehen. Man wählt Vollkorn, Joghurt, Nüsse, Tofu, Fisch, Geflügel oder Fleisch aus artgerechter Haltung, rohe oder nur leicht gedämpfte Gemüse und Ballaststoffe. Es gibt Gerichte, die die Insulinproduktion anregen: Topinambur, Rosenkohl, Salatgurken, grüne Bohnen, Knoblauch (jede Menge), Hafermehl oder Hafermehlprodukte, Sojabohnen, Avocados. Alle raffinierten Zucker und deren Produkte, Weißmehlerzeugnisse, weißen Reis, Alkohol, Drogen, Tabak und gesättigte Fettsäuren meiden. Am besten mehrere kleine Mahlzeiten am Tag einnehmen.[1]

Jod nimmt man in Form von Meeresalgentabletten zu sich. Chemische Sorbit-Zuckerersatzstoffe meiden. Roher Bauchspeicheldrüsenextrakt oder Bauchspeicheldrüsenenzyme können der Verdauung helfen. Nicht rauchen!

Homöopathie und Zellsalze: Bei Diabetes sollte man eine erfahrene Homöopathin aufsuchen, grundsätzlich können aber *Syzygium* als allgemeines Heilmittel und *Codeinum* gegen Depression und Hautreizungen der Diabetiker empfohlen werden.

Zellsalze: Je zehn Tabletten zweimal täglich: *Kali. phos.*, *Natrium mur.* und *Ferrum phos. Natrium sulph.* bei zu starkem Urindrang und um die Leber zu stützen.

Aminosäuren: 500 mg Carnitin und Glutamin zweimal täglich auf nüchternen Magen. L-Cystein meiden. Eine Kombination aus freien Aminosäuren versuchen und die Resultate überwachen.

Akupressur: Bei Diabetes beobachtet man bei der Akupressur den Insulin- und Blutzuckerspiegel sehr sorgfältig. Die Insulingabe muß vielleicht verringert werden. Diese Form des Heilens sollte kontinuierlich angewendet werden. Man sucht nach empfindlichen Stellen und beginnt auf der linken Seite der vorderen Körperhälfte unterhalb der Rippen. Wenn man diese gelöst hat, rückt man zwei Zentime-

Akupressur bei Diabetes

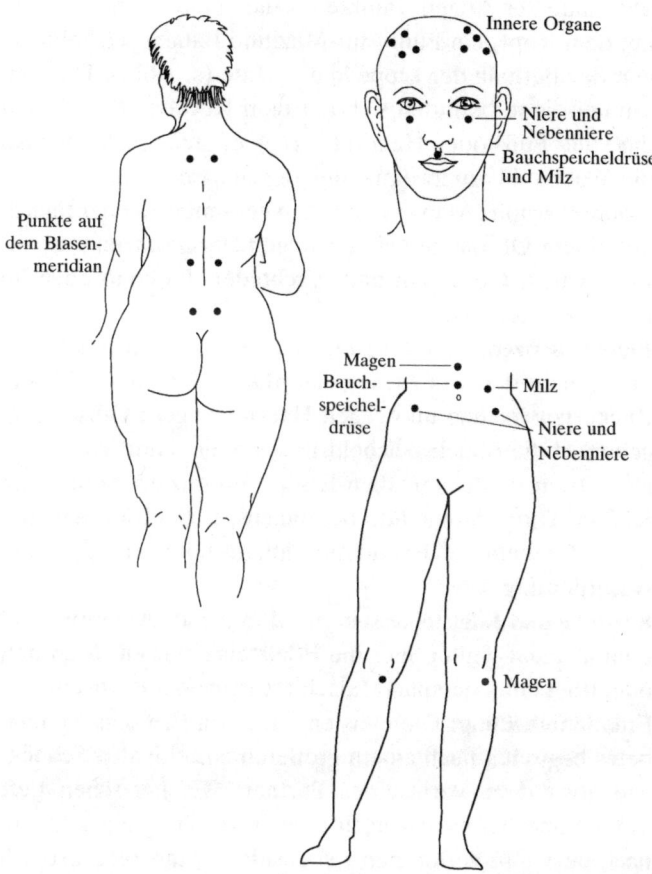

Innere Organe

Niere und Nebenniere

Bauchspeicheldrüse und Milz

Punkte auf dem Blasen-meridian

Magen

Bauch-speichel-drüse

Milz

Niere und Nebenniere

Magen

Mildred Carter, *Body Reflexology*, S. 156-260; Moshe Olshevsky, u. a., *The Manual of Natural Therapy*, S. 255.

ter weiter auf die Körpermitte vor, etwa oberhalb des Nabels. Die Nieren-/Nebennieren-Punkte befinden sich unterhalb der Augen, Punkte für die inneren Organe oben auf dem Kopf, ein Punkt für Milz und Bauchspeicheldrüse gerade oberhalb der Lippe in der Mitte (s. Abb.). Die Blasenmeridiane befinden sich auf dem Rücken. Man macht die volle Fuß- oder Handreflexologie, anfänglich zweimal die Woche, bis zu zweimal am Tag steigern.

Aromatherapie: Man massiert den gesamten Körper täglich mit einem Öl, das je 4% der folgenden Essenzen enthält: Eukalyptus, Geranium und Wacholder. Es kann auch im Bad verwendet werden.

Blütenessenzen: Aprikose kräftigt die Bauchspeicheldrüse und gleicht den Blutzucker aus. Bananen sind gut für die Zuckerverwertung und gegen Hautreizungen; Ginseng regeneriert die Bauchspeicheldrüse und die damit verbundenen Organe; Zuckerrüben-Essenz produziert Insulin im Körper. Ringelblume hilft bei Bauchspeicheldrüsenentzündung, Granatapfel ist gut für die Insulinproduktion und -verarbeitung.

Kristalle und Edelsteinessenzen: Moosachat, Amethyst und Himbeerspat heißen hier die Edelsteinessenzen. Man hält oder trägt Himbeerspat, Malachit, Citrin oder Bernstein.

Emotionalheilung: Die meisten Fälle von Erwachsenendiabetes beginnen nach einem größeren emotionalen Schock, wie etwa dem Verlust des Partners. Es herrschen tiefe Trauer und Sehnsucht nach dem, was hätte sein können, nach dem nun verlorenen Lebensideal. Man verzehrt sich nach Zuneigung (Süßigkeit) und glaubt, sie nie wieder finden zu können. Freuen Sie sich auch an kleinen Dingen. »Süßes« gibt es überall. Denken Sie daran, sich selbst zu lieben.

Durchfall

Akuter Durchfall bei Erwachsenen, der zwei oder drei Tage
andauert, ist eine Methode des Körpers, sich von Giftstoffen und unerwünschten Substanzen zu befreien. Er kann
z. B. durch abführende Nahrungsmittel, Lebensmittelvergiftung, bakterielle oder virale Infektionen, »Luftverände-
rung« (Konfrontation mit neuen Bakterien, gegen die der
Körper noch keine Antikörper entwickelt hat), Nahrungs-
mittelintoleranz, Antibiotika, Darmparasiten, übermäßi-
ges Essen, Gastritis, Bauchspeicheldrüsen-, Nebennieren-,
Verdauungs-Störungen, übermäßige Vitamin C- oder Zink-
zufuhr oder emotionale Belastungen verursacht sein. Wenn
Durchfall chronisch wird und mit Symptomen wie starken
Schmerzen, Blut im Stuhl, Fieber über 38,5 Grad oder
pechartigem Stuhl verbunden ist, wenn man nicht uriniert
oder offensichtlich an Dehydrierung (Austrocknung) leidet, braucht man ärztliche Hilfe. Bei leichten Fällen verzichtet man am besten auf Essen, trinkt viel und läßt den
Körper ein paar Tage sich selbst reinigen, ehe man ihn behandelt.
Bei Kleinkindern ist Durchfall, der länger als vierundzwanzig Stunden dauert, bedrohlich, bei Säuglingen kann
schnell eine lebensgefährliche Situation entstehen, weil sie
rasch dehydrieren. Deshalb sollten Säuglinge mit Durchfall
sofort in ärztliche Behandlung. Die hohe Säuglingssterblichkeit in den Ländern der dritten Welt ist vornehmlich auf
Dehydrierung durch Durchfall zurückzuführen. Um die
Austrocknung aufzuhalten, kann man bei älteren Kindern
folgendes versuchen: Man löst einen Teelöffel Salz und einen Teelöffel Zucker in einem halben Liter kochendheißen
Wassers auf. In einer bedeckten Flasche abkühlen lassen

(im Kühlschrank) und alle paar Minuten einen Teelöffel davon einflößen. Wenn auf diese Methode nicht innerhalb von zwei Stunden Besserung eintritt, ärztliche Hilfe in Anspruch nehmen. Wenn ein muttermilchernährtes Kind Durchfall bekommt, muß die Nahrung der Mutter auf mögliche Ursachen untersucht werden. Die folgenden Ratschläge beziehen sich auf Erwachsene.

Vitamine und Mineralstoffe: Hartnäckiger Durchfall verursacht einen Mangel an allen Nährstoffen, besonders an Mineralien. Aber der Durchfall kann auch durch eine Mangelerscheinung hervorgerufen werden, besonders wenn Folsäure fehlt, Vitamin B-1, B-6 oder Niacin, Magnesium (weil man zuviel Kalzium ohne das nötige Magnesium nimmt), Eisen und/oder Kalium. Man nimmt den vollen Vitamin-B-Komplex, bis zu 100 mg Kalium pro Tag, zusammen mit einem Multivitamin- und -mineralstoffpräparat.

Wenn schlechte Verwertung das Problem ist, nimmt man die Präparate möglichst in flüssiger Form. Acidophilus in Form von Maxidophilus oder Megadophilus nehmen, um die darmfreundlichen Bakterien zu ersetzen, und Kohletabletten – alle vier Stunden mit Wasser, aber nicht gleichzeitig mit anderen Präparaten –, bis der Durchfall aufhört. Wenn Acidophilus den Durchfall verschlimmert, kann der Grund dafür eine Molkereiprodukt-Unverträglichkeit sein.

Heilpflanzen: Karobpulver in Wasser aufgelöst ist ein gutes Mittel gegen Durchfall, ebenso Brombeertee oder Ulmenrinde in Kapselform. Als Tee oder Tinktur kann man auch Zimt nehmen (nur als Zusatz, 1/4 Teelöffel, um andere Tees zu süßen), Katzenminze, Pfefferminze, Himbeere, Erdbeerblätter, Kamille, Eichenrinde, Blutwurz, Ingwer oder Holunderrinde. Wirksam ist auch ein Tee aus Cayenne und Zimt: Zwei Tassen Wasser kochen und 1/2 Teelöffel Zimt und einen Spritzer Cayenne zufügen. Zwanzig Minuten köcheln, abkühlen und durchseihen, alle Stunde zwei Teelöffel einnehmen. Für Ulmenrinden-Tee nimmt man 30 Gramm des Pulvers in einem Liter Wasser und köchelt auf einen halben Liter ein. Alle halbe Stunde einen Teelöffel. Ulmenrinde kann bei Säuglingen und geschwächten Frauen auch als Nahrung verwendet werden.

Naturheilkunde: Man unterstützt den Körper darin, das auszuscheiden, was er abbauen muß, indem man fastet. Es ist sehr wichtig, viel zu trinken; man nimmt dazu alle Viertelstunde Mineralwasser und einen Teelöffel Orangensaft. Nach dem Fasten gibt es eine Reihe von Nahrungsmitteln, die helfen: Äpfel (ohne Schale), Apfelmus, Bananen, Karobpulver, Amarant, Gerstenschleim, Karotten- und Kohlsaft, Joghurt, Sauerkraut- und Tomatensaft (einen Teelöffel alle Stunde), Reisschleim, Kefir oder Heidelbeeren. Man kann bei Durchfall nach Bestrahlungen auch Brombeersaft versuchen.

Ein Teelöffel gehackten Knoblauch und ein Löffel Honig dreimal am Tag zwischen den Mahlzeiten essen. Auch geruchlose Knoblauchtabletten wirken antibakteriell. Auf Reisen kann man mit einer Zehe rohem Knoblauch am Tag der Ruhr vorbeugen, ebenso mit Vitamin C. Bei leichtem Durchfall oder einer leichten Lebensmittelvergiftung gibt man einen Teelöffel Obstessig in ein Glas Wasser und nimmt alle fünf Minuten ein Schlückchen. Das gibt dem Körper die nötigen Mineralstoffe zurück und gleicht den Elektrolyt- und Flüssigkeitshaushalt aus. Meeresalgentabletten sind ebenfalls wichtig, um verlorene Mineralien zu ersetzen.

Homöopathie und Zellsalze: Zu den vielen Heilmitteln gegen Durchfall gehören *Arsenicum* – bei häufigem, heftigem Durchfall mit Übelkeit und Erbrechen, nächtlichem Durchfall nach Essen und Trinken oder bei Lebensmittelvergiftung, *Cinchona officinalis* gegen schleimigen, wäßrigen Stuhl nach dem Verzehr von Obst und *Colocynthis* bei sehr wäßrigem Stuhl nach allem Eß- und Trinkbaren. Bei schleimigem Stuhl und Bauchschmerzen und schmerzhaften Krämpfen im Anus heißt das Mittel *Mercurius*. *Podophyllum* bei wäßrigem, reichlichem und übelriechendem Stuhl morgens oder bei zahnenden Kindern. *Veratrum album* bei starkem, schleimigem Stuhl mit Erschöpfung und/oder Erbrechen sowie Frösteln. *Sulfur* ist bei häufigem Durchfall nachts oder am frühen Morgen angezeigt, der mit Rückenschmerzen, Bauchschmerzen und/oder Krämpfen im Anus einhergeht.

Zellsalze: *Ferrum phos.* zu Beginn, *Natrium phos.*, wenn Säure vorherrscht, *Natrium sulph.* bei Gallenbeschwerden.

Aminosäuren: Man nimmt eine Kombination aus Leber-Aminosäuren für die B-Komplex-Vitamine, für die Regenerierung und den Aufbau von Gewebe. Sie haben starke Wirkung als Antioxidantien und Nährstoffe.

Akupressur: Die Punkte gleichen denen für Verstopfung, weil sie die Organe wieder ins Gleichgewicht bringen. Man macht eine volle Hand- oder Fußmassage mit besonderer Berücksichtigung von Dünn- und Dickdarm, Magen, Leber, Gallenblase, Bauchspeicheldrüse und Ileozökalklappe.

Aromatherapie: Kardamom, Kamille oder Ingwerwurzel werden in Bädern, Massageölen oder Zerstäubern benutzt.

Blütenessenzen: Bei emotional ausgelöstem Durchfall versucht man die Bach-Blüten: bei Durchfall aufgrund von Streß Eisenkraut, bei Durchfall aufgrund von Unsicherheit, Unentschiedenheit oder Zögern Scleranthus. Von den anderen Essenzen nimmt man Rose, Dill, Kapuzinerkresse oder Blutwurz.

Kristalle und Edelsteinessenzen: Beryll nimmt man als Essenz bei Durchfall, Kupfer bei Ruhr. Man hält oder trägt Schwarzen Turmalin, Turmalinquarz oder Rauchquarz.

Akupressur für Durchfall

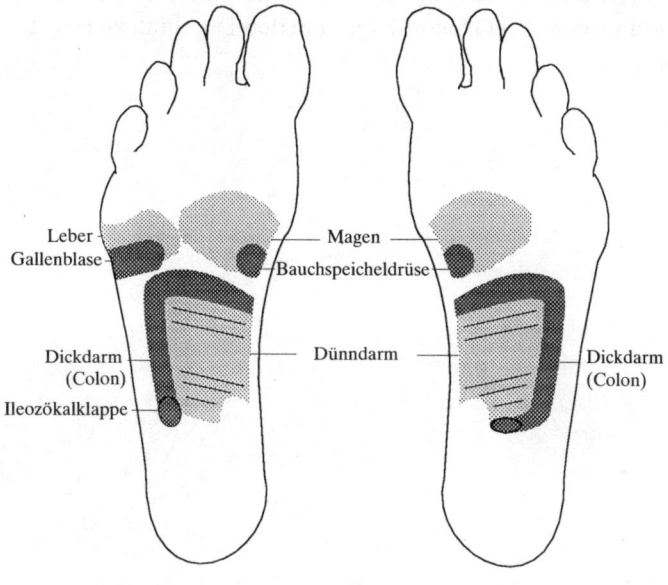

Leber
Gallenblase
Magen
Bauchspeicheldrüse

Dickdarm
(Colon)
Dünndarm
Dickdarm
(Colon)

Ileozökalklappe

Siehe Körperkarte für die Hände

Moshe Olshevsky u. a., *The Manual of Natural Therapy*, S. 34

Emotionalheilung: Was oder wen will man rasch loswerden?
Was kann man nicht festhalten? Vor was rennt man fort?
Angst und Ablehnung sind die vorherrschenden Gefühle.
Man sollte den Grund finden, um den Durchfall zu beseiti-
gen.

Erkältungskrankheiten und Husten

Unter Erkältungskrankheiten versteht man unkomplizierte Erkrankungen der oberen Atemwege, welche meistens durch Viren hervorgerufen werden. Sie sind ansteckend, und es gibt bisher keine Medikamente, die direkt auf Erkältungsviren wirken. Husten ist ein natürlicher Schutzmechanismus des Körpers, um die Atemwege freizuhalten, er kann aber auch ein Symptom bei zahlreichen Krankheiten sein. Erkältungskrankheiten heilen gewöhnlich innerhalb von zwei Wochen aus. Wenn der Husten länger als zwei Wochen anhält, bei geschwächten oder älteren Menschen oder hartnäckigem Husten bei Kindern, braucht man ärztliche Hilfe, desgleichen wenn die Krankheit einen schwereren Verlauf nimmt. Ich gebe hier eine Reihe von natürlichen Heilmitteln an; zusätzlich kann man unter *Schnupfen und Halsschmerzen* nachsehen.

Vitamine und Mineralstoffe: Das Vitaminprogramm ist ähnlich wie bei *Schnupfen und Halsschmerzen.* Zu dem Multivitamin- und -mineralstoffpräparat nimmt man Vitamin C (1000 mg stündlich) gleich zu Beginn, um die Krankheit abzuwehren. Dazu trinkt man viel Wasser und verringert langsam die Dosis. Während der Grippe nimmt man Vitamin C bis zur Unverträglichkeit. Es hilft, das Fieber zu senken, stärkt das Immunsystem und spült die Giftstoffe aus dem Körper. Es wirkt zudem antiviral. Vitamin A ist ein weiterer Abwehrverstärker. 25 000 IE täglich nehmen, als Beta-Karotin mehr. Zink-Glukonat-Pastillen nimmt man bei Halsschmerzen und Husten. Man löst alle zwei Stunden eine Pastille unter der Zunge auf. Man nimmt den vollen Vitamin-B-Komplex. Gamma-Linolensäure (Schwarzjohannisbeerenöl) wird empfohlen.

Heilpflanzen: Ingwerwurzel oder -tinktur stoppt häufig eine Erkältung, wenn sie gleich zu Beginn eingenommen werden, ebenso Cayenne- und Gelbwurzkapseln, wie unter *Schnupfen und Halsschmerzen* beschrieben. Fünf Tropfen Zimtöl in einem Teelöffel Wasser mehrere Male täglich zu Beginn halten die Erkältung ebenfalls auf. Bei Husten nimmt man Huflattich, Ulmenrinde (als Tee oder in Pastillenform), Ingwerwurzel, Kautschuk, Lakritz (nicht bei hohem Blutdruck), Ephedra (zur Erweiterung der Bronchien), Königskerze oder wilden Klee. Wilde Kirsche wirkt beruhigend und schleimlösend; Huflattich ist gut für die Lungen. Johanniskraut kontrolliert den Husten und regt das Schwitzen bei Fieber an. Man nimmt Kräuterhustensaft aus Lakritz, Wildkirsche oder Huflattich und Cayennekapseln, um den schlimmsten Husten und die Verschleimung zu lösen.

Wasserdost wirkt gut gegen Gliederschmerzen und alle anderen Grippesymptome, ebenso Holunderblüten, die man auch mit Wasserdost kombinieren kann. Echinacea und Gelbwurz, Ingwer- oder Schafgarbentee wirken positiv; Pfefferminztee löst das Schwitzen aus und hilft bei Übelkeit. Um das Fieber zu senken, bereitet man einen Einlauf aus Katzenminze: mit einem ¼ bis ½ Teelöffel Lobelientinktur alle drei oder vier Stunden anwenden. Mit Schafgarbe, Pfefferminze und Holunderblüten behandelt man die ersten Anzeichen einer Grippe; Klee- oder Alfalfa-Tinktur helfen bei der Genesung. Bei Lungenverschleimung nimmt man Bockshornklee, Beinwell und Ulmenrinde in Kombination oder Salbei-, Knoblauch- und Zitronentee: Sechs Tassen kochendes Wasser über zwei gehäufte Eßlöffel Salbeiblätter, zwei gehackte Knoblauchzehen und Saft und Fleisch einer halben Zitrone gießen. Honig nach Geschmack. Fünf Minuten ziehen lassen. Stündlich eine heiße Tasse davon trinken und im Bett bleiben, um die Krankheit auszuschwitzen.

Naturheilkunde: Bei Husten kocht man eine Zitrone zehn

Minuten lang, preßt sie aus, gießt den Saft in ein Glas und fügt 30 g pflanzliches Glyzerin oder Honig hinzu. Mehrmals täglich einen Teelöffel davon nehmen. Nach einem ähnlichen Rezept kocht man den Saft einer Zitrone, eine Tasse Honig und eine halbe Tasse Olivenöl, bis die Zutaten sich vermischen, und nimmt alle zwei Stunden einen Teelöffel. Oder man schält und hackt sechs Zwiebeln und kocht sie mit einer halben Tasse Honig zwei Stunden lang, seiht ab und gibt die Masse in ein verschraubbares Glas. Alle drei Stunden einen Eßlöffel warm nehmen.

Knoblauch ist ein wichtiges Heilmittel bei Erkältungen und Husten. Er wirkt antiviral, antibakteriell und stärkt das Immunsystem. Man nimmt dreimal täglich zu den Mahlzeiten zwei Tabletten; die Mittel mit rohem Knoblauch sind unter *Schnupfen und Halsschmerzen* aufgeführt.

Im Anfangsstadium macht man ein heißes Bad mit Bittersalz oder mit einer Tasse Meersalz und einer Tasse Natriumbikarbonat. Man badet zwanzig Minuten und geht dann zu Bett, um die Giftstoffe auszuschwitzen. Nicht essen, aber viel Kräutertee und andere Flüssigkeiten zu sich nehmen. Wenn sich Symptome der Atemwege entwickeln, macht man Rizinusölpackungen auf Brustkorb und Hals (oder Obstessigkompressen). Viel trinken (aber keine Milch), bis die Symptome abgeklungen sind, dann langsam wieder mit fester Nahrung beginnen.

Homöopathie und Zellsalze: Man nimmt *Baptisia* gegen Kopf- und Gliederschmerzen und Fieber, *Arsenicum* gegen Frösteln, Unruhe, Ängstlichkeit oder Magenverstimmungen. *Aconitum* ist im Anfangsstadium bei Grippe wie Husten angebracht oder *Nux vomica*, wenn Reizbarkeit herrscht. *Bryonia alba* ist gegen Erkältungen der Atemwege mit trockenem, schmerzhaftem Husten und Durst nach kalten Getränken angezeigt. *Eupatorium* ist das Mittel bei Grippe mit Gliederschmerzen und Muskelkater, laufender Nase und Fieber mit Frösteln. *Gelsemium* nimmt man bei Niesen, laufender Nase, trockener Kehle, Frösteln und Fieber, Gliederschmerzen, Kopfschmerzen und Grippesymptomen. *Ipecac.* nimmt man bei feuchtem, rasselndem Husten mit Erstickungsgefühl und Übelkeit, *Kali. bichromicum*, wenn der Husten morgens am schlimmsten ist und fadenziehenden, dicken, klebrigen Schleim produziert. *Drosera* nützt gegen heftigen Husten, bellenden Husten und Keuchhusten.

Zellsalze: *Natrium mur.* ist das geeignetste Zellsalz bei Grippe. Man nimmt es anfangs jede Stunde bis zur Besserung, dann für zwei weitere Wochen dreimal täglich. Wenn eine Besserung erfolgt, wechselt man *Natrium mur.* mit *Calc. phos.* und *Kali. phos.* ab, bis das Befinden sich bessert, dann wieder auf ausschließlich *Natrium mur.* umsteigen.

Bei Husten nimmt man *Ferrum phos.*, wenn man fiebrig ist und Schmerzen hat; *Kali. mur.* bei weißem, fadenziehendem Auswurf, *Natrium sulph.* bei grünem oder gelblichem Auswurf. *Mag. phos.* hilft bei trockenem, krampfhaftem Husten oder Keuchhusten, *Natrium mur.* bei wäßrigem Auswurf mit salzigem Geschmack und *Silicea* bei nächtlichem Husten mit Erstickungsgefühl.

Aminosäuren: Wichtig ist eine Kombination freier Aminosäuren: wegen der B-Komplex-Vitamine, den immunsystemstärkenden Faktoren und der Fähigkeit, Fieber zu kontrollieren und den Körper zu entschlacken.

Akupressur: Bei Grippe und Husten sucht man die empfindlichen Druckpunkte oberhalb des Brustbeins und auf dem Rücken oberhalb der Schulterblätter. Ein Reflexpunkt in der Mitte der Schlüsselbeine bricht den Hustenanfall ab. Man bearbeitet die Punkte am Handgelenk und hinter dem großen Zeh zusammen (dazu braucht man Hilfe), dann diejenigen an der Wurzel von Daumen und Ringfinger (s. Abb.). Siehe auch die Abbildungen für *Schnupfen und Halsschmerzen.*

Akupressur bei Erkältungskrankheiten

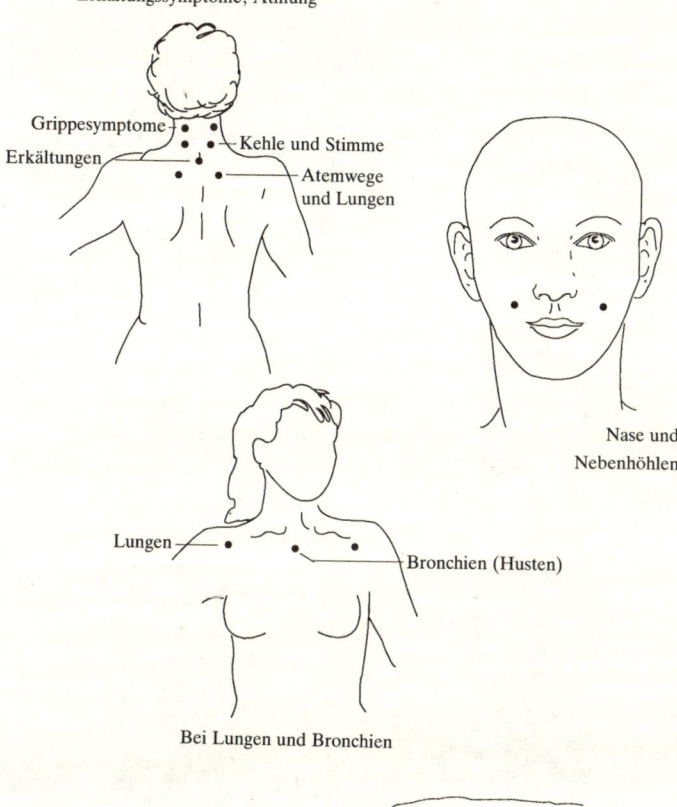

Erkältungssymptome, Atmung

Grippesymptome

Erkältungen

Kehle und Stimme

Atemwege
und Lungen

Nase und
Nebenhöhlen

Lungen

Bronchien (Husten)

Bei Lungen und Bronchien

Punkt zwischen Daumen und Zeigefinger

Iona Marsaa Teeguarden, *Acupressure Way of Health: Jin Shin Do*, S. 67; Mildred Carter, *Body Reflexology*, S. 191; Pedro Chan, *Finger Acupressure*, S. 33-35.

Akupressur bei Husten

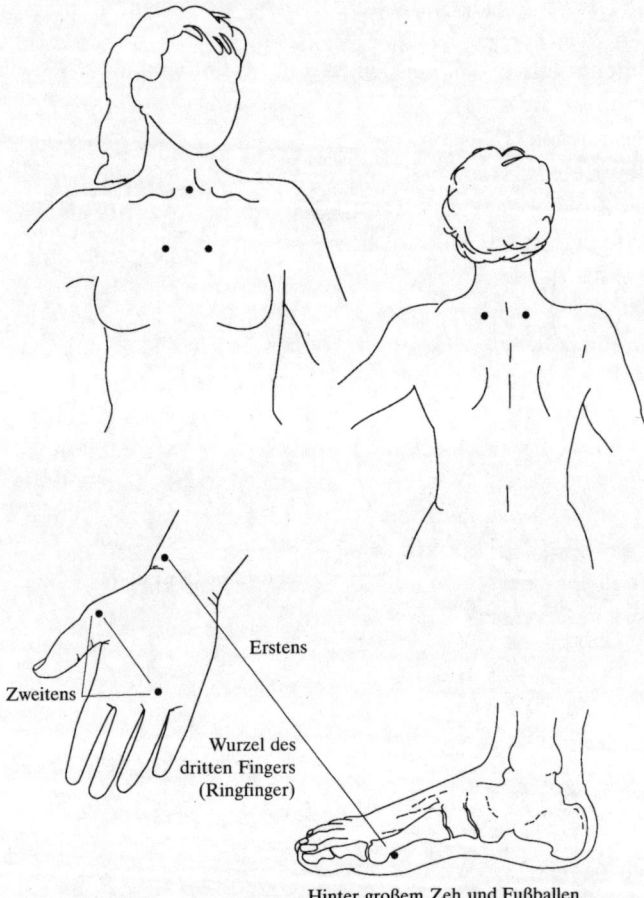

Erstens

Zweitens

Wurzel des
dritten Fingers
(Ringfinger)

Hinter großem Zeh und Fußballen

Zuerst die Fußpunkte und Handgelenks-Punkte bearbeiten, dann Daumen-
und Ringfingerwurzel zusammen

John Thie, *A Touch for Health, A New Approach to Restoring Our Natural Energies*, S. 36; Pedro
Chan, *Finger Acupressure*, S. 36.

Aromatherapie: Zweimal täglich Eukalyptusöl in einem Zerstäuber anwenden. Lavendel ist ebenfalls wichtig. Andere nützliche Öle sind Bergamotte, Rosmarin, Zypresse oder Myrrhe.

Blütenessenzen: Jasmin reguliert die Schleimbildung, Manzanita ist für die Lungen.

Kristalle und Edelsteinessenzen: Beryll, Jett, Meteorit oder Schwefel als Essenz nehmen, oder aber die Metalle Kupfer und Gold. Man hält oder trägt ein Stück Azurit, um die Nebenhöhlen zu entschlacken und zu reinigen, aber auch für Brustkorb, Kehlkopf und Lymphsystem. Aquamarin hilft gegen Halsschmerzen und Husten.

Emotionalheilung: Grippe bedeutet mit der Herde laufen und die Negativität und Einstellungen der Masse übernehmen. Wenn es im Radio heißt »die Grippe geht um«, bekommen Sie sie. Glauben Sie nicht alles, was man Ihnen sagt, und akzeptieren Sie nicht jede Statistik. Sie sind ein Individuum und nicht die Masse. Husten kann von ungesagten Worten herrühren, die man zurückhält oder an denen man schwer schluckt, von unterdrückter Wut oder Kreativität – sagen Sie, was Sie sagen müssen, und nehmen Sie sich die Zeit für die wichtigen Dinge in der Welt. (S. auch unter *Schnupfen und Halsschmerzen*.)

Fieber

Fieber ist ein Anzeichen, daß der Körper versucht, eine Infektion oder einen Giftstoff zu bekämpfen. Ohne Fieber hat das Immunsystem weniger Möglichkeiten, gegen Krankheiten anzugehen, und Fieber selbst ist keine Krankheit, sondern eine Methode, diese zu kurieren. Die normale Körpertemperatur liegt je nach Person zwischen 36 und 37 Grad. Eine Temperatur unter 39 Grad C bei Erwachsenen und 40 Grad C bei Kindern ist in der Regel nicht bedrohlich, aber länger bestehendes Fieber und Fieber über 40 Grad bedürfen der Intervention. Der Prozeß verläuft in Stadien. Zuerst fühlt man sich kalt und fröstelnd und braucht ein warmes Bett und Ruhe. Schwäche und Gliederschmerzen lähmen die Aktivität, der Verstand arbeitet träge, und man hat keinen Appetit. Man leidet vielleicht an Kopfschmerzen, Übelkeit oder Erbrechen. Im nächsten Stadium hat das Fieber den Höhepunkt überschritten, und das Schwitzen setzt ein, gefolgt von Besserung. Das Frösteln und die Gliederschmerzen sind vorbei, die Temperatur sinkt.

Aspirin, das fiebersenkend wirkt, greift in den normalen Heilungsprozeß ein und kann eine Verlängerung der Krankheit zur Folge haben. Ganzheitliche Methoden senken das Fieber ebenfalls und fördern das Schwitzen, um den Prozeß zu beschleunigen, greifen aber nicht in ihn ein. Der Zweck der inneren Hitze ist, die infizierenden Bakterien oder Viren abzutöten. Hohes Fieber bei Säuglingen und Kindern erfordert meist ärztliche Behandlung, es kann sehr rasch hochsteigen und Krämpfe bewirken. Bei über 42 Grad C können bei Kindern und Erwachsenen Gehirnschäden eintreten. Bei Fieber soll man stets viel trinken, um Dehydrierung zu vermeiden und den Körper in seinen Heilungsprozessen zu unterstützen.

Vitamine und Mineralstoffe: Bei Fieber nimmt man keine Multivitamine und -mineralstoffe, auch nicht die Eisen- und Zinkgaben. Man nimmt Vitamin C bis zur Unverträglichkeit und trinkt sehr viel Mineralwasser, Kräutertee oder Saft. Vitamin A gibt man bis zu 50 000 IE pro Tag, bis zu einer Woche, dann auf 25 000 IE in trockener Form reduzieren. Beide Vitamine stärken das Immunsystem und bekämpfen Infektionen. Zusätzlich nimmt man Vitamin-B-Komplex und 400–800 IE Vitamin E pro Tag.

Heilpflanzen: Es gibt eine ganze Reihe von Kräutern, die den Körper in dem Fieberprozeß unterstützen und bewirken, daß die Temperatur ansteigt und das Schwitzstadium eintritt. Man nehme eine der folgenden Kombinationen als Tee: Holunderblüten und Pfefferminze, Katzenminze und Pfefferminze oder Holunderblüte und Lindenblüte. Sie alle wirken sehr gut. Als Tinktur oder Tee kann man auch Wasserdost, Schafgarbe, Himbeere, Mutterkraut, Gelben Ampfer, Echinacea, Ingwer, Lungenkraut, Zitronenmelisse oder Eisenkraut nehmen. Wirksame Teekombinationen sind auch Salbei, Knoblauch und Zitrone oder Salbei, Lavendel und Rosmarin.

Man bereitet Holunderblüten- und Pfefferminztee zu, indem man einen Eßlöffel Minzeblätter und einen Eßlöffel Holunderblüten auf zwei Tassen Wasser nimmt. Das ist ein sehr starker Tee. Für Salbei-, Knoblauch- und Zitronentee nimmt man sechs Tassen kochendes Wasser auf zwei gehäufte Eßlöffel Salbeiblätter, zwei feingehackte Zehen Knoblauch und den Saft und das Fleisch einer halben Zitrone. Nach Geschmack mit Honig süßen und fünf Minuten ziehen lassen.[1]

Naturheilkunde: Während des Fiebers macht man eine Fastenkur, d. h. man nimmt keine feste Nahrung zu sich, sondern trinkt nur größere Mengen, aber nicht Milch, Kaffee, schwarzen Tee oder Alkohol. Statt dessen heißes Wasser mit Zitronensaft, reinen, ungesüßten Traubensaft in Zimmertemperatur, Apfelsaft mit Wasser verdünnt oder je einen Teelöffel Obstessig und Honig in heißem Wasser trinken. Dies unterstützt den Fieberprozeß und beschleunigt ihn. Essig-Honig-Wasser wirkt besonders gut. Katzenminzetee bricht ebenfalls das Fieber und beschleunigt die Ausscheidung der Gifte aus dem Körper.

Man nimmt Knoblauch in Tablettenform oder rohen Knoblauch (s. *Schnupfen und Halsschmerzen*) oder macht einen Knoblauch- oder Zwiebelumschlag auf die Fußsohlen. Knoblauch wirkt antibakteriell und antiviral, Zwiebel ebenfalls. Bienenpropolis oder Gelee Royal sind erstaunlich wirksam in der Stärkung des Immunsystems und hochwirksam bei Fieber und Infektionen.

Man kann auch ein halbstündiges lauwarmes Bad mit Bittersalzen nehmen und anschließend das Fieber im Bett ausschwitzen. Lauwarme Wasserkompressen auf Gesicht und Körper auflegen oder in lauwarmem Wasser liegen. Abbrechen, wenn man fröstelt, und ins Bett gehen. Mit einem rauhen Handtuch trockenrubbeln.

Homöopathie und Zellsalze: *Aconitum* ist für den plötzlichen Ausbruch einer Krankheit nach trockenen, kalten Winden; es herrschen Ängstlichkeit und Unruhe mit trockenem Husten oder trockenem Mund vor. *Belladonna* ist für ein Fieber mit gerötetem Gesicht, rot-heißer Haut und erweiterten Pupillen. Es herrschen Aufregung, Unruhe und geistige Stumpfheit vor, vielleicht zucken die Muskeln. *Nux vomica* ist für Frösteln, das bei der Bewegung der Bettdecke schlimmer wird; es machen sich vielleicht Verdauungsstörungen und Reizbarkeit bemerkbar. Wenn man gereizt und weinerlich ist und dringend Zuwendung braucht, kann das Mittel *Pulsatilla* heißen. *Bryonia* wird bei Fieber, Kopfschmerzen, Halsschmerzen, Magenverstimmung oder einer rheumatischen Entzündung genommen.

Man hat Durst, ist reizbar, will allein gelassen werden und fühlt sich bei der geringsten Bewegung schlechter.

Zellsalze: *Ferrum phos.* für Fieber mit langsamerem Ausbruch als so unvermittelt wie bei *Aconitum* und *Belladonna. Natrium sulph.* bei Frösteln und Fieber, Grippe, Fieber mit Magenverstimmung und Wechselfieber.

Aminosäuren: Man nimmt eine Kombination aus freien Aminosäuren dreimal täglich auf nüchternen Magen.

Akupressur: Druck nur auf die Hypophysenpunkte der Hand, im Gesicht und an den Füßen anwenden. Diese liegen in den Ballen der Daumen und großen Zehen, in der leichten Mulde unter der Nase und im »dritten Auge«, der Stirnmitte. Man drückt diese Punkte, ohne zu massieren, alle paar Minuten, bis das Fieber fällt. Auf der Haut zwischen Daumen und Zeigefinger liegen ebenfalls Fieberpunkte, wie auch auf den Außenseiten der Ellbogen und oberhalb der Schulterblätter auf dem Rücken (s. Abb.).

Aromatherapie: Ätherische Öle, die fiebersenkend wirken, werden im Bad genommen oder als Massageöl, als Kompressen wie auch einfach zum Riechen. Man kann ein paar Tropfen auf das Kopfkissen geben. Empfohlen werden Bergamotte, Kamille, Ingwer, Eukalyptus, Zypresse, Pfefferminze oder Niaouli.

Blütenessenzen: Löwenzahn bewirkt Tiefenentspannung und senkt das Fieber, Ginseng regeneriert das Drüsensystem und senkt ebenfalls das Fieber.

Kristalle und Edelsteinessenzen: Als Essenz nimmt man Chalzedon, Koralle, Roten Jaspis, Lapislazuli, Jett oder Rubin, aber auch die Metalle Kupfer, Silber und Gold. Zum Halten oder Tragen: Lapislazuli, Chrysocoll, Aquamarin, Saphir, Sodalith und Blauen Turmalin. Mondstein gleicht das Drüsensystem aus und ist der Stein für die Hypophyse.

Emotionalheilung: Was (oder wer) verzehrt Sie vor Hitze? Fieber bedeutet Wut und Frustration, und Infektionen sind

Akupressur bei Fieber

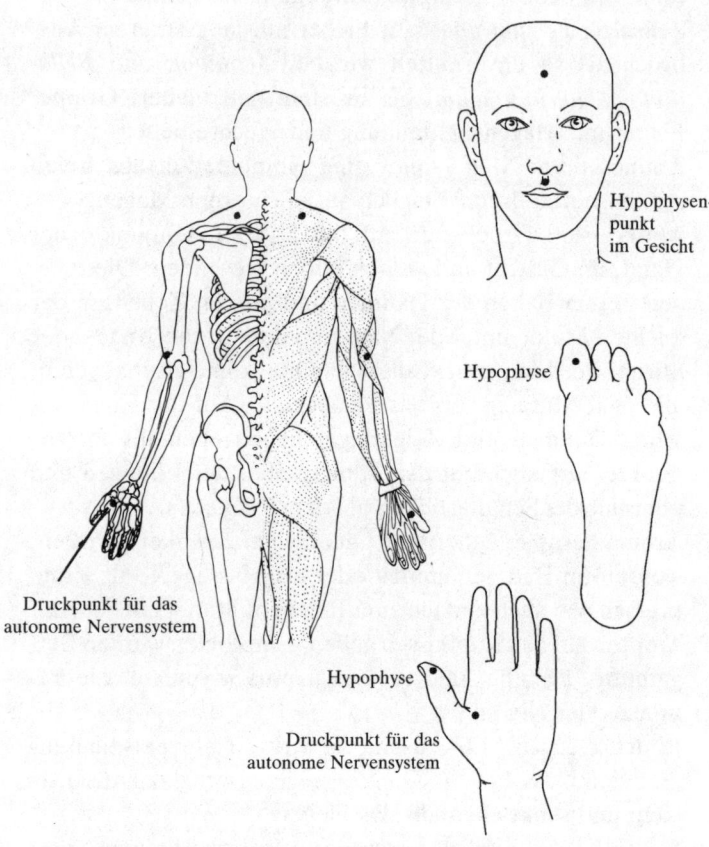

Hypophysen-
punkt
im Gesicht

Hypophyse

Druckpunkt für das
autonome Nervensystem

Hypophyse

Druckpunkt für das
autonome Nervensystem

Der Druckpunkt für das autonome Nervensystem: Er liegt auf der Außenseite der Hand zwischen Daumen und Zeigefinger, unterhalb der Verbindung von erster und zweiter Metakarpalsehne. Er ist ein wichtiger allgemeiner Anregungspunkt für das autonome Nervensystem und wird traditionell bei Fieber und Erkältungen benutzt. Nicht bei schwangeren Frauen bearbeiten.

Iona Marsaa Teeguarden, *Acupressure Way of Health: Jin Shin Do*, S. 134-135; Mildred Carter, *Hand Reflexology: Key to Perfect Health*, S. 169.

Wut, Reizbarkeit und Ärger. Man setzt Wut in sicherer Weise frei, statt sie nach innen zu wenden, beendet die Frustration, indem man ändert, was man ändern kann, und akzeptiert, was sich nicht ändern läßt. Vielleicht ist es Zeit für eine Konfrontation mit der Mutter oder dem Liebhaber. Man sollte die Sache aus der Welt schaffen.

Fußpilz

Es handelt sich um eine Pilzinfektion, die an den Füßen auftritt, aber auch an anderen Körperteilen ausbrechen kann. Die Symptome sind Brennen, Jucken, Rötung, manchmal auch Blasenbildung. Bevorzugt befallen wird die Haut zwischen den Zehen, aber auch die Fußnägel sind häufig betroffen. Pilze gedeihen an warmen, feuchten Stellen des Körpers oder in der Umgebung. Fußpilz ist ansteckend, und man holt ihn sich häufig im Schwimmbad. Auch wenn man Antibiotika oder andere Medikamente eingenommen hat oder Strahlentherapie hatte, kann er gedeihen, weil diese die gutartigen Bakterien vernichten.[1]

Man sollte die vom Pilz befallenen Körperstellen sehr trocken halten; manchmal ist es sogar angebracht, sie nach dem Duschen oder Baden trockenzufönen. Wenn auch die Hände befallen sind, unbedingt Gummihandschuhe beim Abwasch tragen. Bei Fußpilz sollte man so häufig wie möglich Sandalen tragen oder barfuß gehen, um die Füße der Luft auszusetzen, und nachts ein Stück Watte zwischen die Zehen stecken. In geschlossenen Schuhen immer Socken tragen und sie so oft wie möglich wechseln. In öffentlichen Bereichen immer Schuhwerk tragen, um eine Ansteckung zu vermeiden.

Vitamine und Mineralstoffe: Adele Davies meint, diese Infektion sei wie andere direkte Folge eines Vitamin-B-Komplex-Mangels, daher sollte man neben dem täglichen Multivitamin- und -mineralstoffpräparat Vitamin-B-Komplex dreimal am Tag zu den Mahlzeiten nehmen. Um die gesunde Darmflora aufzubauen, nimmt man Acidophilus in Form von Mega- oder Maxidophilus: Einen Teelöffel in Wasser zweimal täglich auf nüchternen Magen.

Zink (50 mg täglich) hilft bei der Hautklärung, unterstützt die Heilung und stärkt das Immunsystem. Vitamin A (25 000 IE) und E (400–800 IE pro Tag) helfen ebenfalls. Vitamin C stäubt man in Pulverform direkt auf die betroffenen Stellen. Wenn der Vitaminmangel schon länger bestanden hat, kann es eine Weile dauern, bis eine Wirkung zu beobachten ist.

Heilpflanzen: Man kann Walnußtinktur direkt auf den Pilzbefall streichen oder Tee aus grünen, zerstoßenen Walnußschalen trinken, um Pilze im Körper allgemein zu bekämpfen. Mit Eichenrinde, Buccotinktur oder Melaleucaöl äußerlich behandeln. Eine Tasse frische Kleeblüten kocht man mit Wasser, bis die Masse dicklich wird, dann abkühlen lassen und abends die betroffenen Stellen damit betupfen. Innerlich kann man die blutreinigenden Kräuter Große Klette und Rotklee, Salbei und Himbeere nehmen. Man wendet die Kräuter gleichzeitig innerlich und äußerlich an.

Naturheilkunde: Die Ernährung ist sehr wichtig, um Pilzinfektionen zu verhindern. Siehe unter *Pilzinfektionen.* Die folgenden Heilmittel sind vermutlich am einfachsten zuzubereiten und sehr wirkungsvoll: Zwei Knoblauchtabletten dreimal täglich; wenn die Infektionen abgeklungen sind, auf zwei pro Tag reduzieren. Zusätzlich legt man täglich eine Stunde lang eine zerquetschte Knoblauchzehe auf die betroffene Stelle. Mit Wasser verdünnen, wenn es brennt. Schuhe und Füße mit Knoblauchpulver abstauben oder: Die betroffenen Stellen zwei- bis dreimal täglich mit weißem Essig betupfen; mit Wasser verdünnen, wenn es brennt. Socken in Essig waschen und trocknen lassen, Schuhe innen mit Essig ausreiben. Die Säure tötet Pilze und Bakterien ab.

Wenn man sich traut, kann man auch unter der Dusche auf die Füße urinieren. Alternativ uriniert man in ein Gefäß, verdünnt zur Hälfte mit Wein oder Essig und tupft mit einem Wattebausch auf. Die Antikörper im Urin, einer sterilen Lösung, sind spezifisch für die Bekämpfung von Bakterien und Pilzen im eigenen Körper. Anschließend mit klarem Wasser spülen. Diese Methode ist sehr erfolgreich. Man kann äußerlich auch Zwiebelsaft oder Rizinusöl zwei- bis dreimal täglich anwenden.

Homöopathie und Zellsalze: Bei einer einfachen Pilzinfektion mit schuppigen Stellen, die trocken und bräunlich aussehen und jucken und brennen, wenn man kratzt, ist das Gegenmittel *Sepia. Arsenicum* wird genommen, wenn die Haut gesprungen oder wund ist und eine wäßrige Flüssigkeit aussondert, die bei Berührung Reizungen hervorruft. *Graphites* hilft bei trockener, rauher und gerissener Haut oder wenn sie roh und verkrustet ist und klebrige, honigfarbene Flüssigkeit absondert. *Sulfur* nimmt man bei starkem Jucken, das bei Wärme schlimmer wird.

Zellsalze: *Kali. mur.* D12 als Pulver kann einzeln genommen werden oder mit anderen trockenen Mitteln vermischt (wie etwa Knoblauchpulver). Man bestäubt damit die betroffenen Stellen. Mit Pflanzenöl vermischt (wie etwa Rizinus) auf die Kopfhaut geben. Zwanzig Minuten einreiben, dann das Haar waschen und *Kali. mur.*-Pulver anwenden, wenn es trocken ist.

Aminosäuren: Man nimmt eine Aminosäuren-Kombination, um die Hautgewebe und das Immunsystem wieder aufzubauen. Als einzelne Aminosäuren helfen Cystin, Leuzin, Isoleuzin, Valin oder Prolin für die Haut.

Akupressur: Volle Hand- oder Fuß-Akupressur zweimal wöchentlich, um das Immun- und Drüsensystem anzuregen. Man bearbeitet alle empfindlichen Stellen, die man findet. Bitte keine Hautstellen bearbeiten, die gesprungen, gerissen oder wund sind. Besondere Beachtung sollten die Hypophysen-, Thymus- und Solarplexus-Reflexe finden. Auch den Meridian-Punkt »Dickdarm 4« (in der Haut zwischen Daumen und Zeigefinger) benutzen (nicht in der

Akupressur bei Fußpilz

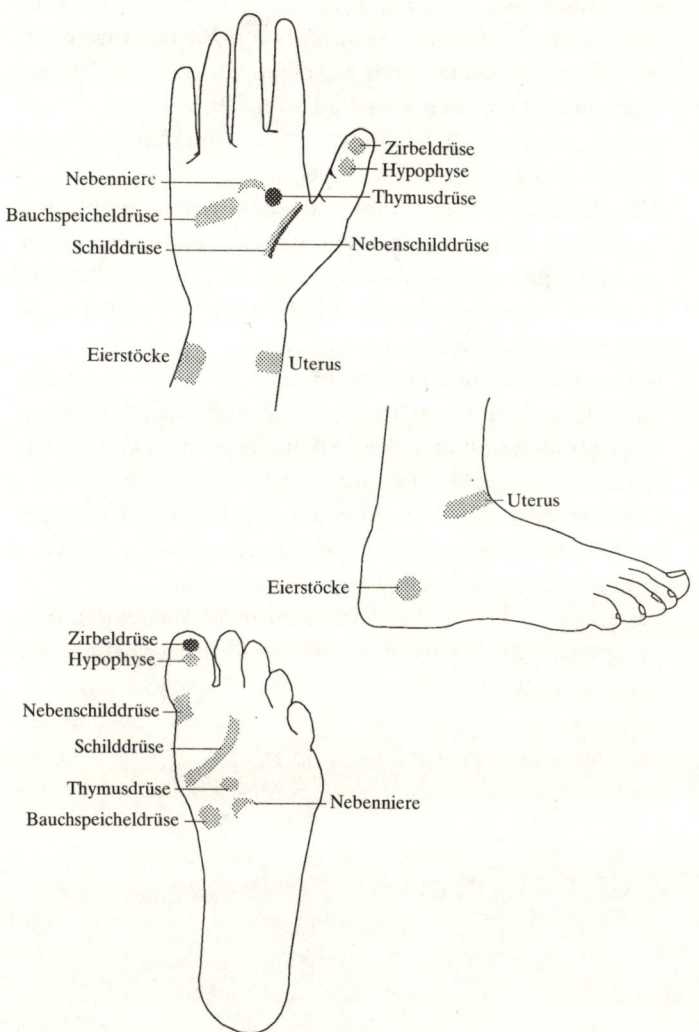

Mildred Carter, *Body Reflexology*, S. 30.

Schwangerschaft). Das gleicht die Dickdarmfunktion aus und hilft dem Körper bei der Entschlackung.

Aromatherapie: Geranienöl in einer Olivenölbasis benutzen, um die betroffenen Hautpartien täglich zu massieren. Bei Pilzinfektionen um das Nagelbett zerquetschten Knoblauch in einer Olivenölbasis aufstreichen. Melaleucaöl direkt auf die betroffenen Stellen tupfen, alternativ auch Zedernöl oder Patschuliöl in Olivenöl.

Blütenessenzen: Man nimmt Brunellenessenz, um die Haut von Giftstoffen zu reinigen und das Hautgewebe zu erneuern. Bei inneren und äußeren Wunden, bakteriellen und Pilzinfektionen anwenden. Es hilft bei der Verwertung von Nährstoffen während der Wundheilung.

Kristalle und Edelsteinessenzen: Citrin als Essenz oder auch nur getragen oder gehalten ist nützlich. Es wirkt antifungal und antibakteriell und reinigt den Körper von Giftstoffen. Blutstein hat die gleiche Funktion.

Emotionalheilung: Alles, was mit den Füßen oder Beinen zu tun hat, deutet auf eine Unfähigkeit, vorwärts zu gehen oder leicht oder schnell genug voranzuschreiten. Vielleicht besteht auch Frustration, daß man nicht verstanden oder akzeptiert wird. Man sollte versuchen, sich selbst und andere besser zu verstehen.

Grauer Star (Katarakt)

Bei Katarakt handelt es sich um eine Trübung der Linse, bei der die Pupille grau verfärbt erscheint und die zur Abnahme des Sehvermögens bis hin zur Erblindung führen kann. Grauer Star wird bei Frauen über sechzig fast als Selbstverständlichkeit betrachtet, aber es gibt Hinweise, daß er aufzuhalten ist. Ich glaube, daß die normale Ernährung mit viel Zucker, ausgemahlenem Mehl und Fetten für die Entstehung von Grauem Star mitverantwortlich ist. Beteiligt sind auch die Ansammlung von Giftstoffen und Ausscheidungsprobleme. Giftstoffe, Unverträglichkeiten, Fettstoffwechselstörungen, ungenügende Kalziumverwertung, Hormonstörungen, aber auch Leberkrankheiten, chronische Verstopfung, Schwermetallvergiftung, Strahlenbelastung z. B. durch Röntgenstrahlen, viele Medikamente, Traumen, Kreislaufstörungen sind wahrscheinlich weitere zur Entstehung von Katarakten beitragende Faktoren.

Wenn man gesättigte Fette, Zucker, Sorbitol, Milchprodukte, giftige Zusatzstoffe meidet und durch eine ausgewogene nährstoffreiche Diät und angemessene Verwertung ersetzt, hilft man, den Körper zu entgiften. Meine Behandlungsvorschläge können Linsentrübungen nicht heilen, aber wahrscheinlich aufhalten. Sie ersetzen nicht die augenärztliche Behandlung und natürlich auch keinesfalls die oft erforderliche Operation.

Vitamine und Mineralstoffe: Diese gehören zu einer guten Ernährung, ersetzen diese aber keineswegs. Man nimmt ein gutes Multivitamin- und -mineralstoffpräparat; wenn man älter ist und Schwierigkeiten mit der Verwertung von Pillen und Tabletten hat, sucht man sich ein Präparat in Gelform, als Kapsel oder in Flüssigform aus. Oft besteht ein Mangel an den Vitaminen C und B-2. Man nimmt daher mindestens 3000 mg Vitamin C mit Flavonoiden pro Tag und dreimal täglich einen Vitamin-B-Komplex, dazu Vitamin B-2 (15 bis 20 mg), B-6 (50–100 mg) und B-1 (50 mg). Dazu kommen 25 000–50 000 IE Vitamin A täglich in Trockenform und Vitamin E (allmählich auf 400–800 IE pro Tag steigern) mit Selen (200 µg pro Tag). Mineralstoffe sind überaus wichtig. Kalzium/Magnesium sollte täglich genommen werden, dazu 50 mg Zink pro Tag sowie 3 mg Kupfer. Mangan hilft ebenfalls, ebenso Lezithin. Vitamin-A-Augentropfen sind sehr wichtig.

Heilpflanzen: Heidelbeere kann helfen, Chemikalien im Auge abzubauen. Andere nützliche Kräuter sind Ginkgo biloba, Augentrost und Rosmarin, die man alle als Tinktur einnimmt. Tee aus Augentrost kann äußerlich angewendet werden. Hagebuttentee, der sehr viel Flavonoide und Vitamin C enthält, hilft ebenfalls bei der Heilung von Katarakten.

Naturheilkunde: Man beginnt mit einer siebentägigen Entschlackungs-Fastenkur mit Gemüse- oder organischen Obstsäften. Eine solch lange Fastenkur sollte nur unter Aufsicht gemacht werden. Diabetiker oder geschwächte Personen sollten generell nur unter ärztlicher Aufsicht fasten. Jeden zweiten Tag Einläufe mit warmem Wasser machen. Anschließend ißt man mindestens zwei Wochen lang Rohkost, danach rohes Gemüse, Nüsse, frisches Obst, gedämpften Fisch und Seetang. Dies hilft bei der Ausscheidung der Giftstoffe aus dem Körper und stellt gleichzeitig die Umstellung auf eine nährstoffreiche Diät dar. Man meidet Kaffee, Tee, Zucker, Alkohol und Tabak sowie Süßstoffe, Fette und Milchprodukte.

Es gibt verschiedene naturheilkundliche Rezepte für Augentropfen: Man kann warme Packungen mit Rizinus machen oder abends Rizinus in die Augen träufeln. Man badet die Augen abends mit Kokosmilch und legt eine Viertelstunde ein warmes, feuchtes Tuch darauf. Man kann auch einen Umschlag aus geraspelten Kartoffeln auflegen. Ein weiteres Rezept stammt von den Naturheilkundlerinnen Mildred Jackson und Terri Teague:

»Man legt die gelbe Seite einer unbehandelten Orangenschale auf das Auge und läßt sie über Nacht liegen. In der nächsten Nacht nimmt man die weiße Seite einer frischen Orangenschale. Wenn die Schale nachts große Hitze hervorruft, nimmt man sie ab und versucht es am nächsten Abend noch einmal. Mit wechselnden Seiten so weitermachen, bis sich der Zustand gebessert hat. Jedesmal ein frisches Stück Schale nehmen und nur biologisch angebaute Früchte verwenden, denn diese sind nicht mit Chemikalien behandelt.«[1]

Meeresalgen und Chlorophyll wirken ebenfalls positiv.

Homöopathie und Zellsalze: Man nimmt die folgende Kombination von Zellsalzen in gerade so viel destilliertem Wasser, daß sie sich auflösen: Zehn Tropfen dreimal täglich innerlich nehmen (nicht in die Augen). Mindestens einen Monat durchführen[2]:

Ferrum phos. D30	Kali. phos. D12
Natrium phos. D12	Mag. phos. D6
Natrium mur. D12	Silicea D12

Aminosäuren: Proteinmangel ist ein wichtiger Faktor bei der Kataraktbildung und eine Kombination von Aminosäuren überaus wichtig. Als einzelne Säuren nimmt man Methionin, Cystein, Lysin und Glutathion.

Akupressur: Man nimmt eine Reflexmassage an Zehen und Fingern vor sowie an deren Wurzeln in der Handfläche und an der Sohle. Man massiert die Punkte in den ersten beiden Wochen mehrere Male täglich etwa drei Minuten lang und setzt die Behandlung in den folgenden Monaten dreimal täglich fort. Man bearbeitet auch die Haut zwischen den Fingern. Einige Punkte fühlen sich vermutlich sehr empfindlich an.

Akupressur bei Katarakten (Grauem Star)

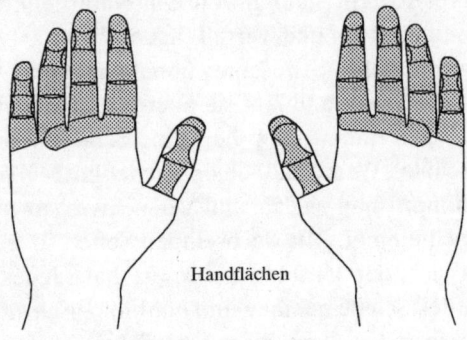

Handflächen

Finger, Daumen und Fingerwurzeln auf den Handflächen und in der Haut zwischen den Fingern unter besonderer Berücksichtigung der Fingerspitzen

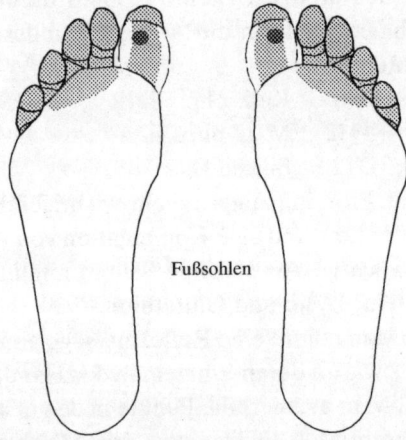

Fußsohlen

Zehen und Zehenwurzeln, mit besonderer Berücksichtigung der Zehenspitzen

Mildred Carter, *Body Reflexology*, S. 34.

Aromatherapie: Man nimmt Duftnoten, die die Hypophyse anregen (»Drittes Auge«). Dazu gehören Weihrauch, Sandelholz und Myrrhe, die man pur einatmet oder in einem Zerstäuber benutzt. Niemals ätherische Öle im Auge selbst anwenden.

Blütenessenzen: Äußerlich angewendet wird Augentrost, den man direkt in die Augen träufelt. Man kann auch Beinwell-Kompressen auflegen. Sie wirken bei Grauem Star auch auf der emotionalen Ebene. Mit Zitronenessenz, Wilder Möhre und Kapern entgiftet man Narbengewebe und löst es auf.

Kristalle und Edelsteinessenzen: Malachit, Türkis oder Quarzlösung sind die Edelsteinessenzen für diese Krankheit. Eine Malachitessenz stellt man aus einem polierten Stein her, den man nicht länger als eine halbe Stunde im Wasser liegen läßt. Malachit schützt vor Strahlung und Schwermetallen; er regeneriert Zellen und Gewebe. Quarzlösung unterstützt körperliche und psychische Visionen, die Entgiftung und hilft bei der Verwertung von Mineralien. Türkis ist ein allgemeiner Heilstein, den man für die Zellerneuerung und -ernährung benutzt. Er verbessert den Kreislauf und schützt vor Umweltgiften und Hintergrundstrahlung. Amethyst, Mondstein, Lapislazuli und Malachit wirken ebenfalls positiv, wenn sie entweder am Körper getragen oder in der Aura gehalten werden.

Emotionalheilung: Emotionale Zeichen für den Grauen Star sind unter anderem eine Unfähigkeit, in der Zukunft etwas Positives zu sehen, eine pessimistische Lebenseinstellung. Es herrschen Unsicherheit über das Lebensziel und eine Unfähigkeit, der Zukunft unbefangen entgegenzublikken. Sie sollten die Freuden genießen, die jeder Tag mit sich bringt und darauf vertrauen, daß das Universum freundlich ist und Gott sie liebt und beschützt. Hier und Jetzt.

Haarausfall (Alopecia)

Haarausfall ist nicht nur ein erblich bedingtes Problem männlicher Eitelkeit, sondern ein Leiden, das auch viele Frauen befällt. Unter bestimmten Umständen kommt Haarausfall häufig vor, zum Beispiel in den letzten Monaten der Schwangerschaft und bis zu drei oder vier Monate nach der Geburt eines Kindes. Das Haar wächst aber gewöhnlich schnell wieder nach. Der Grund für diesen Haarausfall sind Hormonschwankungen. Bei vielen Frauen dünnt das Haar nach der Menopause aus, besonders vorn. Normal ist auch die Ergrauung mit dem Alter, die ebenfalls hormonell bedingt ist, aber man kann viel tun, um dies aufzuhalten und vielleicht sogar wieder rückgängig zu machen. Bestrahlung am Kopf und Chemotherapie gegen Krebs sind weitere Ursachen für manchmal vollständigen Haarausfall, wobei das Haar wieder wächst, sobald die Therapie beendet ist. Abgesehen von diesen Gründen kann das plötzliche Ausfallen des Kopfhaars, Alopecia genannt, durch eine Reihe von Faktoren ausgelöst werden. Mit ganzheitlichen Methoden kann der Haarausfall oft aufgehalten werden, und das Haar wächst in den meisten Fällen wieder nach, wenn es auch manchmal nicht so voll wird wie zuvor.

Drüsenstörungen sind eine der Hauptursachen für Haarausfall bei Frauen. Besonders beteiligt sind die Nebenniere, die Schilddrüse und die Hypophyse. Überforderung schwächt diese Drüsen, aber auch emotionale oder körperliche Traumen und Schock. Ernährungsmängel können bei Frauen sowohl Haarausfall als auch Grauwerden verursachen. Andere Gründe sind schlechte Durchblutung der Kopfhaut (eine Schädelmassage wirkt Wunder), Krankheiten oder Operationen, Diabetes, zu grobe Shampoos,

Haarfärbemittel und heiße Haartrockner, Infektionskrankheiten, Schwermetallvergiftungen, Anämie, Alkohol und Rauchen. Ich habe aufgrund einer Nebennierenerkrankung Haarausfall bekommen, aber mein Haar ist nach Vitamingaben, besserer Ernährung und Behandlung mit Kräutern wieder nachgewachsen.

Vitamine und Mineralstoffe: Ein Multivitamin- und -mineralstoffpräparat ist hier sehr wichtig, wie auch zusätzliche Gaben des Vitamin-B-Komplexes. Mangel an B-Vitaminen ist häufig der Grund dafür, daß Frauen das Haar ausfällt. Man nimmt den B-Komplex zwei- bis dreimal am Tag, dazu Panthotensäure (Vitamin B-5, 500 mg dreimal täglich) bei Streß und Unterzuckerung. Man kann dies auf 2000 mg täglich steigern, was grauem Haar die Farbe zurückgeben kann. Zusätzlich nimmt man Vitamin B-6 (50 mg dreimal täglich). Der Mangel an B-6 bei Frauen, die die Pille nehmen, kann ebenfalls Haarausfall verursachen. In gleicher Menge nimmt man Vitamin B-3 (Niacin). Niacin wirkt entspannend, und die Niacin-Welle leitet das Blut in die Kopfhaut. Biotin, Inosit, PABA und Folsäure sind ebenfalls sehr wichtig: 1/2 Teelöffel Inosit, 5 mg Folsäure, 50 µg Biotin und 300 mg PABA zwei- oder dreimal täglich. Vitamin E (400–800 IE pro Tag) hilft auch, ebenso Vitamin A in trockener Form (25 000 IE pro Tag). Zu den wichtigen Mineralstoffen gehören ein Kalzium/Magnesium-Präparat (Magnesiummangel kann Haarausfall bewirken), Zink und Eisen. Bei grauem Haar hilft der Vitamin-B-Komplex mit Folsäure, Vitamin B-5, PABA und dem Spurenelement Kupfer. Essentielle Fettsäuren in Form von Nachtkerzenöl, Fischölen oder Weizenkeimöl wirken gleichzeitig gegen Haarausfall und Grauwerden. Empfohlen werden Biotin-Shampoo und -Spülung sowie milde chemische Shampoos; Haarfärbemittel, heiße Trockner und grobes Bürsten vermeiden. Coenzym Q-10 versorgt die Kopfhaut mit Sauerstoff.

Heilpflanzen: Man bereitet die folgende Mischung: Je einen gehäuften Eßlöffel getrocknete Brennessel, Schafgarbe und Rosmarin (bei hellem Haar) oder Walnußblätter (bei dunklem) in zwei Tassen Wasser in einem Topf (kein Aluminium) zum Kochen bringen und anschließend abkühlen lassen. Kräuter herausnehmen und die Flüssigkeit in einen Halbliter-Plastikbehälter geben, den man mit Wasser auffüllt. Dies nimmt man als Haarspülung nach jedem Waschen. Nicht ausspülen. Die Spülung regt das Wachstum an, macht das Haar glänzend und wirkt gegen Schuppen. Nach wenigen Monaten war mein Haar nachgewachsen.

Andere wirksame Kräuter sind Schachtelhalm innerlich genommen, Labkraut innerlich und die Kräuter gegen Streß (s. *Streß*). Man nimmt Salbeitee als Spülung bei dunklem Haar, Kamille bei hellem, Beinwell bei trockenem Haar, Lavendel bei fettigem. Aloe vera-Gel, Rizinusöl oder Weizenkeimöl reibt man am Abend vor dem Waschen in die Kopfhaut und wäscht es am nächsten Morgen aus. Eine weitere Zusammensetzung für Haarspülmittel besteht aus Rosmarin, Himbeere und Scharlachsalbei.

Naturheilkunde: Am wichtigsten ist eine Ernährung mit Vollwertkost, Fleisch und Geflügel aus artgerechter Haltung für die Eiweißversorgung (falls man Fleischesser ist), besonders aber mit Fisch. Wichtige Nahrungsmittel sind Zwiebeln, Knoblauch, Eigelb, Senfsamen, Alfalfa, rohes Gemüse, Karotten, Meeresfrüchte und Meerespflanzen, Samen, Körner und Weizenkeime. Bierhefe und Lezithin sind auch nützlich. Meeresalgentabletten (6–8 pro Tag) sorgen für Jod, was besonders für die Schilddrüse empfohlen wird. Zu den Mahlzeiten nimmt man ein Glas Wasser mit einem Teelöffel Obstessig und einem Teelöffel Honig. Dies mineralisiert und hilft der Vitamin-, Mineralien- und Nährstoffverwertung. Obstessig kann man verdünnt auch als Haarspülung verwenden.

Beim Haarewaschen duscht man die Kopfhaut drei- bis viermal abwechselnd mit warmem und kaltem Wasser ab, beendet aber die Wechseldusche immer mit einer kalten Spülung. Täglich die Kopfhaut massieren, entweder mit den Fingern oder mit einem Vibrator. Gerstenextrakt oder Sojamilch dreimal am Tag sind eine gute Idee. Roher Drüsenextrakt kann sehr gut wirken; neunzig Tage lang versuchen: Schilddrüse (wenn Mangel besteht), Nebenniere oder Hypophyse. Täglich einen Teelöffel Olivenöl, Weizenkeimöl oder Fischleberöl einnehmen. Eine Vierteltasse Zwiebelsaft mit einem Teelöffel Honig kann täglich als Massageöl genommen werden.

Homöopathie und Zellsalze: *Kali. carb.* bei trockenem, ausfallendem Haar, *Bryonia* bei fettigem ausfallendem Haar. *Phosphoricum acidum* ist das Mittel gegen Haarausfall nach Streß oder dem Tod einer nahestehenden Person. *Sepia*, wenn der Haarausfall mit Menstruationsbeschwerden in Verbindung steht und man fröstelt, weinerlich oder gereizt ist. Diese nimmt man in der D6 Potenz (*Phosphoricum acidum* und *Bryonia* können auch in D1 genommen werden). Zwei- oder dreimal am Tag bis zur Besserung. Zusammen mit Vitaminen und Kräutern nehmen.

Zellsalze: *Silicea* ist für das Haar, *Kali. phos.* gegen Streß; abwechselnd nehmen. *Calc. phos.* ist ein allgemeines Anregungs- und Stärkungsmittel.

Aminosäuren: Man nimmt eine Kombination. Dies ist für die Anregung des Haarwachstums enorm wichtig und um ergrautem Haar wieder Farbe zu geben. Einzelne Aminosäuren sind Methionin, Cystein oder Tryptophan.

Akupressur: Haar mit den Händen greifen und sanft über den Kopf ziehen. Die volle Körperkarte ist auf der Kopfhaut ebenso verzeichnet wie in den Händen, Ohren und Füßen, daher regt diese Übung den gesamten Körper an und führt der Kopfhaut gleichzeitig Blut zu. Mit einer Drahtbürste oder lockeren Fäusten klopft man über die

Akupressur bei Haarausfall

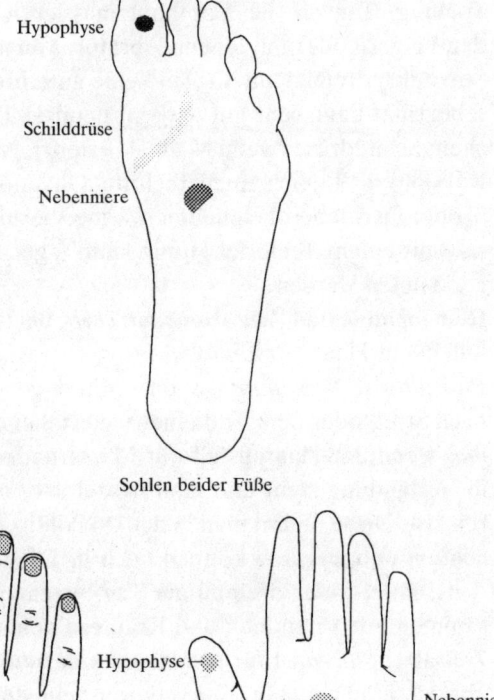

Hypophyse

Schilddrüse

Nebenniere

Sohlen beider Füße

Fingernägel

Hypophyse

Nebenniere

Schilddrüse

Rücken und Handflächen
beider Hände

Mildred Carter, *Body Reflexology*, S. 215-216.

Kopfhaut, um die Durchblutung zu verstärken. Fuß-, Hand- oder Körperakupressur mit besonderer Berücksichtigung der endokrinen Drüsen vornehmen (s. *Immunsystem*). An den Hypophysen-Punkten in den Ballen der großen Zehen und Daumen arbeiten, dazu an Nebennieren- und Schilddrüsen-Punkten.

Aromatherapie: Drei bis vier Tropfen Zedern- oder Rosmarinöl, Lorbeer-, Scharlachsalbei- oder Ylangöl in einen Teelöffel Olivenöl geben. Am Abend vor der Haarwäsche in die Kopfhaut reiben.

Blütenessenzen: Zedernessenz nimmt man entweder innerlich oder auf der Kopfhaut, um die Hormone auszugleichen und den Haarwuchs anzuregen, ebenso Baumwollblüte. Zitrone fördert die Nährstoffverwertung, Sterntulpe den Haarwuchs (zusammen mit anderen Methoden anwenden). Bei ergrautem Haar Hennaessenz ausprobieren.

Kristalle und Edelsteinessenzen: Messing oder Jett werden als Essenz gegen Haarausfall verwendet. Perlen wirken für die Nebenniere. Man hält oder trägt Schwarzen Turmalin oder Amethyst.

Emotionalheilung: Angst und Unsicherheit können die Ursachen für Haarausfall bei Frauen sein. Können Sie lernen, sich zu entspannen und dem Leben zu vertrauen? Können Sie die Dinge leichter nehmen?

Hämorrhoiden

Hämorrhoiden sind die Krampfadern des Darmausgangs – erweiterte, geschwollene Venen, die aus dem Anus hervorstehen können. Sie schmerzen, brennen oder jucken, manchmal bluten sie während des Stuhlgangs. Hauptursache sind anlagebedingte Bindegewebsschwäche und schlechte Ernährung, die zu Verstopfung und zu verstärktem Pressen während des Stuhlgangs und in der Folge zu Abführmittelabhängigkeit führt. Mangel an Bewegung, Schwangerschaft, falsches Heben, schwache Bauchmuskeln oder Streß, Erschöpfung und Spannungen können die Muskeln verspannen und stellen weitere Ursachen dar. Wie so viele moderne Krankheiten sind Hämorrhoiden eine Krankheit der zivilisierten Industriegesellschaft, die auf zu viele im Sitzen ausgeübte Tätigkeiten und eine ballaststoffarme Nahrung zurückzuführen ist. Die Vorbeugung gegen Hämorrhoiden ist einfacher als die Heilung und beinhaltet gewöhnlich eine Ernährung mit viel Ballaststoffen und die Vermeidung von Verstopfung. Die operative Entfernung von Hämorrhoiden schafft nur das unmittelbare Problem aus der Welt, nicht die Ursache. Sie kommen oft wieder, und weitere Operationen verursachen weitere Narben. Einige Inzestopfer haben als Erwachsene Rektal- und Darm-Krankheiten aufgrund der Schäden an dem jungen Gewebe und einer emotionalen Rückblende in die Schmerzen der Kindheit. Bewußtmachung, Therapie und ganzheitliche Heilmethoden können hier helfen. Siehe auch unter *Verstopfung.*

Vitamine und Mineralstoffe: Zusätzlich zu einem Multivitamin- und -mineralstoffpräparat nimmt man Vitamin-B-Komplex bis zu dreimal täglich, dazu Vitamin B-6, bis zu

50 mg pro Tag zu den Mahlzeiten und Vitamin C mit Flavonoiden (1000–3000 mg pro Tag). Dreimal täglich 100 mg
Rutin reichen vielleicht aus, um die Hämorrhoiden zu heilen – Rutin ist ebenfalls ein Flavonoid. Alle Frauen sollten
ein Kalzium/Magnesium-Präparat nehmen. Das unterstützt die Verdauung und verhindert Verstopfung und
Darmkrebs. Vitamin E fördert die Heilung (400–800
IE pro Tag). Die Vitamine A und D heilen die Schleimhäute, 25 000 IE Vitamin A pro Tag, in trockener Form
oder als Beta-Karotin, dazu 600 IE (insgesamt) D-Vitamin.
Flüssiges Lezithin täglich äußerlich angewendet heilt die
Hämorrhoiden bis zum vollständigen Verschwinden. Auch
eine innerliche Anwendung kann hilfreich sein.

Heilpflanzen: Spitzwegerich, Zaubernuß (Hamamelis),
Eichenrinde, Ringelblume, Beinwell, Scharbockskraut,
Holunderbeeren, Gelbwurz und Walnuß sind die Mittel zur
äußeren Anwendung. Man bereitet einen Aufguß, seiht ihn
ab und läßt ihn abkühlen. Dann betupft man damit die Stellen oder bereitet mit den noch warmen Teeblättern einen
Umschlag. Ein starker Aufguß aus Holunder- und Geiß-
blattblüten dient der äußeren Anwendung – ebenso aus
Scharbockskraut und Hamamelis oder Aloe vera und Gelbwurz. Ringelblume gibt es in Salbenform. Man verwendet
die Beinwellblätter vom Absud äußerlich und trinkt den
Beinwelltee. Eine Kräutersalbe aus Beinwell und Gelbwurz
oder Beinwell, Gelbwurz und Spitzwegerich wirkt heilend
und schmerzlindernd. Gelbwurz zieht die geschwollenen
Venen zusammen.

Naturheilkunde: Man ernährt sich mit reichlich Ballaststoffen, vorwiegend mit rohem Gemüse und Vollkornprodukten. Verstopfung sollte unbedingt vermieden werden, und
wenn man Abführmittel nimmt, dann eher diejenigen mit
Ballaststoffen. Bis zu acht Glas Wasser, Obst- oder Gemüsesäfte oder Kräutertees pro Tag trinken. Einen Teelöffel
Olivenöl, Rizinusöl oder Leinöl täglich, gegen Verstopfung

und um den Darm zu schmieren. Abwechselnd heiße und kalte Sitzbäder und Kompressen bringen die Hämorrhoiden zum Schrumpfen und Verschwinden. Cayenne- und Knoblauch-Einläufe oder Zitronensaft mit Wasser werden empfohlen. Siehe die Fastenkuren und Einläufe unter *Verstopfung.

Eine geschälte Knoblauchzehe im Rektum bringt die Hämorrhoiden zum Schrumpfen, zwei- bis dreimal täglich wechseln. Äußerlich wendet man Papayasaft, Zitronensaft oder Rizinusöl an, oder man schnitzt eine Kartoffel torpedoförmig zu und nimmt sie als Zäpfchen. Hüttenkäse oder rohe, zerhackte Preiselbeeren nützen als Umschlag, eine Kompresse mit gerösteten Zwiebeln zieht die Entzündung heraus. Eine Vierteltasse flüssiges Hamamelis mit warmem Wasser mischt man zweimal täglich in ein Sitzbad. Dies soll Hämorrhoiden innerhalb weniger Tage vollständig ausheilen. Man kann auch andere Mineralbadesalze oder Meersalz ins Badewasser geben.

Homöopathie und Zellsalze: Homöopathische Hamamelis-Salbe wirkt gut gegen Hämorrhoiden. Auch Päonie ist eine äußerlich anzuwendende Salbe gegen starke Schmerzen und Druckempfindlichkeit. Innerlich nimmt man *Sulfur* bei Verstopfung und Jucken ohne Blutung. Bei vorstehenden Hämorrhoiden mit Blutung und Durchfall nimmt man *Hamamelis* oder *Aloe* dreimal am Tag bis zur Besserung. Bei inneren Hämorrhoiden von Frauen, die viel sitzen, *Nux vomica* verwenden, wenn die Hämorrhoiden nach einer Geburt auftreten, *Pulsatilla*.

Zellsalze: *Calc. Fluor.* für nichtblutende Hämorrhoiden; wenn sie bluten *Ferrum phos.* Beides kann abwechselnd genommen werden.

Aminosäuren: Hier wird keine bestimmte Aminosäure empfohlen, sondern eine Kombination, die die B-Komplex-Vitamine enthält und wichtig für Gewebeheilung ist.

Akupressur gegen Hämorrhoiden

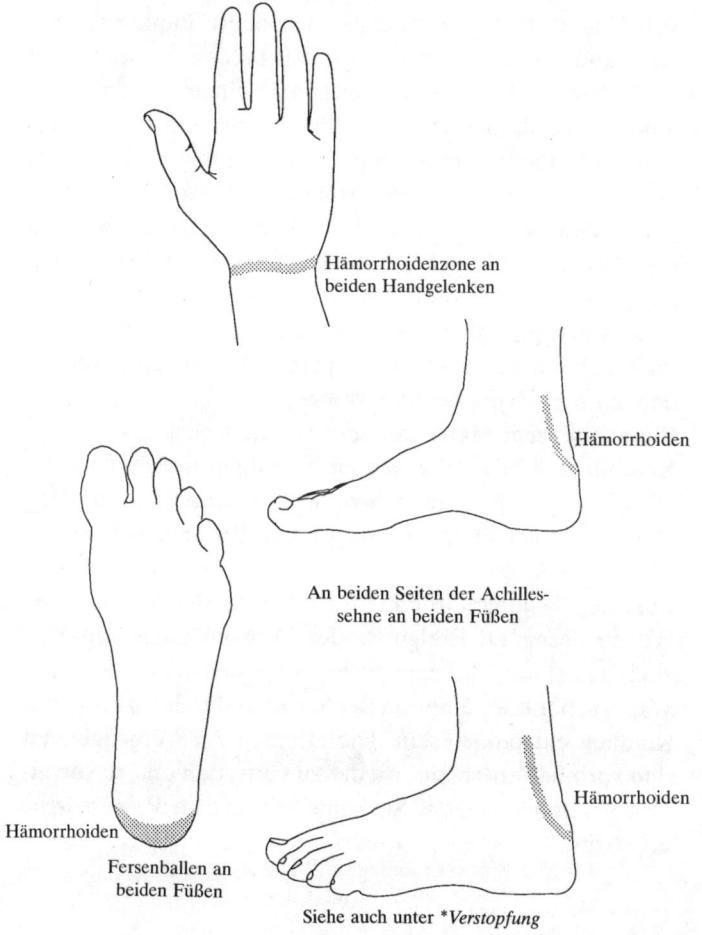

Hämorrhoidenzone an
beiden Handgelenken

Hämorrhoiden

An beiden Seiten der Achillessehne an beiden Füßen

Hämorrhoiden

Hämorrhoiden

Fersenballen an
beiden Füßen

Siehe auch unter *Verstopfung*

Mildred Carter, *Body Reflexology*, S. 179-180; Moshe Olshevsky u. a., *The Manual of Natural Therapy*, S. 43.

Akupressur: S. unter *Verstopfung,* und benutzen Sie die Abbildungen dort als Anleitung für die Arbeit an Reflexen des gesamten Ausscheidungssystems. Empfohlen wird die volle Fuß- oder Handmassage. Besondere Punkte für Hämorrhoiden findet man an beiden Handbeugen oder unter den Fersen. Man muß vielleicht mit einem Kristall oder einem anderen harten, stumpfen Gegenstand bohren, bis man diese Punkte unter den Schwielen lokalisiert. An der Oberseite der Füße, an den Rändern beider Füße entlang der Achillessehne, finden sich andere empfindliche Bereiche. Wiederum Druck anwenden, bis sie sich lösen. Dies zweimal täglich wiederholen.

Aromatherapie: Voll- oder Sitzbäder mit den folgenden Ölen nehmen (zusammen): Zypresse, Weihrauch, Wacholder; einzeln Zypresse oder Wacholder.

Blütenessenzen: Malve innerlich wie äußerlich.

Kristalle und Edelsteinessenzen: Korallenessenz oder Kupfer wirken gegen Hämorrhoiden und Krampfadern. Man hält oder trägt Hämatit, Schwarzen Turmalin, Turmalinquarz oder Onyx.

Emotionalheilung: Gründe für Hämorrhoiden können z. B. Wut in bezug auf Ereignisse der Vergangenheit sein oder eine Belastung, die man nicht loswerden kann. Es kann körperlicher oder emotionaler Schaden durch Inzest in der Kindheit entstanden sein. Die Dramen der Vergangenheit sind vorbei. Lernen Sie, wieder zu vertrauen und zu verzeihen. Verstehen Sie, daß Sie keine Schuld traf. Vergeben Sie sich selbst.

Hautkrankheiten

Die Haut ist das größte Körperorgan und gleichzeitig das größte Ausscheidungsorgan des Körpers. Sie unterliegt Reaktionen der äußeren wie der inneren Umgebung. Von außen her werden Hautkrankheiten z. B. durch Kontakt mit Metallen, Parfums, Kosmetika, Gummi, Arzneimitteln oder Pflanzen verursacht.

Frauen mit Asthma, Heuschnupfen, Allergien, Streß oder Nahrungsmittelunverträglichkeiten leiden unter Ekzemen von innen her, chronischer Dermatitis mit Jucken, Schuppung, Verdickung, Rissigkeit und Trockenheit. Junge Frauen zwischen zwölf und vierundzwanzig Jahren entwickeln möglicherweise Akne aufgrund verstopfter Talgdrüsen. Oft ist die Ernährung schuld daran, aber auch Vitaminmangel (Vitamin B-6 und Zink) und ein unausgeglichener Hormonhaushalt. Erwachsene Frauen, die die Pille nehmen, unter Streß stehen, menstruelle Probleme haben, unter Vitaminmangel leiden oder zuviel denaturierte Nahrungsmittel essen, leiden auch oft unter Akne und Mitessern.

Schlechte Ausscheidung, Verstopfung, Lebensmittelallergien und ein gestörter Drüsenhaushalt können ebenfalls beteiligt sein. Frauen leiden dazu oft unter fettiger, trockener oder Mischhaut mit Veränderungen in Haar und Fingernägeln, die alle mit Hautkrankheiten, der Ernährung und Hautpflege zu tun haben. Manche Hautkrankheiten können Ausdruck schwerer innerer Erkrankungen sein. Bei länger bestehenden Hautproblemen sollte immer eine gründliche medizinische Diagnostik erfolgen.

Vitamine und Mineralstoffe: Frauen mit Hautkrankheiten brauchen täglich ein Multivitamin- und -mineralstoffpräparat, Vitamin-B-Komplex, ein vollständiges Kalzium/Magnesium-Präparat (1000–2000 mg Kalzium und halb soviel Magnesium) sowie Zink. Man fügt 50–250 g Vitamin B-6 hinzu bei Akne, bei Akne in Verbindung mit der Periode und bei Ekzemen; Vitamin B-3 (100 mg bis zu dreimal täglich) bei Streß. PABA (unter 400 IE pro Tag) nimmt man bei Ekzemen und als Schutz gegen Hautkrebs; Vitamin B-12 (300–1000 µg) bei Streß. Ekzeme können PABA-Mangel als Ursache haben. Vitamin C mit Flavonoiden nimmt man bei allen Hautkrankheiten (1000 mg pro Tag und mehr). Vitamin A in Trockenform oder als Beta-Karotin ist wichtig bei allen Hautkrankheiten: täglich bis zu 100 000 IE bis zu einem Monat lang nehmen, dann auf 25 000 pro Tag zurückschrauben. Übelkeit und Magenverstimmungen können auf eine Überdosis hinweisen; eine Woche unterbrechen, dann mit geringeren Dosen neu anfangen. Vitamin D (400–800 IE), Vitamin E (400 IE) und Selen (100–200 µg) bei hohem Zinkverbrauch. Junge Frauen nehmen gegen Akne 50 mg Zink, Erwachsene bis zu 100 mg täglich insgesamt (nicht überdosieren).

Nachtkerzenöl (essentielle Fettsäure) ist wichtig für die Hautheilung nach einer Krankheit: Bei Akne, Ekzemen, Dermatitis zwei Kapseln zwei- bis dreimal täglich. Man kann es auch äußerlich anwenden. Andere essentielle Fettsäuren sind Lachsöl, Lebertran, Schwarzjohannisbeerenöl, Sesamöl oder Leinöl. Diese lindern Jucken, Wunden und andere Symptome, verhindern Narbenbildung und erneuern die Haut. Chrom senkt die Entzündungsneigung der Haut, Acidophilus unterstützt die Verdauung. Wenn Vitamine nicht zu helfen scheinen, fügt man Verdauungsenzyme hinzu, es kann sich um ein Verwertungsproblem handeln.

Die Fingernägel können Hinweise darauf geben, welche Vitamine fehlen. Rillen weisen auf einen Mangel an Eiweiß oder Vitamin A hin, Waschbrettrillen auf Mangel an Kal-

zium, Eisen oder Zink. Dünne, brüchige Nägel deuten auf
Eisenmangel, Mangel an Kalzium, Vitamin D und Salzsäure hin, während gespaltene, blasse Nägel eine Mangelerscheinung von Schwefel-Aminosäuren sind. Schuppige
Nägel brauchen Vitamin A, ein blasses Nagelbett Eisen.
Weiße Flecken deuten auf einen Mangel an Zink oder auf
eine Schilddrüsenunterfunktion hin. Schlechtes Wachstum
der Nägel bedeutet manchmal Zinkmangel.[1]

Heilpflanzen: Es geht in erster Linie um Blutreinigung –
Große Klette mit Rotklee, Schafgarbe, Sassafras, Alfalfa
oder Petersilie versucht man innerlich. Bei Hautkrebs
nimmt man innerlich Rotklee und Veilchen (Veilchenwurzel auch äußerlich), Echinacea oder Gelbwurz. Bei Ekzemen nimmt man die blutreinigenden Kräuter wie oben oder
aber Beinwell, Löwenzahn und Myrrhe. Pfennigkraut
nimmt man innerlich, um gerissene, spröde Haut zu heilen, während Brombeerblättertee die Haut austrocknet
und Holunder, Dermatitis und Ekzeme lindert. Äußerlich
versucht man auch Aloe-vera-Gel, Beinwellsalbe, Vogelmiere oder Ringelblumensalbe, aber auch Gelbwurz mit
Vitamin E.

Bei Akne nimmt man Blaue Schwertlilie, Berberitze,
Große Klette, Alfalfa, Löwenzahn, Echinacea, Rotklee,
Gelben Ampfer oder Birkenrinde. Man bereitet einen Umschlag aus Löwenzahn und Gelbem Ampfer zu, ein
Dampfad mit Rotklee, Lavendel und Erdbeerblättern. Bei
fettiger Haut macht man ein Dampfbad aus Lakritzwurzel,
Zitronengras und Rosenblüten, bei trockener oder Mischhaut nimmt man Lavendel, Pfefferminze und Kamille. Veil-
chenblättertee oder -tinktur ist bei allen Hautkrankheiten
gut, dreimal am Tag trinken. Beinwell oder Alfalfa klären
auch viele Hautunreinheiten. Bei allen Hautkrankheiten
hilft der folgende Tee: 60 g Rotklee, je 30 g Große Klette
und Blaue Schwertlilie und 15 g Sassafras in einem halben
Liter kalten Wassers über Nacht stehen lassen. Am Morgen

zum Kochen bringen und eine Viertelstunde bis zwanzig Minuten köcheln. Abkühlen, abseihen und dreimal täglich, solange wie nötig, 50 ml trinken.

Naturheilkunde: Man beginnt mit einer dreitägigen Fastenkur mit Obstsäften (keine Zitrusfrüchte) oder Gemüsesaft. Jeden zweiten Tag einen Einlauf mit Zitronensaft, Lobelienblättern oder einfach warmem Wasser machen. (S. unter *Blutreinigung*.) Die Ernährung sollte anschließend frei von gesättigten Fettsäuren (tierischen Fetten) sein sowie frei von Gluten (Weizen und andere Körner, außer Reis und Hirse), Milchprodukten, Rindfleisch, Zucker, Salz, ausgemahlenem Mehl, Alkohol, Fertigprodukten und Schnellgerichten, Schokolade, Gebratenem und Koffein. Man ißt viel Obst (keine Zitrusfrüchte), Gemüse, Salate, Seetang, Nüsse, Tofu, Joghurt oder Kefir, Sprossen, Ballaststoffe, Fisch und Geflügel artgerechter Haltung. Andere Kornarten eine nach der anderen hinzufügen und auf allergische Reaktionen achten. Das ist besonders bei Ekzemen wichtig. Bei Akne besteht das Ziel vornehmlich in einer Diät ohne gesättigte Fette, aber mit Ballaststoffen und viel Gemüse, Körnern, Meeresfisch und essentiellen Fettsäuren. Die unter *Blutreinigung* aufgeführte Diät ist auch gut für die Hautheilung. Sie reinigt den Körper von Giftstoffen und unterstützt die Ausscheidungsprozesse. Bei Ekzemen und Dermatitis auf Allergien, die Schilddrüsenfunktion und auf Candida achten, bei Akne auf die Schilddrüsenfunktion.

Meeresalgentabletten (vier bis sechs pro Tag) und geruchlose Knoblauchpillen (zwei Kapseln dreimal täglich) wirken gut bei allen Hautkrankheiten. Um die Verdauung zu unterstützen, trinkt man zu den Mahlzeiten ein Glas Wasser mit einem Teelöffel Obstessig und Honig. Nahrungsmittel gegen Akne sind Aprikosen und Brunnenkresse. Man sollte auch täglich eine grüne Paprikaschote, eine Karotte und einen Stengel Sellerie essen. Gurkensaft kann getrun-

ken und bei Geschwüren äußerlich genommen werden,
ebenso rohe Kartoffeln (zwei täglich), um Ekzeme zu heilen. Rizinusöl wird täglich auf die Wunden gerieben (auch
bei Akne und Hautkrebs), um sie zu heilen, aber auch
Knoblauch mit Essig (halb und halb), oder Erdbeeren, die
in weißem Essig eingelegt wurden.

Man köchelt eine mittelgroße gehackte Zwiebel in einer
halben Tasse Honig, bis sie weich ist, drückt sie zu einer
Paste und legt sie abgekühlt auf Pickel auf. Nach einer
Stunde abwaschen, jeden Abend wiederholen. Drei Tassen
ungesüßter Preiselbeersaft am Tag wirken gut gegen Ekzeme, bei Akne trinkt man täglich drei Gläser Karottensaft.

Homöopathie und Zellsalze: Bei Ekzemen *Rhus venenata*
D3 alle sechs Stunden; wenn eine Verschlechterung eintritt, nimmt man D30. *Oleander* nimmt man bei Kopfhaut-
ekzemen, *Arsenicum* bei chronischen trockenen Ekzemen
und *Urtica urens* bei brennendem, juckendem, stechendem
Ekzem. *Lycopodium* heilt Ekzeme mit starkem Juckreiz,
die bei Wärme oder beim Schlafengehen schlimmer werden. *Aluminia* hilft gegen trockene, gereizte Ekzeme in
Verbindung mit Verstopfung, *Mercurius sublimatus corrosi-
vus* bei schwerem, hartnäckigem, feuchtem Ekzem.

Bei jugendlicher Akne im akuten Stadium nimmt man *Carbo veg. Hepar sulph.* ist gegen eitrige Pickel auf der Stirn und
im Gesicht, die bei Berührung schmerzen und im Freien zu
verschwinden scheinen. *Hydrastis canadensis* ist gegen viele
kleine Pusteln, *Veratrum album* gegen Pusteln im Gesicht,
die bei Berührung aufgehen. *Sulfur* nützt bei Ekzemen oder
Akne, wenn andere Heilmittel versagen.

Graphit benutzt man bei allgemeiner Dermatitis, wenn
klebrige Flüssigkeit abgesondert wird, *Petroleum* bei
schmerzhaften Rissen in der Haut an Fingern und Zehen,
Rhus tox. bei Jucken und Blasenbildung und *Sulfur* bei
trockener Dermatitis.

Bei Hautkrebs, wenn die Geschwürbildung gereizt und schmerzhaft ist, *Hydrastis canadensis* innerlich und Hydrastis-Salbe äußerlich verwenden. Bei Blutungen nimmt man *Sanguinaria*, örtlich Hamamelis-Lotion. Borsäure-Salbe wird ebenfalls empfohlen. Einen erfahrenen Homöopathen aufsuchen.

Zellsalze: Bei Akne nimmt man *Silicea*, besonders bei Pusteln am Kinn, bei Eiter oder Narbenbildung. *Calc. sulph.* gegen Pickel nehmen, die nicht aufbrechen, oder aber *Silicea* und *Kali. mur.* zusammen. Bei Ekzemen nimmt man die folgenden Kombinationen zweimal täglich: *Kali. mur.*, *Kali. sulph.*, *Calc. sulph.* und *Silicea*.

Aminosäuren: Freie Aminosäuren nimmt man gegen Akne, Ekzeme und Dermatitis. Einzelne Aminosäuren gegen alle Hautkrankheiten sind L-Cystein und Methionin (zusammen) zur Entgiftung und als Antioxidantien.

Akupressur: S. die Akupressurpunkte unter *Blutreinigung und *Leberreinigung sowie unter *Immunsystem (Hautkrebs). Man nimmt die volle Fuß-Akupressur vor und bearbeitet die Punkte für die endokrinen Drüsen, die Lymphdrüsen, die Milz, Leber, Gallenblase und Nieren. An beiden Händen den Punkt für das autonome Nervensystem bearbeiten. Zusätzliche Punkte gegen Akne und bei Jucken wie auch die Fußreflexzonen bei Akne und Ekzemen sind abgebildet. Man prüft auch die Punkte des Verdauungssystems und bearbeitet alle empfindlichen Stellen.

Aromatherapie: Bei Akne bereitet man ein Massageöl aus Wacholder (10%) und Lavendel (2%) in einer Olivenölbasis zu. Abends die Haut zehn Minuten damit massieren, dann mit 2%igem Lavendelwasser abwaschen und Lavendelcreme auftragen. Andere ätherische Öle gegen Akne sind Bergamotte, Kamille, Immortelle, Geranie, Rosmarin, Rosenholz, Niaouli, Zitronenthymian, Linde oder Fenchel. Ekzeme massiert man täglich mit Kamille in Olivenöl

Akupressur bei Hautkrankheiten

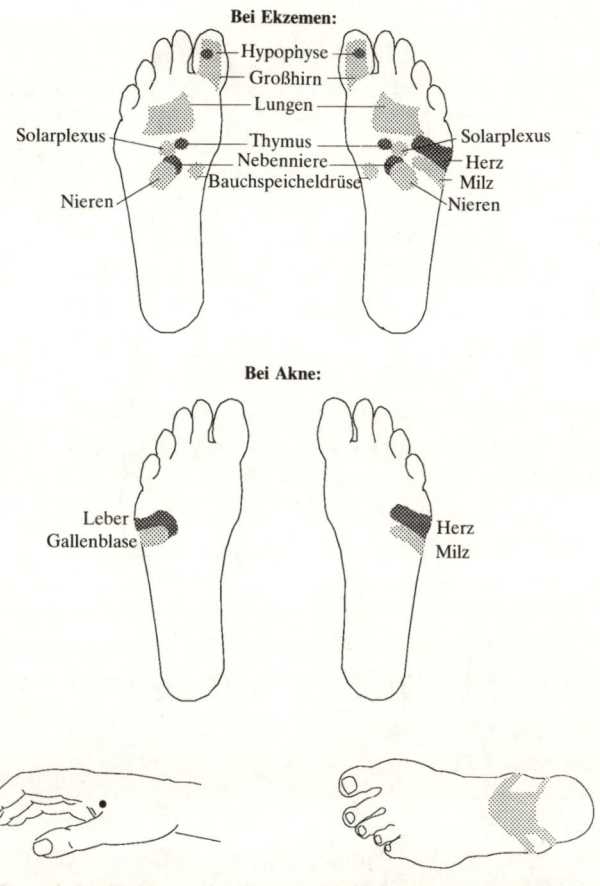

Bei Ekzemen:

Hypophyse
Großhirn
Lungen
Solarplexus
Thymus
Nebenniere
Bauchspeicheldrüse
Nieren

Solarplexus
Herz
Milz
Nieren

Bei Akne:

Leber
Gallenblase

Herz
Milz

Haut zwischen Daumen und
Zeigefinger bei Akne

Lymphdrüsen bei Ekzemen
und Akne

Verdauungssystem-Punkte nach Empfindlichkeit abtasten

Moshe Olshevsky u. a., *The Manual of Natural Therapy*, S. 171 und 174.

Akupressur bei Hautkrankheiten

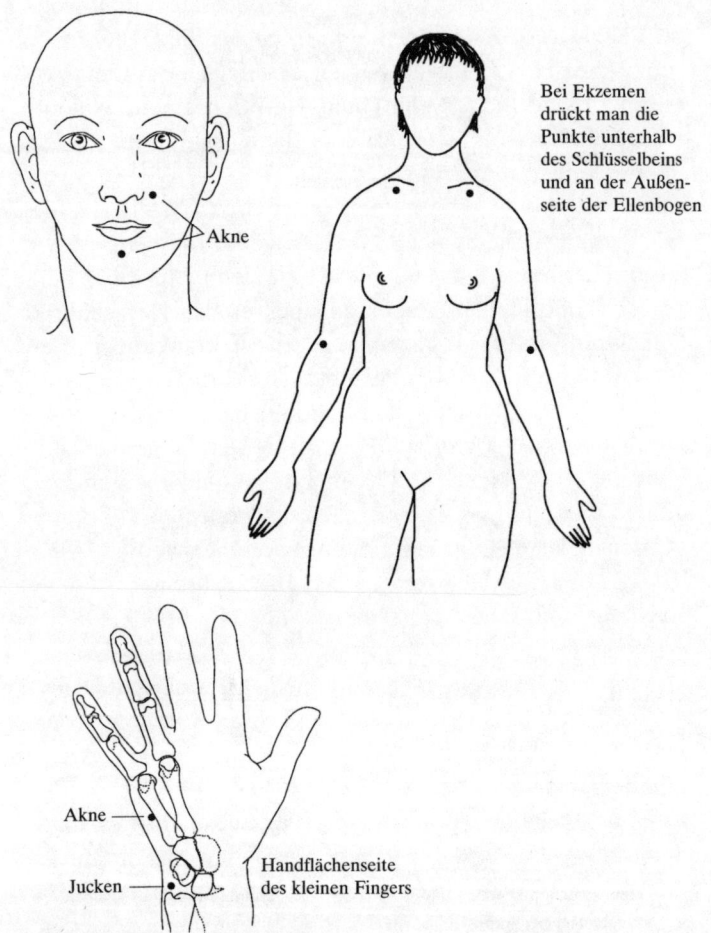

Bei Ekzemen
drückt man die
Punkte unterhalb
des Schlüsselbeins
und an der Außen-
seite der Ellenbogen

Akne

Akne

Jucken

Handflächenseite
des kleinen Fingers

Cathryn Bauer, *Acupressure for Women*, S. 69; Michael van Straten, *The Complete Natural Health Consultant*, S. 153; Iona Marsaa Teeguarden, *Acupressure Way of Health: Jin Shin Do*, S. 76 und 78.

oder mit Bergamotte oder Myrrhe. Bei trockener, schuppiger oder gerissener Haut macht man ein Massageöl aus
Patschuli, Sandelholz, Rose und Scharlachsalbei in Olivenöl. Palmarosa oder Sandelholz wirken für die Zellerneuerung (bei Hautkrebs), Niaouli ebenfalls. Bei anderen
Dermatitis-Formen nimmt man Karottensamen, Niaouli
oder Immortelle in einer Ölbasis. Ätherische Öle können
mit Vitamin-E-Öl vermischt werden.

Blütenessenzen: Bei Ekzemen unterstützt Engelwurz die
Hautheilung. Banane wird bei Akne genommen, wenn
Blutzuckerunausgewogenheiten bestehen, Blutwurz hilft
bei den emotionalen Aspekten und für das Herzchakra.
Eukalyptus, der gleichzeitig gegen Erkrankungen der
Atemwege hilft, nimmt man äußerlich. Luffa scheidet Giftstoffe aus der Haut aus. Ginseng hilft bei gestörtem Hormonhaushalt. Petunie äußerlich auf Narben anwenden,
Zitrone zur Reinigung der Lymphdrüsen und ebenfalls gegen Narbenbildung. Zwiebel regt die Leber an und kann
bei den meisten Hautkrankheiten genommen werden. Aloe
vera-Essenz hilft bei Wunden und Geschwüren.

Kristalle und Edelsteinessenzen: Man nimmt als Essenz
Achat (alle Sorten), Aventurin, Azurit, Azurit-Malachit,
Dioptas, Granat, Hämatit, Elfenbein, gemaserten Jaspis,
Magnetit, Perle oder Schwefel. Bei Akne hält oder trägt
man Citrin, bei Ekzemen Bernstein und bei Hautkrebs
Himbeerspat.

Emotionalheilung: Akne: Es besteht ein Bedürfnis nach
Selbstakzeptanz und Selbstliebe. Arbeiten Sie an Ihrem
Selbstbild. Blicken Sie in einen Spiegel, und sagen Sie zu
sich: »Ich liebe dich«, fünf Minuten lang immer wieder.
Nicht fortschauen oder abbrechen, wenn Gefühle in Ihnen
aufsteigen. Lassen Sie sie zu.

Ekzeme: Sie leiden unter Ihren seelischen Zwiespälten und
Ausbrüchen, die sich vielleicht zusätzlich in Asthma und
Allergien ausdrücken. Arbeiten Sie an der Heilung von

Wut und Groll. Setzen Sie die Emotionen frei, und lernen Sie, in Frieden zu leben. Betonen Sie die Freuden des Lebens, nicht die Schmerzen.

Hautkrebs: Tiefe Verletzung, Haß, Groll oder Kummer fressen an Ihnen. Setzen Sie sie frei, ehe sie tiefer sinken. Lernen Sie, sich von etwas zu lösen und zu vergeben. Arbeiten Sie an Ihrem Selbstbild.

Andere Hautkrankheiten: Die Haut ist der Schutzschild des Körpers und sein größtes Ausscheidungsorgan. Was oder wer geht Ihnen unter die Haut? Arbeiten Sie an der Freisetzung von Unsicherheit und Angst. Sie sind sicher und werden geliebt. Kurieren Sie Ihr Herz.

Herpes

Es gibt drei häufige Erkrankungen durch Herpesviren: Die Fieberbläschen an der Lippe, Herpes der Genitalien und Herpes Zoster, die Gürtelrose. Der gleiche Virus verursacht auch Windpocken, und wenn er einmal in die Zellen eingedrungen ist, verschmilzt er dauerhaft mit der Zell-DNA und bleibt im Körper. Wenn man sich einmal infiziert hat, können die Bläschen bei Fieber, Erkältungen, Halsschmerzen oder Streß immer wieder aufflammen. Herpes Genitalis wird durch sexuelle Kontakte übertragen. Gürtelrose ist die Neuaktivierung des Windpockenvirus. Bei dieser Krankheit setzen sich die Viren in den Nerven fest. Wir wollen uns in diesem Abschnitt vornehmlich auf Herpes Genitalis beschränken, doch die Informationen, wie man die Ausbrüche verhindern und mildern kann, gelten auch für die anderen Formen.

Genitalienherpes: Die erste Attacke tritt innerhalb von drei Wochen nach der Ansteckung auf, aber der Virus kann auch jahrelang latent bleiben, ehe er ausbricht. Nachfolgende Attacken treten auf, wenn das Immunsystem geschwächt ist, sowie bei Müdigkeit und Streß. Die Häufigkeit schwankt zwischen mehreren Attacken im Monat und einer in mehreren Jahren, nach der Menopause hören sie häufig auf. Einige Frauen erleben keinen zweiten Ausbruch. Die Infektion ist in der aktiven Phase ansteckend. Bei Herpes Genitalis in der Schwangerschaft wird man vermutlich einen Kaiserschnitt vornehmen, um das Baby vor einer Ansteckung zu bewahren. (Das ist gerechtfertigt, wenn zum Zeitpunkt der Geburt ansteckende Bläschen vorhanden sind, da die Erkrankung für das Neugeborene lebensgefährlich werden kann.)

Die Symptome einer Herpes-Attacke sind Bläschen an den Genitalien, an der Vagina, am Gesäß, den Schenkeln, dem Anus und am Nabel. Ehe die Bläschen aufbrechen, spürt man ein Brennen, die Leistenlymphknoten können stark schwellen und schmerzen. Die Wunden trocknen und verkrusten innerhalb von zehn bis vierzehn Tagen. Streß, Erschöpfung, Überarbeitung, Fieber, Sonnenbrand, Menstruation, übersaure Ernährung, Vitaminmängel (B-Vitamine), zu viel L-Arginin, Reibung von Kleidung und sexueller Kontakt können eine Attacke auslösen. Ebenso wichtig wie der körperliche Zustand ist der seelische, Depressionen und ein geringes Selbstwertgefühl machen für Krankheiten anfällig. Deprimierte Frauen haben in der Regel häufigere und schwerwiegendere Attacken. Wegen der Ähnlichkeit mit manchen Geschlechtskrankheiten sollten Sie in jedem Falle eine exakte gynäkologische Diagnostik veranlassen.

Vitamine und Mineralstoffe: Abgesehen von einem Multivitamin- und -mineralstoffpräparat sind die folgenden Gaben angezeigt: Vitamin A (25 000–50 000 IE pro Tag) in trockener Form oder als Beta-Karotin verhindert eine Ausbreitung der Infektion; Vitamin A kann auch äußerlich angewendet werden. Der B-Komplex dreimal am Tag reduziert Streß und die Häufigkeit der Attacken und ist bei Depressionen sehr wichtig. Zusätzliches Vitamin B-1 (200–300 mg pro Tag), B-6, B-12 (bis zu 2000 µg) und Folsäure sind ebenfalls nützlich. Vitamin C mit Flavonoiden (1000–5000 mg pro Tag oder bis zur Unverträglichkeit bei Attacken), Zink bis zu 100 mg pro Tag bei Attacken und Vitamin E (400–800 IE pro Tag) mit Selen (200 µg); Vitamin E kann auch direkt auf die Wunden gegeben werden.

Acidophilus wird empfohlen: vier Kapseln bis zu viermal täglich bei Attacken, sonst zwei Kapseln dreimal täglich. Es muß frisch sein und im Kühlschrank aufbewahrt werden. Eilezithin und essentielle Fettsäuren (Nachtkerzenöl,

Schwarzjohannisbeerenöl oder Fischöle) schützen die Zellen. Täglich ein Kalzium/Magnesium-Präparat nehmen.

Heilpflanzen: Man kann mehrere Kräuter äußerlich anwenden, darunter Lakritzwurzel und Echinacea-Tinktur, wenn sie nicht zu sehr brennt, sowie Beinwell und Gelbwurz, die man mit Wasser zu einer Paste verreibt. Man kann noch Walnußextrakt oder Ulmenrinde hinzufügen. Aloe vera-Gel (nur reines) und Tinkturen aus Ringelblume, Johanniskraut, wildem Indigo oder Myrrhe werden ebenfalls äußerlich angewendet. Hamamelis und Myrrhe nimmt man zusammen. Innerlich wendet man Tee oder Tinktur aus Großer Klette an, aus Rotklee, Sassafras, Eichenrinde oder Echinacea. Diese Kräuter wirken blutreinigend und antibiotisch.

Naturheilkunde: Das wichtigste Mittel bei Herpes ist Knoblauch in Form geruchloser Pillen, die, der Ärztin Christine Northrup zufolge, Herpes vollständig ausheilen können: »Schon beim ersten Juckreiz lasse ich meine Patienten zwölf Kapseln schlucken, dann drei Tage lang alle vier Stunden (tagsüber) drei. Fast alle meine Patienten, die dies ausprobiert haben, erlebten keine weiteren Attacken.«[1] Sie glaubt, daß Knoblauch die wirksamste Langzeitbehandlung darstellt, wenn er auch eine bereits begonnene Attacke nicht stoppen kann. Ich möchte als Dauerdosis vier bis sechs Tabletten pro Tag nach der anfänglichen Hochdosierung empfehlen.

Die Ernährung sollte aus Vollwertprodukten bestehen, mit möglichst wenig Milchprodukten, Süßigkeiten und Zucker, ausgemahlenem Mehl, Alkohol und Zitrusfrüchten. Man ißt viel Joghurt, Kefir oder Acidophilus-Milch. Zu meiden sind Schokolade, Kaffee, Nüsse, Rindfleisch, Huhn, Tomaten, Samen und Erbsen. Bei der Erstinfektion nimmt man eine Saftfastenkur vor (Rote Beete- und Karottensaft) und macht täglich einen Einlauf. Viel Klettentee zur Reinigung trinken.

Rohe Thymustabletten (500 mg zweimal täglich) stärken das Immunsystem, Meeresalgentabletten fügen der Nahrung Mineralien und Jod hinzu. Zitronensaft (oder Echinacea- oder Niaouli-Öl) auf die Stellen aufgetragen, reduziert die Bläschenbildung und verkürzt den Prozeß. Warme Salz-, Natriumbikarbonat- oder Bittersalzbäder lindern die Schmerzen, solange die Blasen aktiv sind.

Homöopathie und Zellsalze: Ein erfahrener Homöopath kann hier das genaue Gegenmittel finden, denn oft sind die Ausbrüche mit einem emotionalen Zustand verbunden, der sich in bestimmten Heilmitteln spiegelt. *Rhus tox.* ist das beste Mittel bei kleinen entzündeten Bläschenhaufen, die mit gelblicher Flüssigkeit gefüllt sind. Es schmerzt, und das unangenehme Gefühl wird durch Bewegung verstärkt. *Arsenicum album* nimmt man, wenn die Wunden brennen, sich bei Wärmeanwendung aber besser anfühlen. Wenn die Stellen empfindlich auf Kälte und Berührung reagieren und sich schnell Eiter bildet, nimmt man *Hepar sulph.* *Graphit* ist angezeigt, wenn die Bläschen eine honigfarbige, klebrige Flüssigkeit absondern und die einzelnen Bläschen groß sind (erbsengroß) und jucken. *Petroleum* ist ein Mittel gegen Herpes Genitalis und feuchte Wunden, die eitern und jucken, an der Luft schlimmer und bei Wärme besser werden. *Dulcamara* ist nützlich, wenn der Ausbruch durch einen plötzlichen Umschwung von warmem und trockenem zu kaltem, nassem Wetter verursacht scheint. *Sepia* nimmt man, wenn die anderen Mittel nicht zu passen scheinen.

Zellsalze: *Natrium mur.* ist angezeigt, wenn der Herpes von einem Gefühl der Ablehnung begleitet wird. *Silicea* nimmt man bei Wunden mit Eiterbildung, *Ferrum phos.* bei Ausbruch der Krankheit. Diese drei Zellsalze können abwechselnd genommen werden.

Aminosäuren: Bei der Behandlung von Herpes ist die Arginin-Lysin-Ausgewogenheit ein Hauptfaktor. Wenn die Lysinmenge im Körper größer ist als die von Arginin,

Akupressur bei Herpes

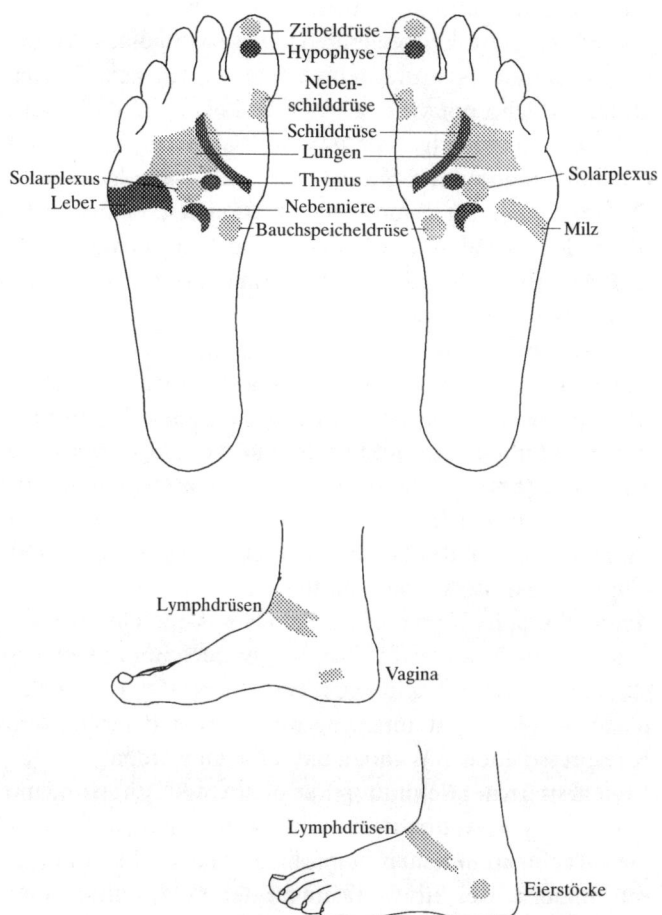

Mildred Carter, *Body Reflexology* o. S.

wird der Herpesvirus unterdrückt. Es ist daher sehr wichtig, jeden Tag ergänzend 500–1000 mg Lysin zusammen mit Vitamin C und A zu nehmen und die oben beschriebene Ernährung beizubehalten. Diese vermeidet Arginin produzierende Nahrungsmittel (Nüsse, Körner, Fleisch, Huhn, Milchprodukte, Mais, Schokolade und Samen). Eine weitere wichtige Aminosäure bei Herpes ist GABA (Gamma-aminobutter-Säure); sie hilft sehr gut gegen Depressionen, Streß und die emotionalen Faktoren bei dieser Krankheit und kann die Attacken verringern. Es gibt Aminosäure-Kombinationen ohne Arginin, die empfohlen werden können.

Akupressur: Bei Herpes sind Leber-, Milz- und Lungenmeridian betroffen, und ein Akupresseur wird sich darauf konzentrieren. Man macht zweimal täglich zehn Minuten die volle Fußmassage und achtet auf diese Organe auf der Körperkarte wie auch auf die endokrinen Drüsen und die Lymphdrüsen. Siehe auch die Punkte für Depression. Das Immunsystem muß ebenfalls berücksichtigt werden. Jede empfindliche Stelle, die man findet, bearbeiten.

Aromatherapie: Bergamotte, Eukalyptus und Geranie werden zusammen im Bad benutzt, aber auch mit einem Zerstäuber eingeatmet. Zitronen- und Niaouli-Öl wirken auch positiv – beide sind antiseptisch und können verdünnt als Kompresse auf die Wunden aufgetragen werden.

Blütenessenzen: Stiefmütterchen überwindet Viren und mobilisiert das Abwehrsystem, Kürbis und Papaya werden bei Geschlechtskrankheiten empfohlen, weil sie Identitätskrisen mildern. Bei Streß, Trauma oder Verzweiflung sollte man auch die Notfalltropfen ›Rescue‹ der Bach-Blütentherapie in Erwägung ziehen.

Kristalle und Edelsteinessenzen: Atacamit oder Spessart-Granat sind die Essenzen bei Herpes. Man hält und trägt außerdem Smaragd, Wassermelonen-Turmalin oder Schwarzen Turmalin.

Emotionalheilung: Herpes Genitalis ist eine Ablehnung der Genitalien oder der Sexualität, eine Option für verbreitete Scham und öffentliche Schuldgefühle über Sexualität. Frauen sind aber geschlechtliche Wesen und brauchen sich deshalb nicht zu schämen, sondern sollten sich eher daran freuen und stolz darauf sein. Alle Akte der Liebe und der Lust sind göttliche Rituale. Braucht man diese Krankheit, um die Scham öffentlich zu machen? Oder soll es den Wunsch rechtfertigen, zölibatär zu leben? Viele Frauen mit Herpes leben in einer Beziehung, in der Sexualität ein Problem ist. Heilen Sie Ihre Gefühle über sexuelle Schuld, und Sie erleben weniger Ausbrüche. Herpes ist keine Strafe, es ist ein Virus, und viel zu viele Menschen haben ihn, als daß Sie sich dessen schämen müßten.

Herzkrankheiten

Früher galten Herzkrankheiten als Männersache, aber auch bei Frauen nimmt diese Todesursache zu. Wie bei Krebs handelt es sich hier um eine Zivilisationskrankheit, die unter anderem durch eine Nahrung, die reich an weißem Zucker, gesättigten Fetten und ausgemahlenem Mehl ist, begünstigt wird. Ich glaube, daß falsche Ernährung bei der Entstehung vieler Herzkrankheiten eine große Rolle spielt, wenn sie auch sicher nicht die einzige Ursache ist. Der Ausmahlprozeß nimmt dem Korn die wichtigen Nährstoffe, besonders die B-Komplex-Vitamine und Vitamin E, die ein gesundes Herz zum Funktionieren braucht. Der Anbau von Korn auf demineralisierten Feldern, die mit Chemikalien und Pestiziden »überfüttert« werden, hat weitere Mangelerscheinungen und Vergiftungen zur Folge. Zusätzlich bewirkt die Verabreichung von Hormonen und Antibiotika an Fleisch- und Milchvieh, um sie schneller zu mästen oder die Milchproduktion zu steigern, Probleme mit den gesättigten Fettsäuren. Wir sind eine reiche Gesellschaft, die an schlechter Ernährung und Mangelkrankheiten leidet. Es besteht ein Zusammenhang zwischen Zuckerverbrauch und hohen Blutfettwerten.

Die ganzheitlichen Heilmittel, die in diesem Abschnitt vorgeschlagen werden, sollen hauptsächlich Herzkrankheiten vorbeugen, können aber auch von bereits Erkrankten begleitend zur ärztlichen Behandlung angewendet werden. Ich gehe hier nicht im einzelnen auf verschiedene Herzkrankheiten ein, denn sie sind grundsätzlich ernsthafte Erkrankungen und müssen ärztlich behandelt werden. Betrachten Sie die folgenden Ratschläge als Mittel zur Stärkung und Stabilisierung des Herzens bzw. zur Unterstützung der Therapie. Die Vorschläge zur homöopathischen Behandlung sollten nicht ohne eine erfahrene Homöopathin angewendet werden und ersetzen keinesfalls die schulmedizinische Behandlung.

Vitamine und Mineralstoffe: Neben einem Multivitamin- und -mineralstoffpräparat ist grundsätzlich der Vitamin-B-Komplex wichtig. Man nimmt 25–50 mg zu jeder Mahlzeit und zusätzliches Vitamin B-1, B-6, B-3 und Folsäure. Vitamin B-3 (Niacin) senkt die Häufigkeit von Angina pectoris; man steigert allmählich auf 400–500 mg pro Tag, aber nur, wenn man nicht an einer rheumatischen Herzkrankheit leidet. Vitamin B-6 senkt den Cholesterinspiegel und verhindert Blutgerinnsel. Folsäure wirkt gefäßerweiternd (75 mg insgesamt täglich). Pangaminsäure (Vitamin B-15, 150 mg pro Tag) hilft dem Herzen, sich zu erholen, senkt den Cholesterinspiegel und versorgt das Blut mit Sauerstoff. Es schwächt auch die Nebenwirkungen der ärztlich verschriebenen Herzmittel ab. Lezithin, das aus Inosit und Cholin besteht, hält Fette geschmeidig: zwei Kapseln oder einen Eßlöffel zu den Mahlzeiten. Vitamin C nimmt man mit Flavonoiden (1000 mg dreimal täglich); dies senkt die Blutfettwerte, kräftigt die kleinen Blutgefäße und verhindert, daß sich an den Arterienwänden Ablagerungen bilden. Man nimmt Vitamin E mit Selen und steigert die Einnahme allmählich von 100 IE pro Tag mit einer wöchentlichen Zunahme von 100 IE auf eine Gesamtmenge von 800–1000 IE pro Tag (mit 200 µg Selen). Das sind die wichtigsten Beigaben.

Beta-Karotin (Vitamin A, 10–25 000 IE pro Tag) senkt angeblich die Häufigkeit von Herzanfällen bei Hochrisikopatienten mit Angina pectoris, Herzbeschwerden oder einer verstopften Arterie. Man nimmt essentielle Fettsäuren (z. B.: Schwarzjohannisbeerenöl, Nachtkerzenöl, Olivenöl). Kalziumchelat mit Magnesiumchelat reguliert den Herzrhythmus und senkt den Cholesterinspiegel. Manche

Herzpatienten leiden an Chrommangel (200 mg pro Tag), Kaliummangel (90 mg pro Tag) und können auch Kupfermangel haben (3 mg). Coenzym Q-10 und Germanium versorgen das Blut mit Sauerstoff und helfen, weitere Schäden am Herzen nach einem Anfall zu verhüten. Geruchlose Knoblauchtabletten senken Cholesterin und den Blutdruck.

Heilpflanzen: Weißdornbeeren kräftigen das Herz, senken den Cholesterinspiegel und den Blutdruck und regulieren den Puls. Man kann sie über längere Zeit hinweg als Tinktur, Kapsel oder Aufguß zwei- bis dreimal täglich nehmen. Es ist das wichtigste natürliche Herzmittel. Eine Kombination aus Helmkraut, Cayenne und Gelbwurz kräftigt das Herz, ebenso Beifuß. Rosmarin und Holunder nimmt man bei Ödemen. Cimicifuga (Silberkerze) wird mit Gelbem Jasmin bei Angina pectoris genommen, Cactus grandiflorus bei Angina pectoris und unregelmäßigem Herzschlag. Alfalfa senkt den Cholesterinspiegel und sorgt für Mineralstoffe. Alfalfa hilft in Verbindung mit anderen Kräutern bei deren Aufnahme. Engelwurz entspannt das Herz und baut Widerstand gegen Infektionen auf. Alraune senkt nicht nur hohen Blutdruck, sondern kräftigt gleichzeitig das Herz. Petersilientee ist ein Herzanregungsmittel.

Naturheilkunde: Man stellt die Ernährung auf Vollwertkost um, wobei mindestens 50% aus rohem Gemüse bestehen. Die Ernährung sollte reich an Ballaststoffen sein und das Protein möglichst pflanzlichen Ursprungs. Nahrungsmittel, die den Cholesterin- und Triglycerid-Spiegel senken, sind Tofu, Bohnen, Sojabohnen, Erbsen, Kaltwasserfisch, Bierhefe, Nüsse (außer Erdnüssen), Kleie, Zwiebeln, Knoblauch, Weizenkeime, Sprossen und Lezithin. Man meidet Zucker, ausgemahlenes Korn, hydrierte Fette, Gebratenes, Salz, Alkohol, Koffein, Rindfleisch und Milchprodukte (außer Joghurt, Kefir und Buttermilch). Gelegentlich eine Gemüsesaftfastenkur machen. Man nimmt grüne Gemüse zu sich sowie Meeresalgen-Tabletten für die Jodversorgung. Traubensaft, Zitronensaft oder Pektin nützen ebenso wie essentielle Fettsäuren. Frauen, die eine Herzkrankheit haben, sollten niemals rauchen.

Vor jeder Mahlzeit 60 ml der folgenden Mischung trinken, um Herz und Kreislauf zu kräftigen: Eine halbe Tasse Tomaten- und Zitronen- (oder Orangen-)saft, einen Eßlöffel Bierhefe und sechs Eßlöffel Weizenkeimöl.

Homöopathie und Zellsalze: Bei akuten Angina pectoris- oder Herzattacken, besonders beim ersten Mal, nimmt man *Aconitum*. Die Symptome sind stechender Schmerz in der Brust, Todesangst, Unruhe und Fieber. *Latrodectus mactans* ist bei starken Brustschmerzen, die in den linken Arm bis in die Finger abstrahlen, Taubheitsgefühl, extremer Angst, Übelkeit und schnellem, schwachem Puls angezeigt. *Arsenicum* wirkt bei Brustkorbbeengung mit einem brennenden Gefühl; man friert, ist ängstlich und unruhig. *Lilium tigrinum* nimmt man, wenn man sich fühlt, als stecke das Herz in einem Schraubstock und zerplatze fast, und bei Kältegefühl um das Herz. *Cactus grandiflorus* nimmt man bei chronischen und akuten funktionellen Herzstörungen, wenn man sich beengt fühlt wie durch ein Eisenband, bei Herzrasen und gelegentlich asthmatischer Atmung. *Crataegus* (Weißdorn) ist als Kräftiger für den Herzmuskel angezeigt.

Zellsalze: *Mag. phos.* hilft gegen krampfartige, stechende Schmerzen, *Natrium phos.* bei rheumatischen Herzschmerzen und *Calc. fluor.* bei schlechtem Kreislauf und Herzmuskelschwäche. Bei Arteriosklerosen nimmt man *Silicea*.

Aminosäuren: Man nimmt eine Kombination aus freien Aminosäuren. Einzeln korrigiert Taurin Herzrhythmusstörungen; Carnitin (1500–3000 mg täglich) senkt den Cholesteringehalt des Blutes und die Triglyceride und ist nützlich

Akupressur bei Herzkrankheiten

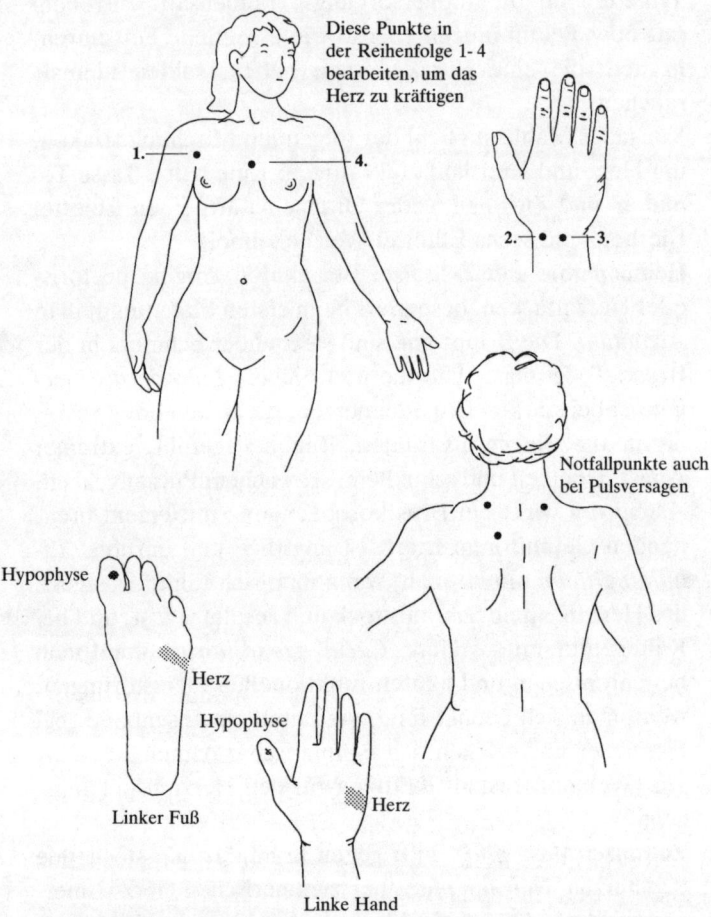

Diese Punkte in der Reihenfolge 1- 4 bearbeiten, um das Herz zu kräftigen

1. 4.

2. 3.

Notfallpunkte auch bei Pulsversagen

Hypophyse

Herz

Hypophyse

Herz

Linker Fuß

Linke Hand

Bei Notfällen diese Hand- oder Fußpunkte bearbeiten

Mildred Carter, *Body Reflexology*, S. 132-133; Cathryn Bauer, *Acupressure for Women*, S. 126.

bei Angina pectoris. Mit Vitamin C nehmen. Histidin und Prolin sind ebenfalls positiv, ebenso Methionin.

Akupressur: Bei akuten Herzanfällen oder Angina pectoris massiert man die Herzdruckpunkte der linken Hand an der Wurzel des vierten und kleinen Fingers. (Das gilt auch für den linken Fuß.) Dann geht man zum Hypophysenreflex in beiden Daumen (und den großen Zehen über). Wenn jemand Hilfe leistet, kann man mit der Handfläche auf die Stelle am Rücken klopfen lassen, wo der Kopf in den Hals übergeht; dieser Punkt kann einen versagenden Puls beleben, ebenso ein Punkt am Rücken, auf der linken Seite gerade oberhalb des Schulterblattes. Dies sind Notmaßnahmen, die man ausführt, ehe der Krankenwagen kommt.

Aromatherapie: Melisse, Ylang-Ylang oder Rose sind die ätherischen Öle, die man in Zerstäubern oder Massageölen benutzt. Jasmin, Zitrone oder Majoran wirken ebenfalls; Maiglöckchen ist ein Herzanreger.

Blütenessenzen: Man versucht Tausendgüldenkraut, Agave, Weißdorn, Engelwurz, Flammendes Herz, Malve, Pfirsichblüte, Blutwurz, Dill oder Sonnenblume. Bach-Blüten helfen den Gefühlen: Alpenrose bei Panik, Heide mit Alpenrose bei Überängstlichkeit. Olive nimmt man gegen körperliche Erschöpfung und in akuten Situationen die Notfalltropfen ›Rescue‹.

Kristalle und Edelsteinessenzen: Essenzen aus Smaragd, Saphir, Malachit, Grünem oder Schwarzem Turmalin, Rubin oder Granat wirken positiv. Man hält oder trägt Rosenquarz, Rosa Turmalin, Kunzit oder Smaragd.

Emotionalheilung: Das Herz ist das Zentrum der Liebe. Herzkrankheiten sprechen von Mangel an Freude und einer Verhärtung des Herzens; betroffene Frauen verschenken und empfangen vielleicht zu wenig Liebe. Es herrschen Streß, Anspannung, emotionaler Schmerz oder die Abblockung von Emotionen, Verlust oder Kummer. Lernen

Sie, sich zu entspannen, die Gefühle zu durchleben und zu trauern. Lernen Sie, sich selbst, andere und das Leben zu lieben. Lernen Sie, gern in dieser Welt zu leben. Die beste Methode, ein gesundes Herz zu behalten oder ein gebrochenes zu heilen, ist Liebe.

Hoher Blutdruck (Hypertonie)

Hoher Blutdruck ist häufig mit Atheriosklerose verbunden, der Verengung der Arterien mit Cholesterinablagerungen. Wenn der hohe Cholesterinspiegel nicht gesenkt wird, kann das Herz geschädigt werden, und unbehandelter hoher Blutdruck kann zu Herzkrankheiten, Nierenversagen und Schlaganfall führen. Im Bevölkerungsdurchschnitt hat etwa jeder sechste hohen Blutdruck, immer häufiger sind es Frauen. Abgesehen von dem hohen Cholesterinspiegel gibt es noch andere dazu beitragende Faktoren: z. B. Rauchen, Mißbrauch von Anregungsmitteln wie Alkohol und Kaffee, Drogenmißbrauch, bestimmte Medikamente, eine an gesättigten Fettsäuren und Salz reiche, aber ballaststoffarme Ernährung, Übergewicht und Bewegungsmangel. Fertigprodukte sind sehr salzhaltig, und Salz im Übermaß wird zu einem Gift. Es kann auch eine genetische Veranlagung bestehen. Fettreiche Nahrung – Fleisch und Milchprodukte, ungesättigte Fette – verstärkt u. a. die Bildung von Cholesterin. Streß ist ebenfalls ein bedeutender Faktor. Der normale Blutdruck bei Frauen liegt bei 120/80; Werte von 140/90 sind grenzwertig, darüber liegende Werte gelten als zu hoch. Anfangs weist Hochdruck oft keine Symptome auf. Bei hohen Werten können Kopfschmerzen, Schwindel, Nervosität, Reizbarkeit, Ohrensausen, Energiemangel, Erschöpfung oder Schlaflosigkeit erfolgen. »Am schlimmsten aber ist, daß meiner Erfahrung nach über 85% aller Fälle von hohem Blutdruck ohne Medikamente zu behandeln sind, und die meisten Ärzte wissen dies. Das Problem ist, daß die Verhütung und Behandlung von Hochdruck Änderungen in der Lebensweise voraussetzen, die zugleich schwierig und zeitraubend sind.«[1]

Diese Veränderungen sind machbar. Sie erfordern, auf eine
vegetarische oder fast vegetarische Ernährung mit Ballaststoffen umzustellen, die Bewegung zu verstärken, Streß
und Übergewicht abzubauen und Rauchen und Alkohol-
konsum sowie den Verbrauch an Salz, Zucker, gesättigten
Fetten, denaturierten Kohlehydraten und Koffein einzu-
schränken. Hypertonie muß aber immer ärztlich überwacht
und behandelt werden.

Vitamine und Mineralstoffe: Man beginnt mit einem hochwertigen täglichen Multivitamin- und -mineralstoffpräpa-
rat. Zusätzlich nimmt man Vitamin-B-Komplex und Lezithin bis zu 15 g pro Tag (das reduziert Cholesterin).
Empfohlen wird zusätzliches Niacin (100–400 mg zweimal
täglich insgesamt), weil es ebenfalls den Cholesterinspiegel
senkt. Kalzium, Magnesium und Vitamin D entziehen dem
Körper Salz. Mangel an diesen Stoffen wurde mit hohem
Blutdruck in Verbindung gebracht. Man nimmt bis zu
3000 mg Kalzium mit der halben Menge Magnesium und
600 IE Vitamin D. Kalium nimmt man bis zu 100 mg pro
Tag, Zink 50 mg pro Tag sowie Vitamin C mit Flavonoiden
(3000 bis 6000 mg pro Tag, bis zur Unverträglichkeit oder
weniger), um die Herzkranzgefäße zu reparieren und Blutgerinnsel zu verhindern.

Vitamin E mit Selen ist sehr wichtig; man beginnt mit
100 IE pro Tag und steigert sich allmählich auf 800 bis
1200 mg pro Tag, indem man pro Woche 100 IE mehr
nimmt. Die allmähliche Steigerung ist wichtig, weil ein zu
schnelles Höherdosieren den Blutdruck vorübergehend an-
steigen lassen kann. Vitamin E ist der wichtigste Faktor bei
der Senkung des Blutdrucks. Man nimmt ein wertvolles
Präparat, auch wenn es teurer sein mag, denn ranziges Vitamin E kann mehr schaden als nützen. Selen (200 µg pro
Tag) senkt das Herzanfallrisiko und verstärkt die blutdrucksenkenden Eigenschaften von Vitamin E; einige bessere
Präparate bieten es in Kombination an. Coenzym Q-10

(100 mg täglich) oder Germanium (90 mg täglich) sind als Antioxidantien und Sauerstoffträger zu empfehlen. Essentielle Fettsäuren wie Nachtkerzenöl, Schwarzjohannisbeerenöl, Leinöl oder Olivenöl sind ebenfalls sehr wichtig für die Senkung des Blutdrucks. Wenn man einen hohen Cholesterinspiegel hat, fügt man Chrom hinzu (200 mg pro Tag). Coenzym Q-10 ist in diesem Fall sehr wichtig.

Heilpflanzen: Dong Quai, eine chinesische Angelikawurzel (Angelica sinensis), das man als Ginseng der Frauen bezeichnet, hilft vielen Frauen, den Blutdruck zu senken und Wechseljahrsbeschwerden ohne künstlich zugeführte Östrogene zu lindern. Es ist eine Vorstufe von Östrogen, ein Hormonausgleicher, aber kein eigentliches Östrogen. Einige Frauen können es jedoch nicht vertragen. Wenn man zunehmend angespannt, gereizt und schlaflos wird, bricht man die Einnahme ab und wechselt zu Cimicifuga (Silberkerze), einer Vorstufe von Progesteron (das Gegenteil von Östrogen), die wiederum eher ausgleichend wirkt als das Hormon selbst. Sie senkt hohen Blutdruck und behandelt Menopausensymptome bei Frauen, die gut darauf reagieren – gewöhnlich sind es die Frauen, die Dong Quai nicht vertragen.

Ein weiteres pflanzliches Mittel gegen Bluthochdruck ist Weißdorn. Es hilft bei Herzkrankheiten, verringert die Cholesterinablagerungen in den Gefäßen und senkt den Blutdruck. Lindenblüten, Brunnenkresse, Rosmarin, Himbeerblätter, Passionsblume, Mistel und Brennessel sind weitere Heilkräuter. Sellerie, Löwenzahn und Petersilie wirken entwässernd, Helmkraut, Kamille und Passionsblume beruhigend. Lindenblüte, Weißdorn und Schafgarbe können kombiniert werden, Sassafras und Esche zusammen können ebenfalls den Blutdruck senken. Man trinkt Alfalfatee oder nimmt dreimal täglich Alfalfatabletten, um sowohl hohen wie niedrigen Blutdruck zu steuern. Alfalfa fördert die Aufnahme der anderen Kräuter, ist reich an Mineralstoffen und Vitaminen und schmeckt gut. Rosmarin nach einem Schlaganfall hilft, bald die Bewegungs- und Sprechfähigkeit und das Erinnerungsvermögen wiederzuerlangen.

Naturheilkunde: Wenn man Medikamente gegen hohen Blutdruck einnimmt und auf eine alternative Therapie überwechselt, muß man den Blutdruck genau überwachen. Kurze Fastenperioden helfen immer zu Beginn einer ganzheitlichen Therapie; man legt sie auch ein, wenn man die Medikamente schließlich absetzt und der Blutdruck unter Kontrolle ist. Man führt dies unter ärztlicher Anleitung aus und dosiert die verschriebenen Medikamente nur allmählich niedriger. Bei der anfänglichen Dreitagefastenkur trinkt man gewöhnlich Grapefruit- oder Apfelsaft. Anschließend geht man langsam auf feste Nahrung über und stellt auf Vollwertkost um. Auch tägliche Meditation und Yoga wirken ausgezeichnet gegen Streß und senken den Blutdruck.

Geruchlose Knoblauchpillen sind überaus wichtig bei der Senkung von Blutdruck und Cholesterin; zwei Kapseln dreimal täglich. Man kann auch rohen Knoblauch essen (drei Zehen pro Tag) oder Knoblauch- und Petersilienkapseln. Eine Frau, mit der ich arbeitete, nahm Dong Quai und Knoblauchpillen und stellte ihre Kost um – innerhalb von vier Monaten brauchte sie keine blutdrucksenkenden Medikamente mehr.

Salatgurke oder ihr Saft – eine ganze Gurke oder eine Tasse Saft täglich – helfen ebenfalls, den Blutdruck zu senken. Auch eine Tasse Kartoffelwasser (das abgekühlte Wasser von gekochten, ungeschälten, aber gesäuberten Kartoffeln) täglich ist nützlich. Zwei Äpfel am Tag essen. Ein Glas Wasser mit zwei Teelöffeln Obstessig und einem Teelöffel Honig viermal täglich ist reich an Kalium und Mineralstoffen, reinigt das Blut, fördert die Verdauung und senkt den Blutdruck. Fünf bis acht Meeresalgentabletten am Tag oder

Chlorophyll sind weitere Möglichkeiten, unter denen man je nach Belieben auswählen kann.

Homöopathie und Zellsalze: *Thyreoidinum,* das homöopathisch aus der Schilddrüse hergestellt wird, gilt als gutes Mittel für Frauen mit Bluthochdruck. *Nux vomica* ist bei gelegentlichem hohen Blutdruck, besonders nach Ausschweifungen, geeignet, und *Crataegus* wirkt herzberuhigend. Wenn der Puls voll, kräftig oder hart geht und Angst und Unruhe herrschen, versucht man *Aconitum.* Expertenhilfe ist ratsam.

Zellsalze: *Kali. phos.* und *Calc. phos.* nimmt man abwechselnd zweimal am Tag. *Kali. mur.* löst Blutgerinnsel auf und wird auch für die Erholung nach einem Schlaganfall empfohlen.

Aminosäuren: Man nimmt Taurin (50–100 mg pro Kilogramm Körpergewicht) in drei Dosen über den Tag verteilt. L-Carnitin, Glutamin und Glutaminsäure (je 500 mg täglich) helfen, Herzanfälle zu vermeiden und entschlacken den Körper. Methionin wirkt ebenfalls positiv. Eine Kombination freier Aminosäuren oder Leberextrakte ist zu empfehlen, aber wenn man MAO (Monoaminooxidase)-Hemmer nimmt, sollte man Tyrosin vermeiden.

Akupressur: Diese Methode kann größere Wirkung bei der Senkung von hohem Blutdruck erzielen, sie ist jedoch nicht anzuwenden, wenn die Werte 200/100 übersteigen. Es gibt eine Reihe von Punkten auf dem Rücken, die den Blutdruck senken. Man braucht dazu vielleicht die Hilfe einer anderen Person, denn sie liegen knapp oberhalb der Schulterblätter, in der Ellenbeuge, an der Außenseite der Waden unter den Knien und unterhalb der äußeren Fußknöchel. Man bearbeitet auch den Punkt auf dem Handrücken, wo die Knochen des Daumens mit der Handwurzel verbunden sind, der das autonome Nervensystem ausgleicht.

Außerdem macht man eine volle Fuß- oder Handmassage mit besonderer Berücksichtigung der Punkte für Zirbel-

Akupressur bei hohem Blutdruck

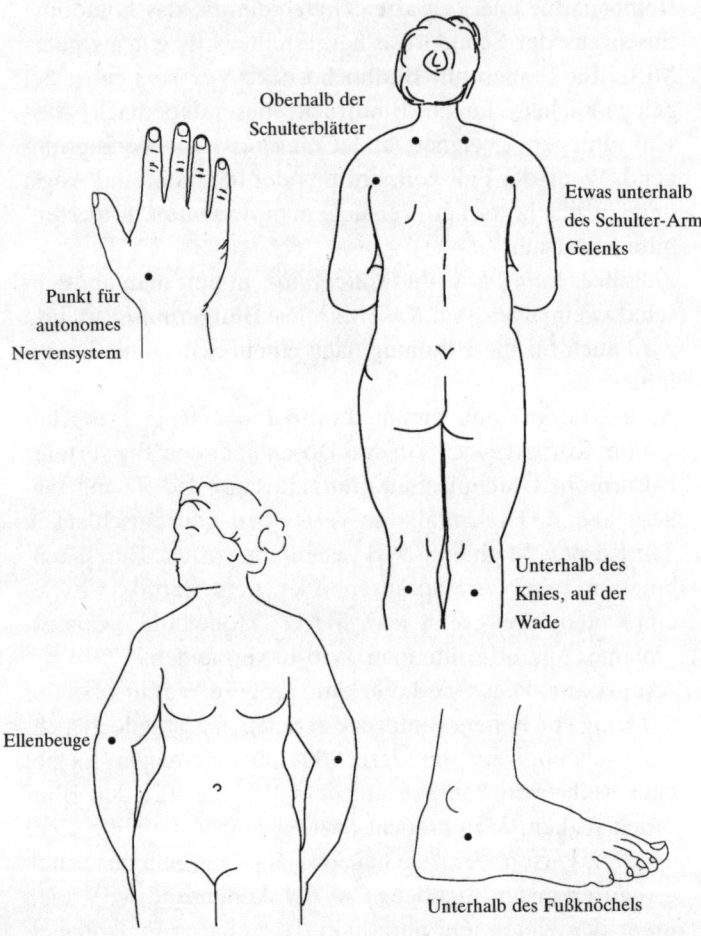

Oberhalb der
Schulterblätter

Etwas unterhalb
des Schulter-Arm-
Gelenks

Punkt für
autonomes
Nervensystem

Unterhalb des
Knies, auf der
Wade

Ellenbeuge

Unterhalb des Fußknöchels

Iona Marsaa Teeguarden, *Acupressure Way of Health: Jin Shin Do*, S. 70-76; Moshe Olshevsky u. a., *The Manual of Natural Therapy*, S. 117.

Akupressur bei hohem Blutdruck

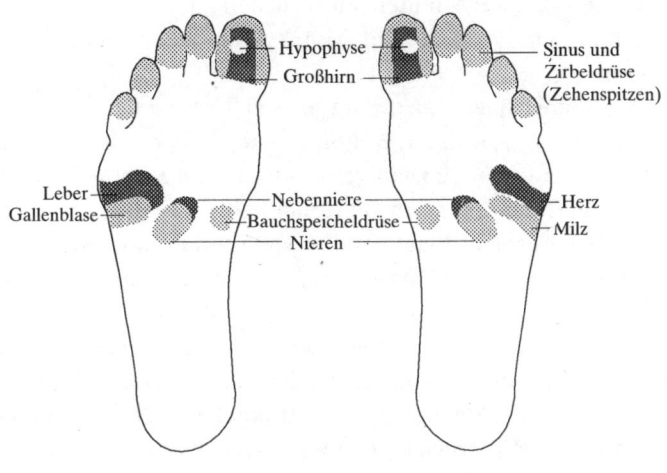

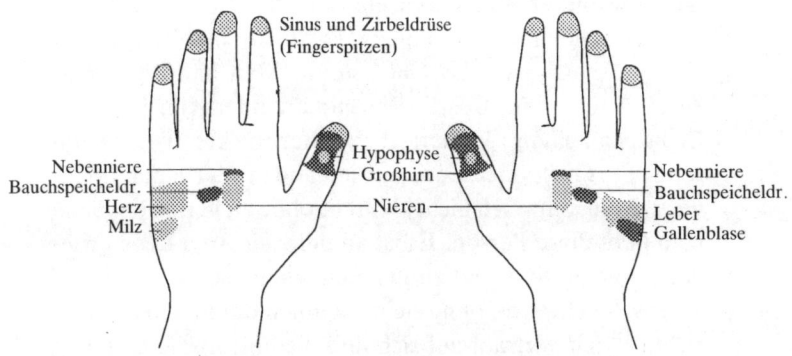

Moshe Olshevsky u. a., *The Manual of Natural Therapy*, S. 117.

drüse, Hypophyse, Großhirn, Herz, Milz, Nebenniere, Nieren, Bauchspeicheldrüse, Leber und Gallenblase. Jeden Punkt zwei Minuten lang drücken und einen Reflexroller zweimal täglich fünf Minuten an jedem Fuß benutzen.

Aromatherapie: Man nimmt je zwei Tropfen der folgenden Öle: Ysop, Lavendel, Majoran und Melisse, im Bad oder zum Einatmen. Einzeln verwendet man sie im Massageöl. Ylang-Ylang senkt den Blutdruck, ebenso Zitrone.

Blütenessenzen: Flammendes Herz und Tausendgüldenkraut sind die erste Wahl. Beide regulieren den Blutdruck, helfen bei der Vitamin- und Mineralstoffabsorbierung und regenerieren. Flammendes Herz heilt das Herz physisch und emotional. Zitrone und Tradescantie senken das Cholesterin, Hopfen kräftigt die Blutgefäße, Narzissenblüte senkt den Blutdruck und lindert Streß, und Engelwurz heilt das autonome Nervensystem und ist positiv bei allen Erkrankungen der Herzkranzgefäße.

Kristalle und Edelsteinessenzen: Bernstein, Moosachat, Beryll, Koralle und Rosenquarz kräftigen die Blutgefäße. Koralle senkt auch das Cholesterin. Man hält oder trägt einen Aquamarin, Beryll, Rosenquarz oder Kunzit.

Emotionalheilung: Es herrschen unterdrückte Wut, Feindseligkeit, Groll oder Zorn auf jemanden, der einen dominiert: Man kann sich nicht wehren, ohne zu verletzen, denn man liebt diese Person. Es ist an der Zeit, sein Leben wieder selbst in die Hand zu nehmen. Man setzt die Wut auf positive Weise frei, ohne sie nach innen oder auf andere zu richten, und vertraut auf sich und die universelle Liebe.

Immunsystem/Stärkung

Das Immun- oder Abwehrsystem bildet die allgemeine Verteidigungslinie des Körpers gegen Einmischungen von aussen, besonders gegen bakterielle und virale Infektionen. Wenn es nicht ausreichend funktioniert, ist der Körper gegen Krankheitserreger von außen und krankhafte innere Prozesse nicht mehr geschützt. Bei allergischen Erkrankungen wie z. B. Heuschnupfen und Nesselfieber ist das geschwächte Abwehrsystem nicht mehr in der Lage, krankmachende Stoffe richtig zu erkennen und zu bekämpfen. Es reagiert überschießend auf bestimmte Substanzen, die oft keine Giftstoffe sind, und schädigt mit dieser Überreaktion den Körper anstatt ihn zu schützen.

Das Immunsystem kann so sehr aus dem Gleichgewicht geraten, daß es Abwehrstoffe gegen körpereigene Substanzen produziert. So entstehen die sogenannten Autoaggressions- oder Autoimmunkrankheiten.

Heutzutage nehmen Immunsystemprobleme einen nie zuvor erreichten Rang unter den auftretenden Krankheiten ein. Zahlreiche Krankheiten, an denen heute viele Menschen leiden, waren in der ersten Hälfte dieses Jahrhunderts noch völlig unbekannt oder sehr selten. Jeder ist heute gestreßt und großen Belastungen ausgesetzt, die von einer hektischen Lebensweise über die mangelhafte Ernährung bis zu den Umweltgiften, die wir aufnehmen, einatmen und täglich berühren, reichen. Daß unter diesen Bedingungen immer mehr Menschen an Immunsystemschwäche erkranken, ist nicht verwunderlich.

Die folgenden Anwendungen stärken allgemein das Abwehrsystem und können so vielen Krankheiten vorbeugen.

Vitamine und Mineralstoffe: Ein gutes Multivitamin- und -mineralstoffpräparat ist ein guter Anfang, um typisch moderne Mangelerscheinungen auszugleichen. 15 000–25 000 IE Vitamin A als Beta-Karotin (es sei denn, man ist Diabetiker oder hat eine Schilddrüsenunterfunktion, dann Vitamin A nehmen) sind wichtig, ebenso der Vitamin-B-Komplex (50–100 mg pro Tag, mehr, wenn man krank ist). Die meisten Frauen brauchen zusätzlich Vitamin B-6 (100–250 mg) und Folsäure (400 µg), bei starkem Streß Vitamin B-5 (500–2000 mg insgesamt pro Tag). Vitamin C (1000–5000 mg pro Tag) mit Flavonoiden und viel Wasser ist der wichtigste Faktor beim Aufbau des Immunsystems; unterstützt vom Vitamin-B-Komplex und Kalzium/Magnesium wird die hohe Dosierung keine Probleme verursachen. Man nimmt es bis zur Unverträglichkeit. Vitamin E (400–800 IE) mit Selen (200 µg) ist ein wichtiges Antioxidans, vernichtet Freie Radikale und schützt gegen Umweltgifte (zusammen mit den Vitaminen A und C).

Viele Frauen leiden unter Eisenmangel, doch versucht man es zuerst mit den B-Komplex-Vitaminen, ehe man Eisen gibt. Zink reguliert das Immunsystem (25–50 mg pro Tag, nicht mehr als 100 mg). Die meisten Frauen haben zu wenig Kalzium/Magnesium und brauchen täglich Beigaben, um Osteoporose und menstruelle und Menopausenbeschwerden zu vermeiden. Kupfer (1–3 mg pro Tag) und Bor (1–3 mg pro Tag) sind wichtig und können in dem Multipräparat enthalten sein. Bor verhindert, daß der Körper wichtige Mineralien verliert. Germanium und Coenzym Q-10 sind Antioxidantien und versorgen das Blut mit Sauerstoff. Essentielle Fettsäuren (Schwarzjohannisbeeröl, Nachtkerzenöl etc.) und Acidophilus sind wichtig, ebenso eine Kombination aus rohen Drüsenextrakten oder Knochenmark. Dies sind allgemeine Empfehlungen, die individuell zu variieren, aber grundsätzlich für die Stärkung des Immunsystems gültig sind.

Heilpflanzen: Heilmittel auf pflanzlicher Basis gegen Infektionen und zur Stärkung des Abwehrsystems sind Echinacea, Johanniskraut (Hypericum), Gelbwurz und Melaleuca. Alfalfa, Quecke, Chlorophyll, Weizenstroh oder Schachtelhalm sind reich an Nährstoffen und Mineralien, besonders Alfalfa, das alle Vitamine und Mineralstoffe enthält und die Verwertung aller anderen Vitamine und Kräuter fördert. Große Klette, Rotklee, Gelber Ampfer, Schafgarbe, Löwenzahn und Veilchen reinigen Lymphsystem und Leber.

Man kocht einen Eßlöffel Cayenneblüten in vier Liter Wasser zwei Minuten lang auf. Anschließend abkühlen lassen, abseihen und in einem verschließbaren Glas im Kühlschrank aufbewahren. Vorsichtig beginnen (täglich einen Teelöffel nehmen) und auf ein volles Wasserglas pro Tag steigern. Das Zeug brennt höllisch und kann den Magen reizen, aber es soll die Abwehrkräfte erheblich stärken.[1]

Naturheilkunde: Man beginnt mit einer dreitägigen Fastenkur und täglichen Einläufen. Langsam wird wieder feste Nahrung eingeführt, wobei man auf allergische Reaktionen achtet. Anschließend behält man eine Vollwertkost bei, mit viel rohem Gemüse, Vollkornprodukten, Bohnen, Obst und Fisch, und vermeidet allergene Nahrungsmittel, Alkohol, Koffein, Fertigprodukte und -gerichte, Zucker, Limonadengetränke, tierische Produkte, Milchprodukte und Gebratenes. Man wählt Nahrungsmittel, die so wenig Konservierungsstoffe und Zusätze wie möglich enthalten. Wenn man raucht oder Drogen nimmt – aufhören. Man arbeitet an der Verringerung von Streß und Depression – tägliches Meditieren oder Yoga, lange Bäder und Spaziergänge oder Massagen wirken Wunder. (Emotionalheilung)

Bienenpollen oder Propolis sind sehr wichtig für den Aufbau des Immunsystems. Meeresalgentabletten liefern Mineralien und gleichen die Schilddrüsenfunktion aus. Obstessig mit Honig in warmem Wasser zwei- bis dreimal täglich wird empfohlen. Wenn man einen Metallgeschmack im Mund bekommt, hat man zu viel Jod genommen: Meeresalgen und Obstessig absetzen oder Dosis verringern. Knoblauchpillen sind ebenfalls ein wichtiges Mittel zur Stützung des Abwehrsystems. Sie wirken antibakteriell, antifungal und antiviral und helfen bei der Steuerung des Blutdrucks und des Blutzuckers: Dreimal täglich zwei Tabletten nehmen.

Giftige Metalle schwächen das Immunsystem und können mit einer Haaranalyse bestimmt werden. Quecksilber-Amalgam-Zahnplomben sollten gegen andere Materialien ausgetauscht werden.

Homöopathie und Zellsalze: Man sollte mit einem erfahrenen Homöopathen oder Heilpraktiker arbeiten, um genau das richtige Heilmittel für die jeweilige Konstitution zu finden.

Zellsalze: Von den folgenden Salzen jeweils drei Tabletten zweimal täglich nehmen: *Kali. phos.*, *Natrium mur.*, *Ferrum phos.*, *Kali. sulph.* und *Natrium sulph.* Auch Kombinationen von Zellsalzen wirken positiv.

Aminosäuren: Eine Kombination aus Aminosäuren ist wichtig für den Proteinbedarf, Vitamin-B-Komplex und viele andere Nährstoffe und bildet gleichzeitig ein Gegengewicht zu den Freien Radikalen. Einzelne Aminosäuren wären Arginin (3–5 g pro Tag, es sei denn bei Herpes) oder Cystein, Methionin, Lysin und Ornithin (je 500 mg zweimal täglich).

Akupressur: Man macht zweimal wöchentlich eine volle Hand-, Fuß- oder Ohrakupressur und steigert dies allmählich auf zweimal täglich. Besondere Berücksichtigung finden die endokrinen Drüsen, die Lymphdrüsen, Milz und Leber. Ausschließlich an den Händen befinden sich die Punkte für das autonome Nervensystem und zur Steigerung der Energie.

Aromatherapie: Man stellt ein Massageöl aus je 3% der

Akupressur zur Stärkung des Immunsystems

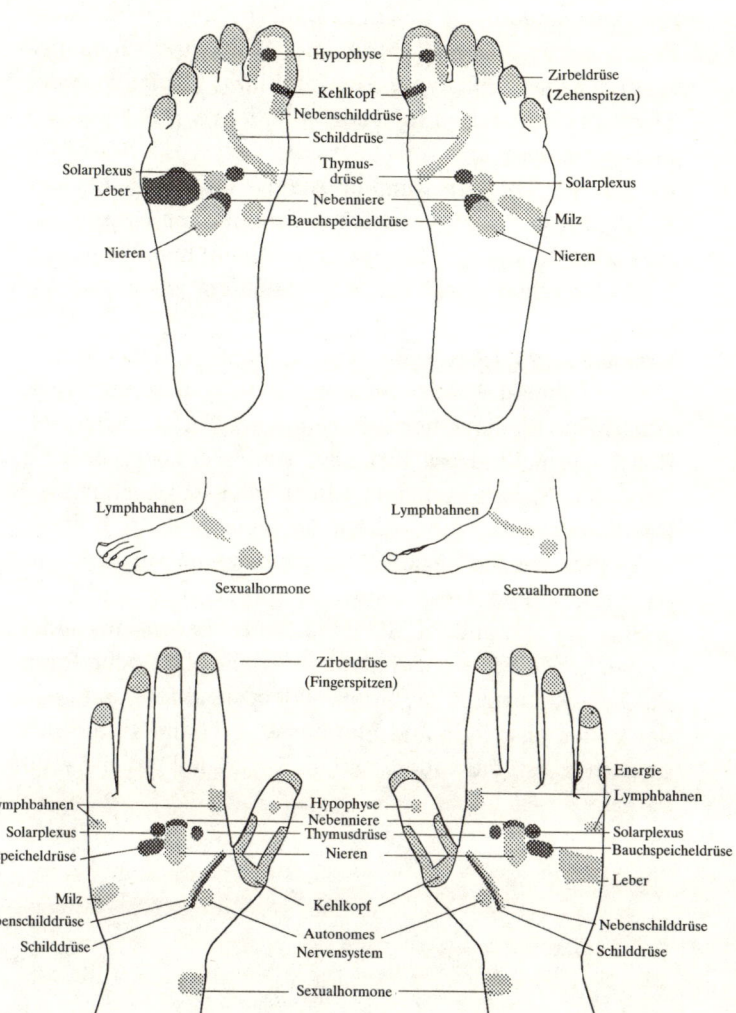

Hypophyse

Zirbeldrüse
(Zehenspitzen)

Kehlkopf
Nebenschilddrüse
Schilddrüse
Thymus-
drüse

Solarplexus
Leber

Solarplexus

Nebenniere
Bauchspeicheldrüse

Milz

Nieren

Nieren

Lymphbahnen

Lymphbahnen

Sexualhormone

Sexualhormone

Zirbeldrüse
(Fingerspitzen)

Energie

Lymphbahnen
Solarplexus
Bauchspeicheldrüse

Hypophyse
Nebenniere
Thymusdrüse
Nieren

Lymphbahnen
Solarplexus
Bauchspeicheldrüse

Milz
Nebenschilddrüse
Schilddrüse

Leber

Kehlkopf

Autonomes
Nervensystem

Nebenschilddrüse
Schilddrüse

Sexualhormone

Moshe Olshevsky u. a., *The Manual of Natural Therapy*, S. 269.

folgenden ätherischen Öle in einer Trägerbasis aus pflanzlichem Öl her: Bryonia, Eukalyptus, Lavendel und Rosmarin. Auch andere Öle helfen in Bädern, Massageölen oder
Zerstäubern: Niaouli, Geranium, Wacholder, Johanniskraut, Zitrone, Eukalyptus, Pfefferminze, Kardamom oder
Thymian. Rosen- und Lavendelöl lindern Streß.

Blütenessenzen: Amarant (Fuchsschwanz) ist das beste Mittel zur Stärkung des Immunsystems. Ginseng dient der
Kräftigung und dem Ausgleich der endokrinen Drüsen, Zitrone dem Lymphsystem. Bei Krebs nimmt man Weißdorn.
Stiefmütterchen stärkt das Abwehrsystem gegen alle Viren.

Kristalle und Edelsteinessenzen: Man nehme einen der fol-
genden Steine als Essenz: Smaragd, Jade, gemaserter Jaspis,
Amethyst, Blauer Quarz, Rosenquarz, Rubin, Schwefel,
Blauer Turmalin, Rosa Turmalin. Man trägt oder hält Rosa
Turmalin, Blauen Turmalin, Kunzit oder Rosenquarz.

Emotionalheilung: Entwickeln Sie eine positive Haltung
und erkennen Sie negative Emotionen, um sie zu lösen.
Nehmen Sie Wut, Groll und Angst, Verletzungen und Sehn-
süchte an. Verändern Sie belastende Lebensumstände,
wechseln Sie gegebenenfalls den Arbeitsplatz oder Ihren
Partner! Reduzieren Sie Streß, indem sie akzeptieren, daß
das Leben aus Ebbe und Flut besteht. Kümmern Sie sich
um sich selbst, um andere und die Erde, und lernen Sie zu
lieben.

Kopfschmerzen

Einfache Kopfschmerzen bedeuten Schmerzen im Kopf, in den Nebenhöhlen, um die Augen herum oder von einer Muskelanspannung im Nacken her. Sie kommen auch in Verbindung mit Verdauungsstörungen vor. Ursachen von Kopfschmerzen sind u. a. Streß und Spannungen (eine Hauptursache bei Frauen), schlechte Haltung, Kiefer-, Hals- oder Wirbelsäulenprobleme oder -verletzungen. Nahrungsmittelallergien oder Reaktionen auf Zusatzstoffe, Unterzuckerung oder Menstruationsstörungen. Eine Überdosierung von Vitamin A (man muß über längere Zeit sehr viel davon nehmen, um Symptome zu entwickeln) und einige Medikamente können Kopfschmerzen als Nebenwirkung haben. Schokolade, Koffein, Rotwein, Neonleuchten, Computerbildschirm, chemische Dünste, Alkoholmißbrauch und Monosodiumglutamat, das in Chinarestaurants viel verwendet wird, sind manchmal Ursachen für Kopfschmerzen.

Umweltallergien und -verschmutzung, Lebervergiftung, Anämie, Schimmelpilzallergie und hoher Blutdruck sind weitere Ursachen.

Unter Kopfschmerzen und Migräne leiden mehr Frauen als Männer, vielleicht weil Frauen Streß und Wut eher in sich »hineinfressen« (s. auch unter *Migräne*). Abgesehen von den im folgenden geschilderten ganzheitlichen Heilmethoden versucht man, Verstopfung zu vermeiden. Lernen Sie, jeden Abend zu meditieren, um Streß abzubauen. Vermeiden Sie Aspirin und andere Schmerztabletten, nehmen Sie lieber Heilkräuter. Anhaltende oder häufig auftretende Kopfschmerzen erfordern medizinische Abklärung und die Hilfe einer geeigneten Therapeutin (Ärztin, Chiropraktikerin, Heilpraktikerin, Psychologin etc.).

Vitamine und Mineralstoffe: Man nimmt ein gutes Multivitamin- und -mineralstoffpräparat, dazu Vitamin-B-Komplex. Dies kann schon ausreichen, um die Kopfschmerzen zu beheben. Vitamin-B-Komplex ist ein Antistreß-Vitamin.

Wenn die Kopfschmerzen akut sind, nimmt man zusätzlich Niacin (50–200 mg pro Tag) und Vitamin B-12 sublingual (unter der Zunge) ein. Auch Vitamin B-6 kann nützlich sein, besonders wenn die Kopfschmerzen mit der Menstruation zu tun haben oder man die Pille nimmt. Täglich Vitamin C nehmen (1000 mg oder mehr) sowie ein Kalzium/Magnesium-Präparat. Kalzium/Magnesium nimmt man stündlich (noch besser in Verbindung mit Vitamin C), wenn die Kopfschmerzen auftreten. Coenzym Q-10 oder Germanium reichern das Blut mit Sauerstoff an und reduzieren Schmerzen und Streß. Vitamin E, das man allmählich auf 800 IE pro Tag steigert, verbessert den Kreislauf, senkt hohen Blutdruck und ist ein Antioxidans. Kalium (unter 100 mg täglich) kann ebenfalls helfen. Am wichtigsten sind das Multipräparat, der Vitamin-B-Komplex und Kalzium/Magnesium.

Heilpflanzen: Zwei Kategorien von Kräutern sind hilfreich, die Streßreduzierer und die Leberreiniger. Streßreduzierer wirken bei den meisten Kopfschmerzen; sie lindern den Schmerz und die Muskelspannung und beruhigen emotional. Dazu gehören Helmkraut, Passionsblume, Baldrian, Hopfen, Katzenminze, Mutterkraut, Lindenblüten, Steinklee, Kamille und Lavendel. Gute Kopfschmerzkombinationen enthalten Helmkraut, Hopfen und Katzenminze; Helmkraut, Katzenminze und Baldrian; Lindenblüten, Rosmarin und Lavendel; Helmkraut und Mutterkraut, Helmkraut und Passionblume. Leberreinigende Kopfschmerzkräuter sind Pfefferminze, Schöllkraut, Kamille,

Gelbwurzel, Küchenschelle, Senna (bei Verstopfung), Große Klette und Lobelie.

Passionsblume oder Mauerpfeffer nimmt man bei Kopfschmerzen mit Augenüberlastung (Mauerpfeffer aber nicht in der Schwangerschaft verwenden); Silberkerze bei Kopfschmerzen in Verbindung mit der Periode, besonders bei Frauen über vierzig, Frauenschuh bei Kopfschmerzen in der Menopause, und Misteln bei Kopfschmerzen aufgrund von hohem Blutdruck oder Blutandrang im Gehirn. Baldrian hilft gegen Schmerzen; Silberweide ist ein Aspirin auf pflanzlicher Basis. Mein Lieblingskraut in diesem Fall ist Helmkraut, entweder einzeln oder in Kombination mit Passionsblume und Mutterkraut. Mutterkraut erweitert die Blutgefäße zum Gehirn, Weide zieht sie zusammen; man nimmt anfangs Mutterkraut, Silberweide erst, wenn der Kopfschmerz sich eingenistet hat.

Naturheilkunde: Man stellt auf Vollwertkost mit hohem Proteingehalt und rohen Gemüsen um, indem man Zucker, ausgemahlene Mehlprodukte, Alkohol, Koffein, Käse, Fertigprodukte und -gerichte mit Konservierungsstoffen, zuviel Salz, Zitrusfrüchte, Nitratzusätze, Monosodiumglutamat und künstliche Süßstoffe meidet. Man macht drei Tage lang eine Saftfastenkur (aber ohne Zitrusfrüchte), ergänzt durch Einläufe und nimmt erst allmählich wieder feste Nahrung zu sich, wobei man auf allergische Reaktionen achtet. Viele Kopfschmerzen und Migräneanfälle beruhen auf einer Nahrungsmittelallergie; die entsprechenden Stoffe meiden.

Wenn die Verdauung ein Problem darstellt, trinkt man täglich zu den Mahlzeiten einen Teelöffel Obstessig und Honig in einem Glas warmem Wasser. Bei einem Kopfschmerzanfall nimmt man Obstessig in einer Kompresse auf der Stirn. Man kann auch die Dämpfe einer Mischung aus kochendem Wasser und Obstessig (halb und halb, Topf darf nicht aus Aluminium bestehen) einatmen. Eine weitere Methode, um durch Verdauungsprobleme verursachten Kopfschmerzen entgegenzuwirken, ist ein halber Teelöffel Zitronensaft und ein Teelöffel Natriumbikarbonat in einem Glas mit heißem Wasser. Man trinkt es, solange es sprudelt, und wiederholt dies alle Viertelstunde, bis die Kopfschmerzen verschwunden sind. Abwechselnd heiße und kalte Kompressen auf Nacken und Schultern legen, um die Muskelspannung zu lindern; kalte Kompressen auf die Stirn. Ein fünfminütiges eiskaltes Fußbad, gefolgt von Bettruhe, löst die Kopfschmerzen gewöhnlich.

Homöopathie und Zellsalze: *Arnica* ist gegen Kopfschmerzen nach einer Verletzung oder sich ähnlich anfühlenden Schmerzen. *Pulsatilla* nimmt man bei Kopfschmerzen mit wäßrigen Augen und Verdauungsproblemen, die in stickigen Räumen und beim Hinlegen zunehmen. *Belladonna* nimmt man, wenn man das Gefühl hat, als platze einem der Schädel, das durch Licht, Lärm und ruckartige Bewegungen stärker wird und von einem heißen, geröteten Gesicht begleitet ist. *Ignatia* hilft gegen ein beklemmendes Gefühl um die Stirn, das mit Schwindel und Übelkeit einhergeht. Anfangs nimmt man *Aconitum. Nux vomica* ist bei reißendem Kopfschmerz mit Erbrechen und Übelkeit nach Mahlzeiten angezeigt; es herrschen Verstopfung und Reizbarkeit. *Bryonia* nimmt man bei starken Kopfschmerzen, die durch die kleinste Bewegung, etwa wenn man die Augen verdreht, verschärft werden und von Durst begleitet sind.

Zellsalze: Alle halbe Stunde *Ferrum phos.* und *Kali. phos.* nehmen, bis der Schmerz verschwunden ist. *Natrium sulph.* nützt bei gallenbedingten Kopfschmerzen mit Neigung zum Erbrechen, *Kali. mur.* bei Kopfschmerzen mit Übelkeit und *Kali. phos.* bei Kopfschmerzen aufgrund nervöser Spannung.

Aminosäuren: GABA reduziert Streß und wirkt antidepressiv. Tyrosin und Phenylalanin vermeiden.

Akupressur bei Kopfschmerzen

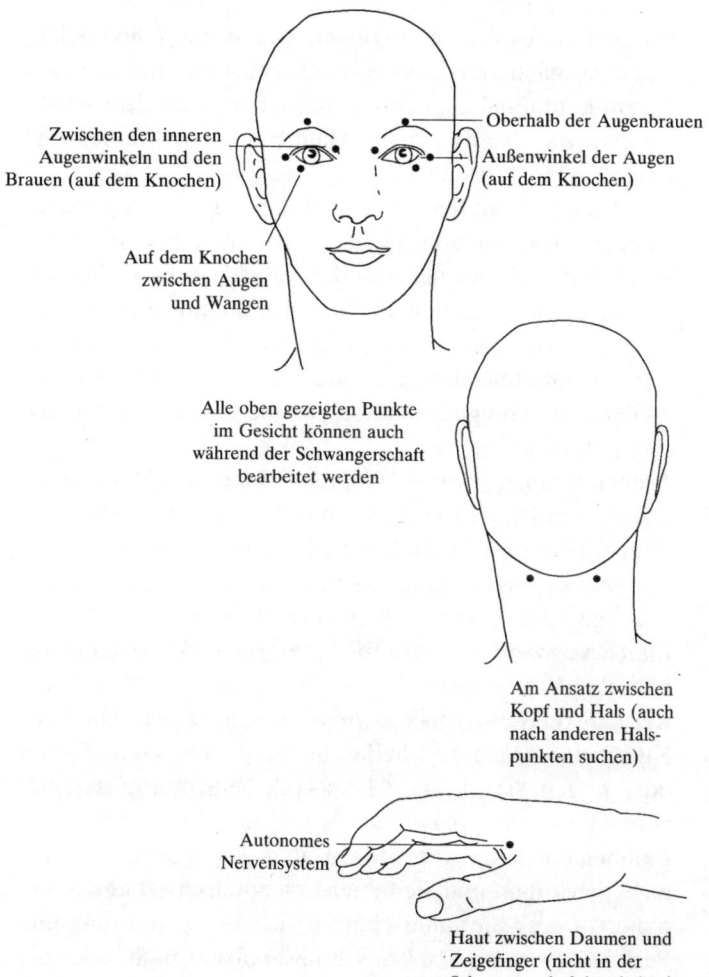

Zwischen den inneren
Augenwinkeln und den
Brauen (auf dem Knochen)

Oberhalb der Augenbrauen

Außenwinkel der Augen
(auf dem Knochen)

Auf dem Knochen
zwischen Augen
und Wangen

Alle oben gezeigten Punkte
im Gesicht können auch
während der Schwangerschaft
bearbeitet werden

Am Ansatz zwischen
Kopf und Hals (auch
nach anderen Hals-
punkten suchen)

Autonomes
Nervensystem

Haut zwischen Daumen und
Zeigefinger (nicht in der
Schwangerschaft bearbeiten)

Cathryn Bauer, *Acupressure for Women*, S. 87; Pedro Chan, *Finger Acupressure*, S. 54-57.

Akupressur: Beim ersten Anzeichen von Kopfschmerzen massiert man Hals und Schultern und bearbeitet die empfindlichen Reflexpunkte, die man in den Muskeln auf beiden Seiten des Rückgrats findet. Das zweite Glied beider Daumen massieren, abwechselnd rechts und links je zwei Minuten, fünfmal an jeder Hand (außer in der Schwangerschaft). Man bearbeitet die Haut zwischen Daumen und Zeigefinger.

Vier bis fünf Minuten mit dem Daumen gegen den oberen Gaumen drücken und nach anderen Stellen dort tasten. Das löst den Kopfdruck. An den knochigen Bereichen um die Augen sucht man ebenfalls nach empfindlichen Stellen, besonders bei den Brauen; diese Punkte wirken alle gut gegen Kopfschmerzen, besonders wenn sie durch Nebenhöhlenentzündungen und Augenüberlastung entstanden sind (s. Abb.).

Aromatherapie: Einige Tropfen Pfefferminzöl, Kamille oder Lavendel auf die Schläfen reiben oder in einem Zerstäuber benutzen. Auch Rosmarin, Kardamom, Rosenholz und Melisse sind zu empfehlen. Man kann sie im Bad, zur Massage oder in Kompressen verwenden.

Blütenessenzen: Grapefruitblütenessenz wirkt gegen Spannungskopfschmerzen.

Kristalle und Edelsteinessenzen: Essenzen aus Hämatit, Kunzit oder Amethyst helfen bei Kopfschmerzen. Halten oder tragen Sie Türkis, Chrysocoll, Kunzit, Rosenquarz, Aquamarin oder Blauen und Rosa Turmalin.

Emotionalheilung: Ihre Ideen und Fähigkeiten werden nicht gewürdigt, und Sie fühlen sich unterschätzt und manipuliert – oder Sie unterschätzen sich selbst. Sie sind eine Perfektionistin und zu kritisch und selbstkritisch, oder Sie sind aufgrund von zuviel Kritik verletzt. Sie haben Angst und sind wütend auf sich selbst und andere. Seien Sie sich Ihrer Einzigartigkeit bewußt. Sie sind perfekt. Entziehen Sie sich den Spielchen der anderen, lieben Sie sich, und entspannen Sie sich einfach. Umgeben Sie sich mit blauem Licht, ehe Sie arbeiten gehen, und Sie fühlen sich den ganzen Tag über geschützt. Abends sollten Sie meditieren. Lassen Sie die Belastungen des Lebens an sich abperlen wie Wasser. Seien Sie mitfühlend mit sich selbst und anderen.

Krampfadern

Krampfadern sind krankhaft erweiterte, geschwollene Beinvenen, die oft bläulich hervorstehen. Viermal mehr Frauen als Männer leiden unter Krampfadern. Im fortgeschrittenen Stadium kann man darüber hinaus Beingeschwüre und -ekzeme bekommen, sowie Beinkrämpfe, geschwollene Knöchel, schmerzende Wadenmuskeln und ein allgemeines Gefühl von Schwere und Erschöpfung in den Beinen. Netzartige rote Venen dicht unter der Hautoberfläche verursachen gewöhnlich kaum Probleme, aber die Schwellungen der tieferliegenden Venen können ein ernsthaftes Kreislaufproblem darstellen und zu Venenentzündungen und Thrombosen, Herzembolie oder Schlaganfall führen. Hämorrhoiden sind die Krampfadern des Darmausgangs (s. unter diesem Stichwort). Krampfadern beruhen auf einer Schwäche in den Venenklappen. Diese Schwäche kann ererbt sein, aber in der Regel wird sie ausgelöst, wenn man bei der Arbeit viel steht oder sitzt (besonders mit übergeschlagenen Beinen). Krampfadern werden auch durch Übergewicht, Schwangerschaft, Verstopfung, Bewegungsmangel, schlechte Rückgrat- und Körperhaltung, schwachen Kreislauf, Fettleber, Ernährung mit zuviel Kohlehydraten oder Vitaminmangel (bes.: Vitamin E und C) mitverursacht. Es handelt sich auch hier wieder um eine Zivilisationskrankheit, die in erster Linie auf Bewegungsmangel und eine schlechte Ernährung zurückzuführen ist.

Vitamine und Mineralstoffe: Zusätzlich zu dem täglichen Multivitamin- und -mineralstoffpräparat nimmt man Vitamin-B-Komplex zwei- bis dreimal täglich. Folsäure, Vitamin B-6 und Vitamin B-12 sind wichtig für die Heilung, außerdem flüssiges Lezithin (ein bis zwei Eßlöffel) zu den Mahlzeiten für den Kreislauf und Vitamin C mit Flavonoiden (Rutin ist hier das wichtigste; 1000–6000 mg täglich oder bis zur Unverträglichkeit), um die Heilung zu fördern, die Verletzungen zu reduzieren und Blutgerinnsel zu verhindern oder aufzulösen. Vitamin A (25 000 IE pro Tag) und Vitamin E nehmen, beginnend mit 400 IE Vitamin E pro Tag und um 100 IE wöchentlich auf 1000–1200 IE täglich steigern, sowie ein Kalzium/Magnesium-Präparat (1500 mg Kalzium auf 750 mg Magnesium), 1000 IE Vitamin D und 50–80 mg Zink. Mangan, Silizium und Selen sollten in dem Multipräparat enthalten sein. Essentielle Fettsäuren (Nachtkerzenöl, Lachsöl, Fischlipide) sind nützlich, und bis zu 100 mg Kalium täglich. Die Vitamine E, C und Rutin scheinen die wichtigsten zu sein, in Verbindung mit ausreichend Vitamin-B-Komplex. Kleiegaben vermeiden Verstopfung.

Heilpflanzen: Eichenrinde, Roßkastanie, Stechender Mäusedorn, Walnuß, Eibisch, Weizenstroh oder Königskerze werden innerlich als Tee oder Tinktur genommen, aber auch Ingwer und Mauerpfeffer, um den Kreislauf anzuregen. Schafgarbe, Petersilie und Löwenzahn nimmt man bei Knöchelschwellungen (Ödemen). Kreuzdorn, Haferstroh, Eiche und Roßkastanie ziehen die Blutgefäße zusammen und kräftigen sie. Dies sind die wichtigsten Mittel. Eine Reihe von Kräutern wird äußerlich in Form von Kompressen und Umschlägen auf die geschwollenen Venen angewandt: Hamamelis, Rainfarn (Wurmkraut), Ringelblume (Calendula), Salbei (heiß auftragen), Königskerze (Kompresse oder Öl, lindert Schmerzen), Sauerklee, Eichenrinde, Roßkastanie, Haferstroh, Lorbeerbeeren, Berufkraut, Sassafras, Eibisch oder Walnuß. Schachtelhalm sorgt für die nötigen Mineralstoffe, und Rhabarber und Aloe vera wirken gegen Verstopfung. Bei Hautgeschwüren nimmt man Gelbwurz oder Echinacea, aber auch Umschläge mit Ulmenrinde oder Beinwell lindern. In warmen Bädern kann man Ringelblume anwenden.

Naturheilkunde: Siehe auch unter *Verstopfung*: Wenden Sie die dort beschriebene Diät an. Man beginnt mit drei Tagen Saftfasten mit Obstsäften und allabendlichen Einläufen oder aber mit einer Dreitagemonodiät aus Äpfeln und Apfelsaft. Am dritten Abend einen bis zwei Eßlöffel Olivenöl einnehmen (Abführmittel). Empfohlen wird anschließend eine ballaststoffreiche Ernährung mit viel Zitrusfrüchten und rohen Gemüsen. Außer beim Fasten nimmt man dreimal täglich einen Eßlöffel rohe Kleie in einem Glas Wasser. Nach dem Fasten und den Einläufen braucht man keine weiteren Einläufe oder Abführmittel mehr.[1] Ziel ist hier die regelmäßige Verdauung ohne Verstopfung, denn diese übt zuviel Druck auf die Venen aus. Mehr Bewegung verschaffen und mit Spaziergängen beginnen.

Die Nahrung sollte vorwiegend aus Fisch, Obst und rohen Gemüsen bestehen, aus komplexen Kohlehydraten und ungesättigten (nichttierischen) Fetten. Beeren – Weißdorn, Kirschen, Heidelbeeren, Brombeeren – sind reich an Flavonoiden und kräftigen die Gefäße. Knoblauch und Zwiebeln sind wichtig; man trinkt auch ausreichend Wasser, aber nichts zu den Mahlzeiten. Tierische Fette meiden, ebenso tierisches Eiweiß, Milchprodukte (Käse und Speiseeis), Fertigprodukte und -gerichte, Zucker, Gebratenes, Tabak, Alkohol und Salz. Man nimmt Meeresalgentabletten (vier bis sechs pro Tag) und Chlorophyllgetränke; Knoblauchtabletten (dreimal täglich zwei) helfen, den Blutdruck zu senken, die Gefäße zu kräftigen, den Kreislauf zu stabilisieren und verhindern Infektionen, wenn schon Geschwüre bestehen.

Die Beine legt man so oft es geht hoch, und wenn möglich, stellt man das Fußende des Betts höher als das Kopfende. Das entleert die Venen leichter. Abwechselnd heiße und kalte Beinduschen, Sitzbäder oder Vollduschen nehmen.

Die Beine immer nur leicht nach oben hin massieren, nie direkt auf den hervortretenden Venen. Dazu benutzt man Olivenöl mit Myrrhe. Füße auch mit Kaffeesatz massieren, den man auch in einem Umschlag auf den betroffenen Venen anwenden kann. Obstessig kann man in Kompressen direkt auf die betroffenen Stellen legen, aber auch (einen Teelöffel) mit einem Teelöffel Honig dreimal täglich in einem Glas warmem Wasser trinken. Stützstrümpfe und Bandagen werden empfohlen, aber bitte nicht zu eng wickeln, um den Kreislauf nicht zu behindern. Die Beine beim Sitzen nicht übereinander schlagen. Auch schweres Heben übt zuviel Druck auf die Beine aus. Man trägt bequeme Kleidung, die den Kreislauf nicht behindert, geht viel spazieren und nimmt sich häufig die Zeit, die Beine hochzulegen. Ein kaltes Fußbad (bis zum Knie), gefolgt von einem kurzen, schnellen Spaziergang, regt den Kreislauf an. Rote, netzartige Äderchen kann man mit einer allabendlichen Kompresse mit schwedischen Bittersalzen zurückbilden.

Homöopathie und Zellsalze: *Hamamelis* wird als Tinktur, Lotion oder Salbe äußerlich angewendet und kann in Tablettenform alle drei Stunden eingenommen werden. *Carbo veg.* nimmt man bei trägem Kreislauf, Verstopfung und/oder Krampfadern, *Fluoricum acid.* bei Krampfadern ohne Geschwüre, wenn sich »Knoten« in den Venen gebildet haben. *Lachesis* nimmt man bei bläulichen Venen, vornehmlich auf der linken Seite. *Arnica* ist das Mittel bei Venen, die schmerzen, und *Mercurius* bei durchgebrochenen, entzündeten Venen, die eitern oder übelriechenden Ausfluß bilden. *Pulsatilla* ist bei Krampfadern während und nach der Schwangerschaft geeignet.

Aminosäuren: Phenylalanin kräftigt die Blutgefäße und Lysin den Kreislauf; Arginin ist für die Venen (zusammen mit Lysin), und Methionin, Histidin und Cystein reinigen und entgiften. Empfohlen wird eine komplette Kombination von Aminosäuren.

Akupressur bei Krampfadern

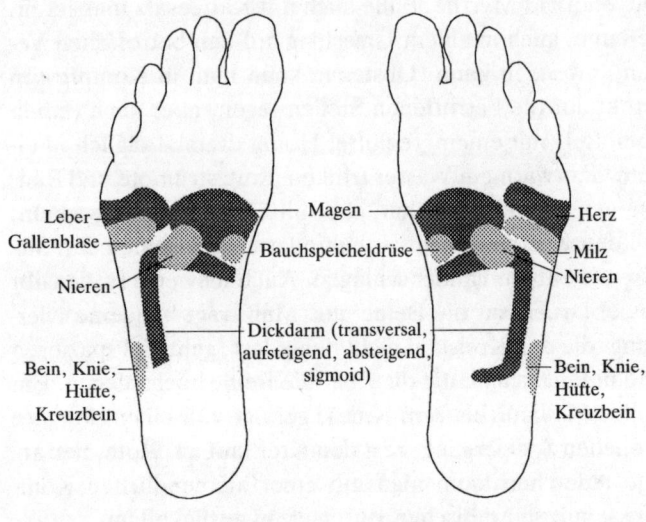

Leber — Magen — Herz
Gallenblase — — Milz
Bauchspeicheldrüse —
Nieren — — Nieren

Dickdarm (transversal,
aufsteigend, absteigend,
sigmoid)

Bein, Knie, — — Bein, Knie,
Hüfte, Hüfte,
Kreuzbein Kreuzbein

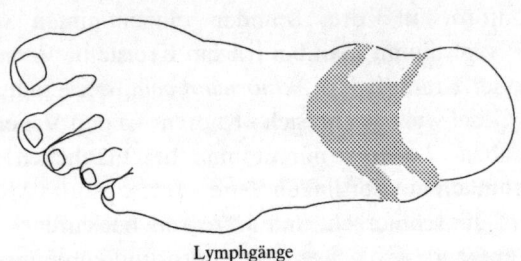

Lymphgänge

Moshe Olshevsky u. a., *The Manual of Natural Therapy*, S. 135-136; Mildred Carter, *Helping Yourself with Foot Reflexology*, S. 99.

Akupressur: Dreimal täglich Hände oder Füße massieren, dann an den Reflexzonen für Herz, Milz, Nieren, Bauchspeicheldrüse, Leber, Gallenblase, Magen, Knie/Bein/Hüfte/Kreuzbein und Dickdarm (transversal, aufsteigend, absteigend und sigmoid) arbeiten. Die Lymphdrüsenreflexe auf und an den Seiten der Füße bearbeiten. S. auch unter *Verstopfung.*

Aromatherapie: Man mischt ein Massageöl aus Olivenöl und einem oder allen der folgenden ätherischen Öle: Ringelblume, Lavendel, Rosmarin. Zypresse oder Zitrone nimmt man zur Lymphdrainage, ebenfalls in einem Trägeröl. Diese Aromen können auch im Bad verwendet werden.

Blütenessenzen: Hopfen oder Rotholz fördern den Kreislauf und die Elastizität der Blutgefäße. Malve regt den Kreislauf und die Neubildung von Haut und Gewebe an, besonders nach den Wechseljahren.

Kristalle und Edelsteinessenzen: Essenzen aus Ton, Koralle und Kupfer werden hier empfohlen. Man hält oder trägt Bernstein oder Citrin, um das Lymphsystem zu reinigen, Hämatit für die Blutgefäße und Venen.

Emotionalheilung: Wen wollen Sie treten? Sie »stehen« in einer Situation, die Sie verabscheuen, fühlen sich entmutigt, überarbeitet und ausgenutzt. Was sie geben, wird nicht schnell genug oder gar nicht vergolten. Setzen Sie Ihre Wut frei, indem Sie gegen ein Kissen treten, bis sie verschwunden ist. Was Sie geben, kommt zu Ihnen zurück; geben Sie ohne einen Gedanken an den Profit, und er stellt sich früher als gedacht ein. Müssen Sie vielleicht einige Dinge in Ihrem Leben ändern?

Leberreinigung/Entgiftung

Die Leber steht unter ständigem Angriff von Umweltgiften, Schwermetallen und Chemikalien, Alkohol, Rauchen, Medikamenten und anderen Drogen. Sie ist das Organ, das Gifte abbaut. Die Leber speichert Fette und Vitamine, sie spielt eine Rolle bei der Blutgerinnung. Galle, die in der Leber gebildet wird, hilft bei der Fettverdauung. Frühe Anzeichen einer Leberüberlastung sind unspezifisch und werden oft nicht erkannt: Appetitmangel, Übelkeit, Erbrechen, chronische Darmprobleme und Pickel können Hinweise sein. Die Leber kann sich zwar teilweise selbst regenerieren, aber ein zu stark belastetes Organ kann nicht mehr heilen. Die Chemikalien, Giftstoffe und Umweltgifte, die die Leber schädigen, sind so allgegenwärtig, daß niemand ihnen entkommen kann.

Man steht unter dem Risiko einer Leberschädigung, wenn man unter anderem folgenden Negativfaktoren oft ausgesetzt ist: Lösemittel oder Dünste in Farben und Lacken, Pestizide und Insektizide und viele andere Chemikalien[1]. Wenn man zu viel Alkohol trinkt, schädigt man die Leber direkt. Auch hier sind Frauen gefährdeter. Viele rezeptfreie Medikamente und Drogen enthalten leberschädigende Substanzen, auch künstliche Süßstoffe stehen in diesem Verdacht.

Für Gesundheit und Wohlbefinden ist eine gelegentliche Leberentschlackung sehr wichtig, besonders aber, wenn man ständig oder konzentriert Giftstoffen ausgesetzt ist. Von grundsätzlicher Bedeutung für die Gesundheit ist, daß man sich der Gefahren bewußt ist und sie soweit wie möglich meidet. Ein Großteil der Anweisungen der ganzheitlichen Medizin zielt auf eine Lebensweise, die Giftstoffe und Chemikalien meidet oder ausschaltet, indem man sich gut und gesund ernährt und natürliche Methoden benutzt, um den Körper zu entgiften. Viele Naturheilkundler glauben, daß die angesammelten Gifte im Körper Grund aller Unausgewogenheiten und Krankheiten sind. Die folgenden Vorschläge zeigen, wie man die Leber vor Giftstoffen schützt und sie davon reinigt.

Vitamine und Mineralstoffe: Man nimmt ein Multivitamin- und -mineralstoffpräparat, das besonders viel B-Komplex-Vitamine und alle Spurenelemente enthält. Zweimal täglich den Vitamin-B-Komplex nehmen, dazu Vitamin C mit Flavonoiden bis zur Unverträglichkeit (5000–10 000 mg pro Tag), zusammen mit einem Kalzium/Magnesium-Präparat (1500 mg Kalzium auf 750 mg Magnesium pro Tag). Kalzium wird zusammen mit dem Vitamin-B-Komplex und hohen Dosen Vitamin C gebraucht, um Nierensteine zu vermeiden. Hohe Dosen Vitamin C sind wichtig bei Hepatitis und Chemikalienvergiftung; bei Fettleber nimmt man Kalzium und Vitamin-B-Komplex. Extragaben Lezithin werden gegen Chemikalienvergiftung empfohlen. Vitamin B-15 hilft gegen das Verlangen nach Alkohol. 25 000 IE Vitamin A, 400 IE Vitamin D zweimal täglich und 400–1200 IE Vitamin E (mit 200 µg Selen) täglich nehmen. Die Vitamine A, E, C und Selen sind Antioxidantien, die den Körper von Giften reinigen und gegen Umweltverschmutzung und Belastungen durch Zigarettenrauch (aktiv und passiv) schützen. Außerdem werden Coenzym Q-10 und Germanium empfohlen. Täglich 30–50 mg Zink nehmen; Raucherinnen brauchen Vitamin B-12 und Folsäure.

Heilpflanzen: Der Extrakt der Mariendistel stärkt das Lebergewebe. Es ist erfolgreich bei der Leberreinigung und -heilung, bei Hepatitis und Gallensteinen. Löwenzahn mit Alfalfa oder Löwenzahn mit Meeresalgentabletten sind die anderen Mittel zur Leberreinigung. Kamille und/oder Helmkraut nimmt man zur Entgiftung von Alkohol und

Drogen. Andere Leberkräuter sind Himbeerblätter, Pfefferminze, Erdbeerblätter, Gelber Ampfer, Schafgarbe, Ysop, Rosmarin, Blaue Schwertlilie, Klee, Teufelskralle und Majoran. Aus Odermennig und Tausendgüldenkraut einen kräftigen Aufguß bereiten und zwei- bis dreimal täglich zwei Eßlöffel nehmen. Petersilientee reinigt die Leber von Stauungen, und Himbeere und Erdbeere fördern die Leberverdauung. Enzian- und Rettichwurzel regen die Leber an und steigern Appetit und Verdauung. Tausendgüldenkraut hilft bei Gelbsucht, kleine Mengen Gelbwurz hinzufügen, wenn Übelkeit besteht. Am wichtigsten sind Mariendistel und Löwenzahn mit Alfalfa und Meeresalgen.

Naturheilkunde: Die Ausscheidung der Giftstoffe muß langsam erfolgen, um den Körper nicht zu überfordern. Man führt eine dreitägige Apfel- oder Zitrusfrüchte-Monodiät durch und macht danach eine Rohkostdiät, die man für das benötigte Protein durch gekochte Bohnen ergänzt. Man meidet alle schädlichen Substanzen, trinkt keinen Alkohol und raucht nicht. Reinen Apfelsaft kann man unbegrenzt zu sich nehmen, aber auch Karottensaft und alle paar Tage ein Glas Rote Beetesaft morgens. Wenn die Entgiftung Hautjucken zur Folge hat, trinkt man am Morgen als erstes ein Glas heißes Wasser mit dem Saft einer halben Zitrone. Hier der Plan für eine fünftägige Leberreinigungs-Fastenkur. Dazu nimmt man keine anderen Nahrungsmittel oder Getränke außer Wasser zu sich:

1. Tag: 300 ml Karottensaft, 100 ml Rote Beetesaft und 100 ml Gurkensaft
2. Tag: 300 ml Karottensaft und 300 ml Spinatsaft
3. Tag: 500 ml Karottensaft
4. Tag: 60 ml Kokosnußmilch, 100 ml Rote Beetesaft und 350 ml Karottensaft
5. Tag: 60 ml Selleriesaft, 60 ml Petersiliensaft und 280 ml Karottensaft[2].

Man macht Einläufe mit Chlorophyll, um den Prozeß zu

beschleunigen. Chlorophyll als Beigabe hilft auch bei der Ausscheidung von Schwermetallen, ebenso Pektin. Knoblauchtabletten wirken ebenfalls stark entgiftend. Kleie sowie viel Wasser hilft gegen Verstopfung. Zusätzlich vielleicht Entschlackungsbäder mit einer Tasse Meersalz und einer Tasse Natriumbikarbonat nehmen, und zwar in heissem Wasser, in dem man so tief wie möglich bis zu einer halben Stunde liegenbleibt. Nach der Hälfte der Zeit spürt man vielleicht Übelkeit, die am Ende jedoch nachläßt. Anschließend abtrocknen und ein paar Stunden ins Bett legen, um alles auszuschwitzen. Man fühlt sich eine Weile ziemlich schlapp. Nachts kann man Rizinusölpackungen auf dem Bauch-/Leberbereich versuchen.

Homöopathie und Zellsalze: *Podophyllum* ist das Heilmittel, wenn man blaß ist, Galle erbricht und Verstopfung mit hellem Stuhlgang hat. *Mercurius* nimmt man gegen Symptome des oberen Verdauungstraktes, die Zunge ist schmutzig-gelb belegt und geschwollen, das Zahnfleisch ist geschwollen und neigt zur Blutung. Die Leber ist empfindlich und geschwollen, und das Liegen auf der rechten Seite ist schmerzhaft. Der Stuhl ist hellbraun bis gelblich-grün, Haut und Augen sind gelblich, man schwitzt etwas. *Nux vomica* nimmt man zur Leberentgiftung nach Alkohol- und Drogenmißbrauch oder wenn man das Rauchen aufgibt: alle drei bis vier Stunden. *Chelidonium* hilft, wenn die Leber empfindlich und schmerzhaft ist und dies in die rechte Schulter ausstrahlt. *China* wird genommen, wenn der Magen sich schwer und voll anfühlt, besonders nach den Mahlzeiten. Man stößt häufig bitter auf. Die Leber ist druckempfindlich, und man spürt ein Verlangen nach kalten Getränken, Kaffee oder Süßigkeiten. *Nux* und *Podophyllum* zusammen nimmt man bei allen Zuständen mit Schwindel, Appetitmangel und gelblich belegter Zunge.

Zellsalze: *Natrium sulph.* ist gegen Gallen- und Leberleiden aller Art.

Akupressur zur Leberreinigung

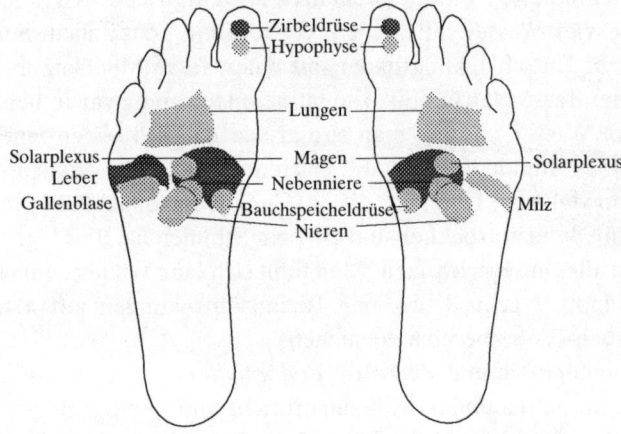

Für Zirbeldrüse/Hypophyse (bes. rechte Hand und rechten Fuß massieren)

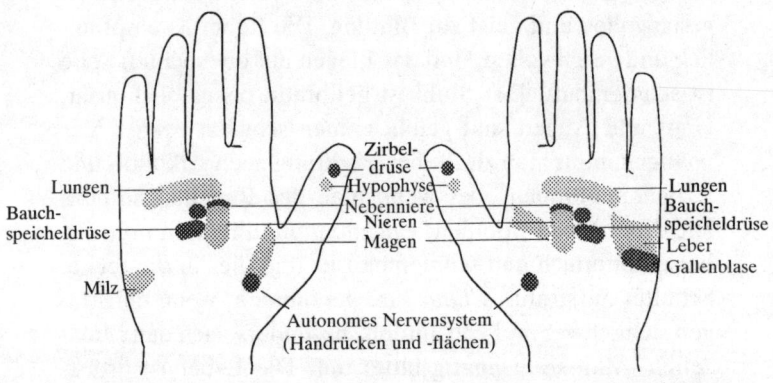

Michael van Straten, *The Complete Natural Health Consultant*, S. 194; Mildred Carter, *Body Reflexology*, S. 153-155.

Akupressur zur Leberreinigung

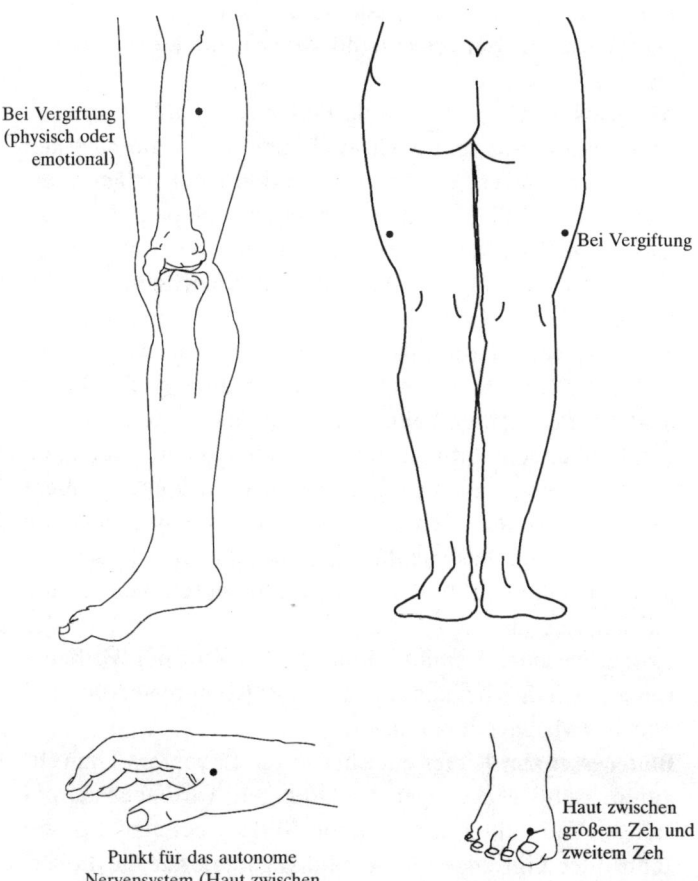

Bei Vergiftung (physisch oder emotional)

Bei Vergiftung

Punkt für das autonome Nervensystem (Haut zwischen Daumen und Zeigefinger)

Haut zwischen großem Zeh und zweitem Zeh

Iona Marsaa Teeguarden, *Acupressure Way of Health: Jin Shin Do*, S. 71; Mildred Carter, *Body Reflexology*, S. 153-154; Michael van Straten, *The Complete Natural Health Consultant*, S. 194.

Aminosäuren: Freie Aminosäuren (Kombination) sind sehr wichtig für die Entgiftung und Reinigung der Leber. Einzelne Aminosäuren sind Lysin, Cystin und Methionin. Man nimmt sie mit Saft (nicht mit Milch) auf leeren Magen ein.

Akupressur: Man macht volle Fuß- oder Handakupressur, aber anfangs nur sehr leicht und kurz. Wenn am nächsten Tag keine schwere Entgiftungsreaktion erfolgt, länger arbeiten. Anfangs zweimal wöchentlich ein paar Minuten massieren, ganz allmählich steigern, um die Entgiftungsreaktion zu verringern. Besondere Aufmerksamkeit widmet man Leber, Gallenblase, Magen, Bauchspeicheldrüse, Nieren, Nebenniere, Milz und Lunge sowie der Hypophyse in den Ballen von großem Zeh oder Daumen. Die Leber liegt auf der rechten Seite, daher werden die Reflexe dort empfindlich sein; bitte nicht alle auf einmal behandeln. Die Haut zwischen Daumen und Zeigefinger, zwischen großem Zeh und zweitem Zeh und die Meridianpunkte auf den Schenkeln sind Ausscheidungspunkte, die Gifte freisetzen. Man spürt die Reaktion, und man sollte deren Bearbeitung nur langsam angehen.

Aromatherapie: Kamille, Immortelle, Zitrone, Verbena, Linde, Schafgarbe und Fenchel als Kompresse, im Bad oder als Massageöl benutzen.

Blütenessenzen: Kiefer entschlackt die Leber von Umweltgiften. Lotus wirkt gegen Vergiftungen, wird aber am besten in Verbindung mit anderen Mitteln benutzt. Löwenzahn oder Ginseng stärken und regenerieren die Leber, und Eukalyptus ist gut gegen Leberentzündung.

Kristalle und Edelsteinessenzen: Essenzen der folgenden Steine sind wichtig für die Entgiftung der Leber: Moosachat, Azurit-Malachit, Beryll, Kalzit, Eilatstein, Fluorit, Diamant, Herkimer-Diamant, Elfenbein, Lapislazuli, Sugulith, Peridot, Malachit, Mondstein, Nephrit, Citrin, Blauer Quarz, Saphir, Turmalin, Quarz, Rosa Turmalin und Türkis. Man hält oder trägt einen natürlichen Citrin, Topas oder Türkis – aber häufig reinigen.

Emotionalheilung: Die Leber ist der Ort, an dem Wut und primitive Gefühle sitzen. Scheiden Sie sie aus dem Körper aus. Es ist an der Zeit, alte Wunden zu heilen und Wut und Verletzungen loszulassen. Lösen Sie sich von der Vergangenheit, und lernen Sie zu verzeihen.

Menopause

In vielen nichtpatriarchalischen Gesellschaften ist der Beginn der Menopause gleichzeitig der Anfang einer führenden Rolle in der Gemeinschaft. Die Anführer vieler amerikanischer Ureinwohnerstämme waren und sind Frauen nach den Wechseljahren. Das delphische Orakel in Griechenland konnte nur von einer Frau über fünfzig ausgeübt werden. In Asien gilt die Menopause einfach nur als ein weiterer siebenjähriger Zyklus des Lebens, den man wie alle anderen respektiert und ehrt. Die Wechseljahre befreien die Frau von den Belastungen durch Schwangerschaften und Kinderaufzucht, so daß sie mehr ihren eigenen Bedürfnissen nachgehen und sich ihrer Gemeinschaft oder dem Stamm widmen kann. Die moderne, auf den Mann ausgerichtete Kultur hingegen degradiert die Frau nach der Lebensmitte, weil sie Angst vor deren Macht hat – oder davor, daß die Frau sich dieser Macht endlich bewußt wird. Dieser patriarchalischen Abwertung entstammt alles Negative – die Schwiegermutterwitze, die wahllos angewandte Östrogentherapie, routinemäßig vorgenommene Hysterektomien (Gebärmutterentfernungen), und die Verbannung der älteren Frau in Armut und Vergessenheit.

Die Geringschätzung der älteren Frau durch die Gesellschaft hat in vieler Hinsicht zur sinnlosen Verstümmelung ihres Körpers geführt. Bei einer von sechs Frauen über fünfundvierzig wird die Gebärmutter entfernt. Mastektomien (Brustamputationen) werden seltener vorgenommen, aber immer noch zu oft. Die Hartnäckigkeit, mit der die natürlichen Wechsel in den Lebensvorgängen der Frau als Krankheitsprozeß behandelt werden, hat uns die Östrogentherapie beschert, welche häufig schwerwiegende Nebenwirkungen verursacht und daher meiner Überzeugung nach nur in wenigen, medizinisch begründeten Fällen von Ärzten verordnet werden sollte.[1]

Viele emotionale Begleiterscheinungen der Menopause sind Folge von Medikamenten und Eingriffen. Frauen, die die Menopause als einen natürlichen Prozeß betrachten (sie ist keine Krankheit), stehen selbstbewußt zu ihrem Alter. Viele Frauen erleben die Wechseljahre ohne irgendwelche Beschwerden. Wenn man wirklich Hilfe braucht, sind ganzheitliche Heilmittel oft wirksam.

Vitamine und Mineralstoffe: Ein Multivitamin- und -mineralstoffpräparat ist für die normale Hormonfunktion wichtig. Ergänzend nimmt man dreimal täglich den Vitamin-B-Komplex. Man braucht vielleicht auch zusätzliches Vitamin B-6 (100–500 mg zwei- bis dreimal täglich) und/oder PABA für die Nebennierenfunktion und gegen Streß. Vitamin B-6 verringert Wasseransammlungen im Körper und andere Wechseljahrsbeschwerden; wenn man Östrogen einnimmt, braucht man eine höhere Dosis. Vitamin B-5 unterstützt die Nebennierenfunktion; die Östrogenproduktion verlagert sich von den Eierstöcken zur Nebenniere. Vitamin E in Verbindung mit dem Vitamin-B-Komplex ist das beste Mittel gegen Hitzewallungen und andere, auch emotionale, Symptome. Man nimmt es äußerlich gegen vaginale Trockenheit und beginnt innerlich mit 400 IE pro Tag, steigert um 100 IE pro Woche bis auf 800–1600 IE, die man auf mehrere Dosen über den Tag verteilt. Man pendelt die Dosierung in der Höhe ein, die die Hitzewallungen beendet. Bei rheumatischen Herzkrankheiten sollte man sich auf 400 IE pro Tag beschränken; bei Östrogeneinnahme braucht man höhere Dosen. Vitamin E mit Selen (200 µg) wird empfohlen. Gegen Hitzewallungen wirkt auch Vitamin C (von 3000 mg pro Tag bis zur Unverträglichkeit).

Die Kombination von Kalzium und Magnesium (bis zu 2000 mg Kalzium/1000 mg Magnesium) hilft bei emotionalen Symptomen und ist sehr nützlich gegen Knochenabbau. (Wenn dies ein Problem ist, fügt man 3 mg Bor hinzu, s. unter *Osteoporose.*) Bei Zervixdysplasie (verdächtiger Abstrich, der allzuoft zu einer Hysterektomie – Entfernung der Gebärmutter – führt) reichen B-Vitamine, darunter B-6 und Folsäure, Vitamin E mit Selen, Vitamin A als Beta-Karotin (25 000 IE pro Tag) und Vitamin D (400 IE) in bis zu 70% aller Fälle aus, um den Zustand innerhalb von drei bis vier Monaten zu ändern. Man sollte hier auch auf schleichende Gebärmutterhalsinfektionen untersuchen. Essentielle Fettsäuren (Nachtkerzenöl, Schwarzjohannisbeerenöl) wirken beruhigend und entwässernd und helfen gegen Hitzewallungen; sie sind auch wichtig für die Östrogenproduktion. Man nimmt davon zweimal täglich 60 mg. Abends Acidophilus-Zäpfchen in die Scheide einführen, um Vaginalinfektionen zu verhüten.

Am wichtigsten sind der Vitamin-B-Komplex, Vitamin E, Kalzium/Magnesium und essentielle Fettsäuren.

Heilpflanzen: Dong Quai (Angelica sinensis) ist das Ginseng der Frauen, die chinesische Pflanze, die bei der Behandlung von Menopausensymptomen wie Hitzewallungen am wichtigsten ist. Es führt Energie zu, senkt hohen Blutdruck, wirkt leicht abführend und gegen zu starke Blutungen und Vaginaltrockenheit. Es enthält eine Vorstufe des Östrogen (Ausgleicher), aber kein Hormon. Einige Frauen haben jedoch Schwierigkeiten mit Dong Quai. Sie leiden unter Nervosität wie bei stärkerem PMS (Prämenstruellem Syndrom). Wenn das bei Ihnen der Fall sein sollte, abbrechen und statt dessen Cimicifuga (Silberkerze) nehmen, das ähnlich wirkt, aber eine Progesteronvorstufe enthält. Es hilft ebenfalls bei der Senkung des Blutdrucks und gegen Unterzuckerung, die sich in der Menopause verschlechtern kann. Frauen mit Unterzuckerung scheinen stärker unter Wechseljahrbeschwerden zu leiden.

Abgesehen davon reagieren viele Frauen gut auf sibirischen

Ginseng, obwohl man diesen nicht als Frauenpflanze betrachtet, oder auf Sumpflilie, Lakritzwurzel, Mistel, Herzgespann, Salbei, Passionsblume, Frauenschuh, Hafer. Eine Mischung aus Himbeerblättern und Lindenblüten wirkt beruhigend; Engelwurz, Sumpflilie, Dong Quai und wilde Yama- oder Lakritzwurzel ersetzen das Östrogen, Lakritz steigert jedoch den Blutdruck. Sarsaparilla ist eine in England beliebte Vorstufe zu Progesteron und für viele Frauen hilfreich. Frauenschuh wirkt gegen Unsicherheit und Schlaflosigkeit, und Sumpflilie nützt gegen Wechseljahrsdepression. Passionsblume beruhigt Körper und Seele und wird von einigen Quellen als *die* Pflanze gegen Ängstlichkeit, Schlaflosigkeit, Depression und Migräne aufgeführt. Hirtentäschel oder Brennessel, besonders in Verbindung mit Alfalfa, helfen gegen starke Blutungen und Durchbruchsblutungen und sind gute Quellen für Vitamin K. Herzgespann hilft gegen frühe Menopausenanzeichen, unregelmäßigen Zyklus, starke oder klumpige Blutungen, Reizbarkeit und Hitzewallungen. Wenn man die Östrogen-Therapie abbricht, sollte man zu dieser Pflanze greifen.

Zum Ausgleich des Hormonhaushalts nimmt man auch Dong Quai, Rotklee, Löwenzahnwurzel und/oder Große Klette für die Blut- und Leberreinigung. Bei Zervixdysplasie, Brustknoten oder Zysten in Uterus und Eierstöcken trinkt man täglich einen halben Liter eines Aufgusses aus Rotklee und Veilchenblättern (je 30 g auf einen halben Liter Wasser). Bei Zervixdysplasie und Eierstockzysten kann man auch folgendes Rezept zur Vaginalspülung versuchen: Man kocht in vier Litern Wasser die folgenden Kräuter zehn Minuten lang ab, köchelt eine halbe Stunde weiter und seiht dann ab: Je 30 g Himbeerblätter, Schwarzjohannisbeerblätter, Hamamelisblätter und pulverisierte Myrrhe. Einen Viertelliter hiervon mit einem halben Liter abgekühltem, abgekochtem Wasser vermischen und allabendlich damit spülen. Innerlich nimmt man dreimal täg-

lich einen Teelöffel der folgenden Mischung: Je 30 g
Löwenzahnwurzel, Beinwell, Gelber Ampfer, Schafgarbe
und 60 g Lakritzwurzel.[2] Senna sorgt für regelmäßigen
Stuhlgang.

Naturheilkunde: Die Nahrung sollte hauptsächlich aus rohen Produkten, Körnern, Samen und Nüssen, Miso, Me-
lasse, Brokkoli, Lachs, Sardinen, Joghurt, Kefir und Buttermilch, Meeresalgen und Chlorophyll bestehen. Fasten
und Darmspülungen sind in den meisten Fällen nicht zu
empfehlen. Man meidet Koffein und Alkohol und gibt das
Rauchen auf. Frauen, die rauchen, gehen wahrscheinlich
ein höheres Risiko ein, nach der Menopause an Osteoporose, Lungenkrebs, Zervix- und Gebärmutterkrebs zu erkranken. Außerdem gibt es Untersuchungen, die belegen,
daß bei ihnen die Menopause früher beginnt.

Bienenpollen (500 mg, drei Tabletten pro Tag) reduzieren
Nervosität und Hitzewallungen bei vielen Frauen. Man
probiert es mindestens eine Woche aus, um zu sehen, ob es
funktioniert, sonst versucht man Propolis oder Gelee Royal. Manche Frauen leiden gleichzeitig unter einer Unterfunktion der Schilddrüse. Zwei bis vier Meeresalgentabletten pro Tag regen die Schilddrüse an. Man kann auch rohen
Schilddrüsenextrakt oder eine Kombination aus Drüsenextrakten für den Ausgleich des Hormonhaushalts versuchen.
Einzeln nehmen könnte man auch Hypophysen-, Neben-
nieren- und Eierstockextrakt. Lezithin ist für viele Frauen
wichtig, aber auch Bierhefe wegen der B-Komplex-Vitamine. Gurken und Lakritz regen die Östrogenproduktion
an und sind gut bei niedrigem Blutzucker, aber Lakritz hebt
bekanntermaßen auch den Blutdruck. Bei sehr starker
Menstruation während der Menopause vermischt man 30 g
geriebene Muskatnuß mit einem halben Liter Jamaica-
Rum und nimmt während des Blutflusses dreimal täglich
einen Teelöffel. Bei Wasserstau ißt man viel Petersilie oder
trinkt Petersilientee. Bei Zysten im Uterus, den Eileitern

oder Eierstöcken macht man abends eine Rizinuspak-
kung.

Homöopathie und Zellsalze: *Ignatia* zwei- bis dreimal täglich
ist das Mittel gegen Hitzewallungen und Verstopfung, *Lachesis* gegen seelische Reizbarkeit und Hitzewallungen, die
morgens stärker sind. *Pulsatilla* hilft gegen Hitzewallungen
und Schlaflosigkeit und die für die Menopause typischen
Stimmungsumschwünge. *Veratrum viride* kontrolliert die
Hitzewallungen. *Sepia* ist das Mittel für Frauen, die Groll
gegen ihr Unwohlsein und anderes hegen, sich emotional
aufgebracht und körperlich kalt fühlen, müde und gereizt
sind und vielleicht unter chronischer Verstopfung leiden.
Fabiana imbricata nützt bei plötzlichen Schweißausbrü-
chen, *Valeriana* gegen Schlaflosigkeit und Reizbarkeit.

Zellsalze: Bei Hitzewallungen nimmt man stündlich jeweils
fünf Tabletten der folgenden Salze, bis der Zustand sich
bessert, anschließend nur noch zweimal täglich: *Kali.
sulph., Kali. phos.* und *Ferrum phos.* Bei Nervosität und
emotionalen Symptomen nimmt man die folgenden Salze
wie oben angegeben: *Kali. phos.* mit *Natrium mur. Natrium
mur.* einzeln ist für sehr unabhängige Frauen, die an Unterzuckerung oder Nebennierenschwäche, Überfunktion der
Schilddrüse oder Magersucht leiden. Sie hegen Wut, Kummer und eventuell uralten Groll, haben starken vaginalen
Ausfluß und vielleicht kurz vor der Periode Kopfschmerzen.

Aminosäuren: L-Arginin (500 mg zweimal täglich) und Lysin (500 mg pro Tag) auf nüchternen Magen entgiften die
Leber und unterstützen die Leberfunktion. Sie sind wichtig
für die Linderung von Menopausensymptomen.

Akupressur: Die Druckpunkte für Hypophyse und Eierstöcke an Hand und Fuß massieren, um die Hormonproduktion anzuregen und die Hitzewallungen zu vermeiden.
Fuß- oder Handakupressur in der Menopause schließt diese
Punkte immer ein, dazu die Reflexzonen für die Schild-

Akupressur in der Menopause

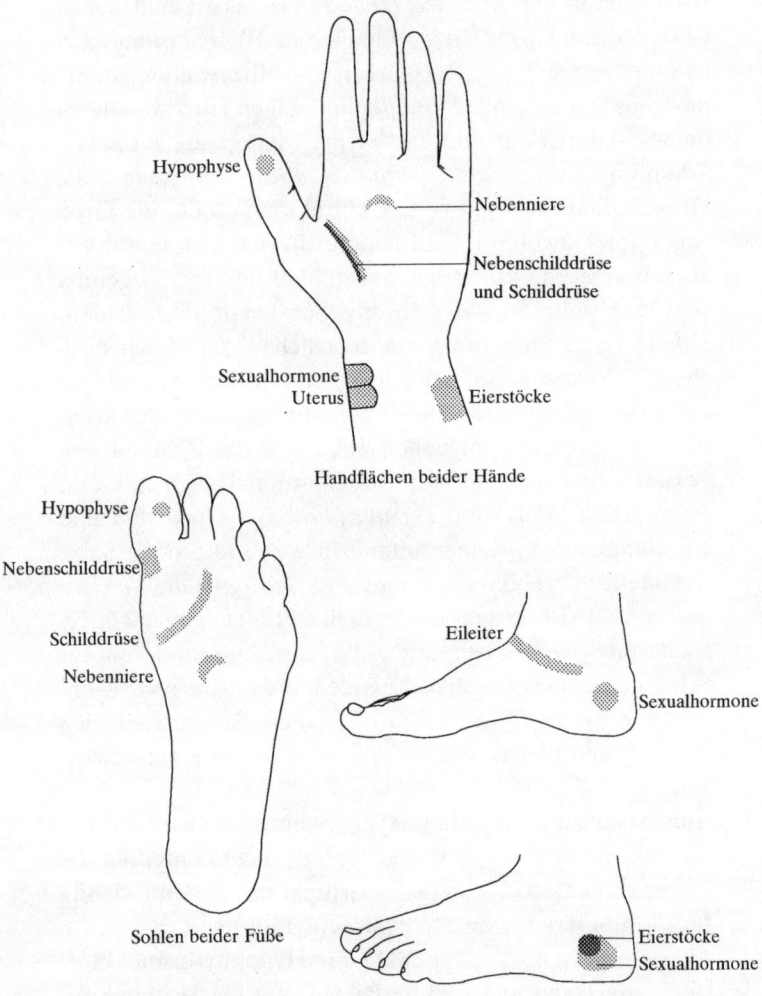

Hypophyse

Nebenniere

Nebenschilddrüse
und Schilddrüse

Sexualhormone
Uterus

Eierstöcke

Handflächen beider Hände

Hypophyse

Nebenschilddrüse

Schilddrüse

Nebenniere

Eileiter

Sexualhormone

Sohlen beider Füße

Eierstöcke
Sexualhormone

Moshe Olshevsky u. a., *The Manual of Natural Therapy*, S. 235.

Akupressur gegen Hitzewallungen

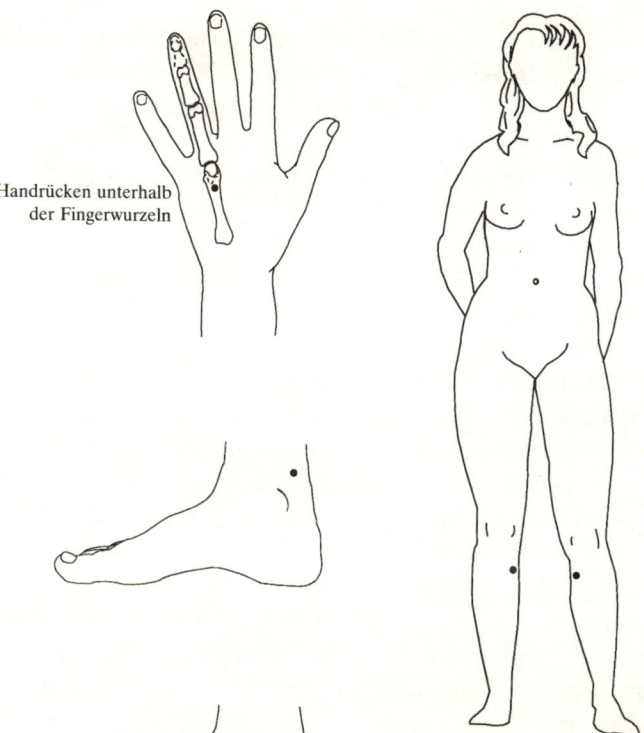

Handrücken unterhalb
der Fingerwurzeln

Innenseite beider Beine, 12 Zentimeter
unterhalb der Knie, um starke Menstruationsblutungen zum Stillstand zu bringen

Cathryn Bauer, *Acupressure for Women*, S. 115; Mildred Jackson / Terri Teague, *The Handbook of Alternatives to Chemical Medicine*, S. 74.

drüse, Nebenschilddrüse, Nebenniere, den Uterus und die Sexualhormone. Meridianpunkte auf den Handrücken unterhalb des Ringfingers, dem Knöchel auf der Großen-Zeh-Seite, am kleinen Zeh oder auf dem Fußrücken erleichtern die Hitzewallungen (s. Abb.). Bei längerer und starker Monatsblutung preßt man die Innenseiten beider Beine zwölf Zentimeter unterhalb des Knies zur gleichen Zeit. Das bringt Blutungen überall im Körper innerhalb von wenigen Minuten zum Stillstand.

Aromatherapie: Man nimmt die folgenden ätherischen Öle im Bad, in Kompressen, Massageöl oder im Zerstäuber: Kamille, Geranie, Jasmin, Lavendel, Beifuß, Salbei oder Ylang-Ylang. Salbei mildert Spannungen und gleicht den Hormonhaushalt aus, Thymian hilft gegen Schlaflosigkeit und stabilisiert den Kreislauf. Bädern fügt man die folgenden Öle in Kombination hinzu: Basilikum und Zypresse, Thymian und Rosmarin oder Rosmarin und Basilikum. Man kann auch ein Massageöl aus je drei Tropfen der folgenden Öle in einem Eierbecher mit Trägeröl mischen: Thymian, Rosmarin, Basilikum und Zypresse, Kamille und Lavendel wirken entspannend. Bei Hitzewallungen nimmt man zwei Tropfen Kamille pro Tag auf einem braunen Zuckerwürfel, bei Depressionen je einen Tropfen Zypresse und Fenchel.

Blütenessenzen: Granatapfel ist ein universelles Heilmittel in allen Lebensstadien der Frau. Henna hilft bei der Identitätskrise in der Lebensmitte, Malve gegen Angst vor dem Altern, bei Streß und als Anregungsmittel für Hypophyse und das endokrine System. Fichte nimmt man bei Zervixdysplasie und bei ersten Hinweisen auf mögliche Krebserkrankungen der Brust und der Reproduktionsorgane.

Kristalle und Edelsteinessenzen: Gold nimmt man als Essenz gegen Hitzewallungen, Kunzit für den Hormonausgleich. Bei Zervixdysplasie versucht man eine Essenz aus Azurit-Malachit, Beryll, Herkimer-Diamant, Lapislazuli,

Mondstein oder Blauem und Rosa Turmalin. Man trägt oder hält in den Wechseljahren Granat, Mondstein, Blauen Turmalin, Kunzit oder Rosa Turmalin.

Emotionalheilung: Es besteht die Angst, nicht mehr gebraucht oder begehrt zu werden, Angst vor dem Alter, davor, nicht mehr gut genug zu sein. Diese Denkweise hat man den Frauen im Patriarchat immer wieder eingeimpft. Denken Sie immer daran, daß feministische Werte ganz anders sind; hier ehrt man das Alter, die Weisheit und Erfahrung und heißt Sie im Kreis der alten Frauen willkommen. Wie lange haben Sie darauf gewartet, sich zu den Älteren zu gesellen und aufgrund Ihres Wissens und Ihrer Führungsfähigkeit respektiert zu werden? Jetzt ist diese Zeit da, man sollte sie gut nutzen und sich daran freuen.

Menstruation

Die Menstruation ist für viele Frauen eine von Spannungen und Unannehmlichkeiten begleitete Zeit. Teils entstammt dies immer noch alten Einstellungen, die man Frauen eingeimpft hat und die nur langsam aussterben. Ein Großteil allerdings ist körperlich bedingt. Nur wenige Frauen können sich heute während der Monatsblutung von allen Aktivitäten zurückziehen und sich die nötige Ruhe und den Frieden gönnen. Die meisten Frauen stehen unter extremen Belastungen und Spannungen – Nebenprodukt des modernen Lebens und der Stellung der Frau im Patriarchat. Viele Frauen nehmen die Pille und stören so ihren normalen Hormonhaushalt, indem sie dem Körper eine Schwangerschaft vortäuschen. Darüber hinaus wirken sich auch alle in den vorherigen Abschnitten beschriebenen Faktoren wie Rauchen, Verzehr von hormonbelastetem Fleisch, Vitaminmangel, fettreiche Ernährung, Luft- und Wasserverschmutzung sowie durch Chemikalien belastete Lebensmittel negativ auf den Menstruationszyklus aus.

Ärztlich verschriebene Medikamente gegen Regelbeschwerden verstärken oft das bereits bestehende Ungleichgewicht. Manchmal verschlimmern sie die Symptome oder haben Nebenwirkungen, die schlimmer sind als die ursprünglichen Symptome, ohne diese zu beseitigen. Ganzheitliche Heilmethoden suchen nach den Ursachen der Menstruationsprobleme und arbeiten mit dem weiblichen Körper, statt gegen ihn.

Vitamine und Mineralstoffe: Die allgemeine Ernährung ist sehr wichtig, aber man braucht auch ein gutes Multivitamin- und -mineralstoffpräparat. Zusätzlich nimmt man ein ausgewogenes Kalzium/Magnesium-Präparat, das 1000 bis

2000 mg Kalzium und die Hälfte davon an Magnesium enthält. Man sollte das in drei bis vier Dosen über den Tag
verteilen (eine vor dem Schlafengehen) und mit Wasser einnehmen. In das Wasser kann man zur besseren Verwertung
einen Teelöffel Obstessig geben. Bei akuten Krämpfen und
Schmerzen kann man die Tabletten auch stündlich einnehmen, dazu Vitamin B-6. Bei einigen Frauen reicht das, um
PMS und Krämpfe zu verhindern. Andernfalls braucht man
den Vitamin-B-Komplex dreimal am Tag. Das ist besonders
wichtig für Frauen, die die Pille nehmen und rauchen.
Wenn man darüber hinaus an hohem Blutdruck leidet und
vor der Periode an Völlegefühl, Pickeln oder Angstzustän-
den, braucht man Extragaben Vitamin B-6 (50–400 mg pro
Tag). Die Vitamine B-5 und B-12 sind gegen Streß und
Erschöpfung. Folsäure (25–50 mg pro Tag) ist wichtig für
Frauen mit verdächtigem Zellabstrich (s. *Menopause*).
Man nimmt 1000 bis 3000 mg Vitamin C mit Flavonoiden
und 400 IE Vitamin D (insgesamt) für die bessere Kal-
ziumverwertung. Heißhunger auf Schokolade, Zucker und
Salz beruhen auf Mangel an Kalzium, Magnesium und
Zink.

Bei empfindlichen Brüsten, wenn Sie rauchen oder die Pille
nehmen, brauchen Sie außerdem 400–800 IE Vitamin E pro
Tag und täglich 25 000 IE Beta-Karotin/Vitamin A. Selen
mit Vitamin E hilft Frauen, bei denen die Wechseljahre
gerade beginnen. Bei starken Blutungen braucht man vielleicht Vitamin K (gewöhnlich ausreichend in der Nahrung
vorhanden) und/oder Eisen (25–50 mg pro Tag).[1] Bei Kopfschmerzen während der Menstruation und für einen ausgeglichenen Hormonhaushalt versucht man essentielle Fettsäuren wie Nachtkerzenöl oder Schwarzjohannisbeerenöl.
Lezithin, Mangan und Chrom (bei Unterzuckerung) sowie
rohe Drüsenextrakte – Schilddrüse, Nebenniere oder Hypophyse – können ebenfalls helfen, die Hormone auszugleichen. Man nimmt Vitamine und Mineralien täglich, nicht

nur während der Periode, und verstärkt die Aufnahme von Kalzium/Magnesium und Vitamin-B-Komplex in den drei bis acht Tagen vor der Blutung, während man den Rest des Monats mit geringeren Dosierungen auskommt.

Heilpflanzen: Wenn man Dong Quai gut verträgt, kann es *das* Mittel gegen PMS (prämenstruelles Syndrom), Krämpfe, Völlegefühl, Scheidentrockenheit, Gewebeknoten, starke Blutungen, unregelmäßigen Zyklus und Depressionen sein, aber aufhören, wenn die Symptome stärker werden. Diese Pflanze hilft vielen Frauen, s. auch unter *Menopause*. Cimicifuga (Silberkerze) nützt gegen Krämpfe und Schmerzen, ist gut für Frauen mit Unterzuckerung und vor der Menopause. Himbeerblätter verringern auch die Blutung. Beifuß ist ein ausgleichendes Kraut, sowohl bei ausbleibender Periode wie auch für Frauen vor den Wechseljahren, und hilft gegen Eierstockentzündung (in Verbindung mit Echinacea oder Gelbwurz). Bei schwierigen Perioden nimmt man Schneeballrinde oder wilde Yamswurzel, bei starken oder schmerzhaften Perioden versucht man Schneeballrinde, Himbeere, Erdbeerblätter, Eichenrinde oder Hamamelis (adstringierend und schmerzlindernd). Sarsaparilla gleicht die Hormone aus; die Befürchtungen, es sei krebserregend, haben sich als unbegründet erwiesen.

Bei Schmerzen und Spannungen nimmt man einen halben Teelöffel Baldriantinktur (oder Helmkraut, Hopfen, Passionsblume, Mutterkraut und Schneeballrinde). Himbeerblätter sind gut für eine Schwangerschaft, und Sumpflilie kann eine drohende Fehlgeburt verhüten. Hirtentäschel und Brennessel sind eine gute Quelle für Vitamin K und helfen bei schweren Blutungen und Blutsturz. Sie werden auch nach einer Geburt verabreicht. Um den Monatsfluß auszulösen, versucht man Basilikum, Katzenminze, Engelwurz, Petersilie, Gelbwurz, Rosmarin, Ingwer und Flohkraut. Flohkraut aber nicht länger als drei Tage einnehmen und nicht das Öl verwenden. Sibirischer Ginseng wird gegen PMS und in der Menopause eingesetzt, ist aber bei Hypoglykämie nicht geeignet. Hier ist Dong Quai angebrachter. Beifuß, Himbeerblätter, Dong Quai, wilde Yamswurzel, Rosmarin und Cimicifuga regulieren den Zyklus. Bei Übelkeit während der Periode nimmt man Pfefferminze, einzeln oder in Verbindung mit Kamille als Tee. Flohkraut verstärkt den Blutfluß, ebenso Mutterkraut oder Rainfarn. Petersilie und Brennesseln wirken entwässernd.

Naturheilkunde: Man hält sich an eine gesunde Ernährung mit viel Ballaststoffen, wenig Fett und angemessenem Protein (vornehmlich aus pflanzlichen Quellen). Man ißt Gemüse, Obst und Vollkornprodukte, die Verstopfung verhindern. Salz verringert oder meidet man völlig, ebenso Koffein, Zucker, Fleisch und Geflügel, Milchprodukte, Fertigprodukte und -gerichte, Nahrungsmittelzusätze und -chemikalien sowie Tabak. Man ißt Produkte, die reich an Kalzium und Jod sind, wie Bohnen und grünes Blattgemüse, Alfalfa und Meeresalgen. Dazu viel Wasser trinken. Bei Schilddrüsenfunktionsstörungen nimmt man Meeresalgentabletten für die Jodversorgung (4–6 g pro Tag) – bei metallischem Geschmack im Mund Dosis verringern. Alfalfa versorgt den Körper mit Kalzium und Mineralstoffen und fördert die Aufnahme anderer Kräuter und Vitamine. Chlorophyll- und andere Gesundheitsgetränke sind ebenfalls gut. Eine Quelle nennt Knoblauchpillen als Mittel gegen PMS (prämenstruelles Syndrom); es ist auch wichtig, um Candida albicans aus dem Körper auszuscheiden.

Rote Beetesaft kann die Menstruation auslösen. Bei starken Blutungen trinkt man zweimal täglich den Saft einer halben Zitrone in einer Tasse Wasser, eine Stunde vor dem Frühstück und eine vor dem Abendessen. Andere Möglichkeiten sind $1/8$ Teelöffel Cayenne in einer Tasse warmem Wasser oder 30 g gemahlene Muskatnuß in einem halben

Liter Jamaica-Rum. Während der Periode dreimal täglich einen Teelöffel davon nehmen. Bienenpollen und Propolis gleichen die Hormone während der Periode und in der Menopause aus und helfen bei der Regulierung des Zyklus. Bei Endometriose (= Gebärmutterschleimhaut bildet sich außerhalb des Uterus) oder Gewebeknoten im Uterus, Eierstöcken oder Eileitern macht man abends eine Rizinusölpackung. Gegen Krämpfe bereitet man abwechselnd heiße und kalte Packungen auf Bauch- und Kreuzbereich. Man kann bei starken Blutungen und Schmerzen auch Eispackungen auf Uterus, Schambein und Rücken und gleichzeitig heiße Kompressen auf Beine und Füße legen. Bei PMS kann man Agnus-castus-Pillen pflanzlichen Ursprungs versuchen.

Homöopathie und Zellsalze: *Nux vomica* nimmt man bei Nervosität und Spannungen in der Periode, wenn man gegen Lärm, Licht oder Musik überempfindlich ist, *Chamomilla* wenn man gereizt, kritisch oder wütend ist und schwere Menstruationskrämpfe hat, die sich wie Wehen anfühlen. *Pulsatilla* nimmt man bei Depressionen, Stimmungsschwankungen und Tränen, wenn schneidende Schmerzen auftreten, bei Schwindel, Ohnmachten, Frösteln, Übelkeit, Erbrechen, Rückenschmerzen, Durchfall oder Kopfschmerzen sowie verspätet einsetzender Blutung, auch bei Ausbleiben der Regel in der Pubertät nehmen. Wenn die Symptome nachlassen, sobald der Blutfluß beginnt, heißt das Mittel *Lachesis*. Bei empfindlichen Brüsten vor und während der Periode versucht man *Conium maculatum* oder *Lac caninum,* wenn die Brüste schwer und schmerzhaft sind und Schwindel, Reizbarkeit und Zorn vorherrschen. *Calcarea carbonica* ist bei früher, starker und langandauernder Menstruation mit unerträglichen Schmerzen angezeigt. *Urtica urens* bei starken und verlängerten Monatsblutungen. *Sabina* nimmt man bei frühem, zu starkem Blutfluß mit hellen oder dunkelroten Klumpen. Bei schmerzhafter Menstruation mit schweren Krämpfen nimmt man *Caulophyllum* oder *Cocculus, Gelsenium* bei schmerzhafter Menstruation mit Kopfschmerzen. *Cimici-fuga* nimmt man bei wehenartigen schmerzhaften Perioden mit Nervosität, Unruhe oder Melancholie und in der Meno-pause bei Unruhe und Schlaflosigkeit; die Schmerzen schei-nen von einer Seite auf die andere zu wechseln. *Belladonna* ist gegen schneidende Schmerzen; man hat ein gerötetes Gesicht und ist verschnupft, das Blut fühlt sich heiß an. Bewegungen verschlimmern den Zustand. *Colocynthis* nimmt man bei Wut und Gereiztheit, die nachlassen, wenn man sich zusammenrollt und auf den Bauch drückt; nach Wut können Perioden ausbleiben. *Hamamelis* nimmt man bei Blutungen in der Mitte des Zyklus.

Zellsalze: *Mag. phos.* nimmt man, wenn die Krämpfe durch Wärme und Druck beim Vorbeugen gemildert wer-den. Es sind kolikartige Schmerzen, die besser werden, wenn man sich mit einer Wärmflasche zusammenrollt. *Natrium mur.* ist bei seltenen Perioden aufgrund von Kummer und emotionalem Aufruhr angezeigt. Bei starken Schmerzen versucht man *Calc. phos.*; *Ferrum phos.* wenn das Gesicht gerötet ist und Übelkeit und Erbrechen die Menstruation begleiten. *Kali. phos.* nimmt man, wenn man anämisch oder blaß ist und schmerzhafte, helle Men-ses hat. Die folgende Kombination kann zweimal täglich genommen werden: *Mag. phos., Ferrum phos., Kali. phos., Natrium mur.* und *Silicea* gegen PMS und schwie-rige Perioden.

Aminosäuren: Tryptophan wirkt beruhigend und entspannt die Muskeln. Bei Unterzuckerung oder Herpes nimmt man 500 mg Lysin und beginnt fünf Tage vor der Periode mit der Einnahme. L-Tyrosin (500 mg zweimal täglich) hilft gegen Angstzustände, Depression und prämenstruelle oder men-struelle Kopfschmerzen. Eine Kombination aus freien oder Leberextrakt-Aminosäuren wird aufgrund ihrer Fähigkeit

Akupressur während der Menstruation

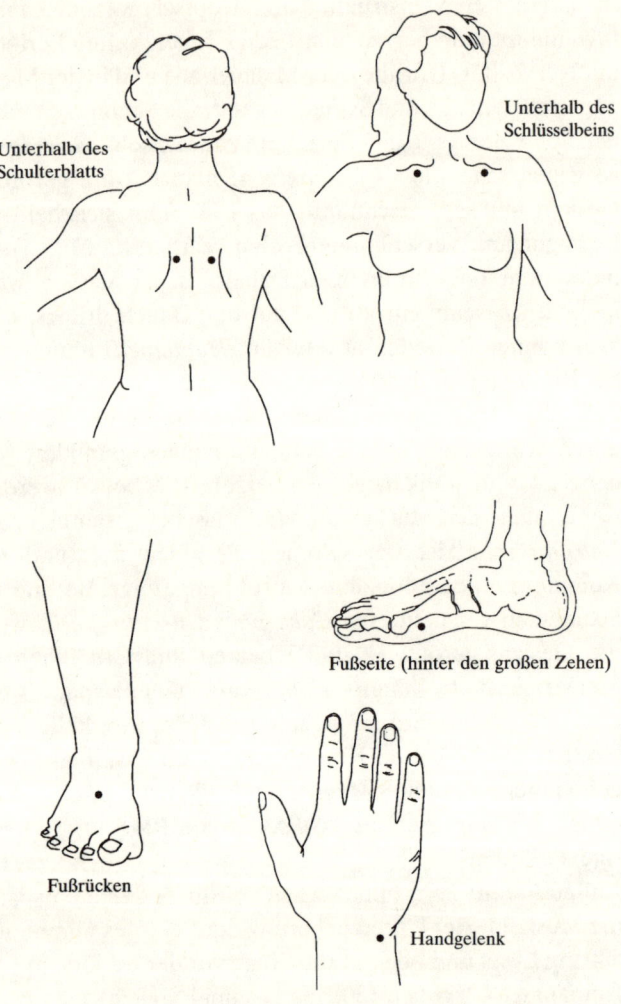

Unterhalb des
Schulterblatts

Unterhalb des
Schlüsselbeins

Fußseite (hinter den großen Zehen)

Fußrücken

Handgelenk

Cathryn Bauer, *Acupressure for Women*, S. 48-49; Diane Stein, *All Women Are Healers*, S. 97.

Akupressur gegen Menstruationsschmerzen und Verdauungsstörungen

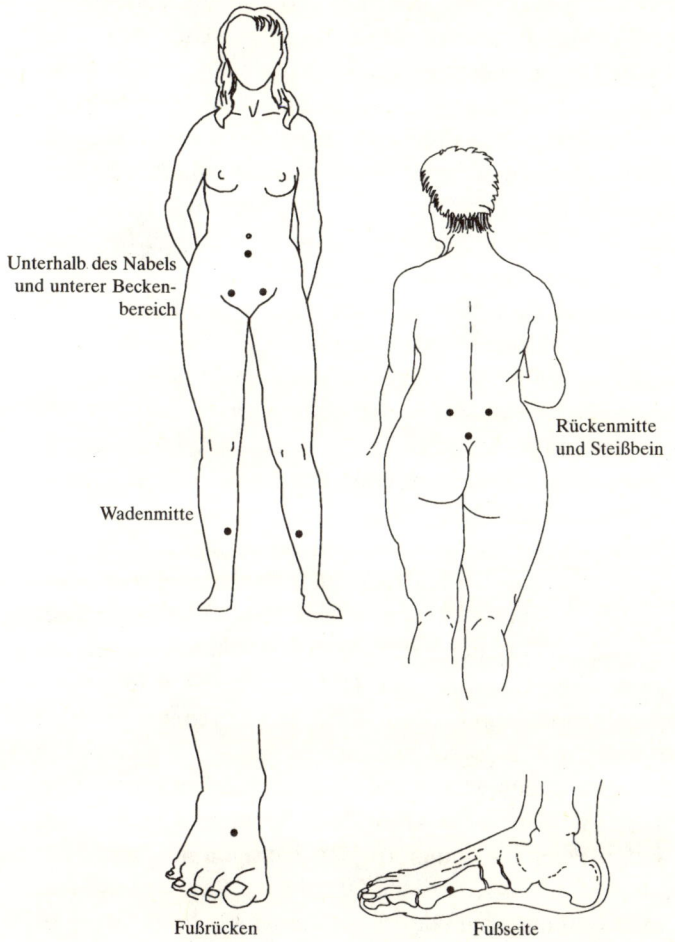

Unterhalb des Nabels und unterer Becken-bereich

Wadenmitte

Rückenmitte und Steißbein

Fußrücken

Fußseite

Cathryn Bauer, *Acupressure for Women*, S. 58-60; Diane Stein, *All Women Are Healers*, S. 96.

empfohlen, Stimmung und Hormone auszugleichen und beruhigend, entgiftend und nährend zu wirken.

Akupressur: S. die Reflexzonen für die *Menopause und die Druckpunkte, die überstarke Blutungen eindämmen (Abb.). Meridianpunkte in der Haut zwischen den Daumen und Zeigefingern lösen die Periode aus, wie auch die Reflexe auf der Zunge. Man nimmt einen Zungenspatel oder Löffelstiel und drückt die Zunge so weit wie möglich zurück, ohne zu würgen. Zwei bis drei Minuten halten, dann den Druck erst auf die eine, dann auf die andere Seite der Zungenhinterseite verlagern. Gegen Menstruationsschmerzen macht man das gleiche und hält den Löffel oder Spatel etwa auf dem letzten Zungendrittel. Auch Druck auf Daumen und Zeigefinger ausüben. Bei Körperakupressur sucht man die Meridiane für emotionale Symptome und für Menstruationsschmerzen und Verdauungssymptome. S. Abb. in C. Bauers *Acupressure for Women*. Die Information über Zungenakupressur stammt von Mildred Carter.

Aromatherapie: Beim prämenstruellen Syndrom nimmt man je zwei Tropfen der folgenden Öle im täglichen Bad: Kamille, Rosmarin, Lavendel und vier Tropfen Zitrone. Bei starken Perioden oder anomalen Blutungen bereitet man ein Massageöl für den Unterleib aus den folgenden Ölen: Je zwei Tropfen Zimt, Wacholder, Tanne und Geranie und fünf Tropfen Zypresse in einem Trägeröl. Ein Massageöl gegen Menstruationsschmerzen und -probleme enthält die folgenden Öle: Zwei Tropfen Kamille, fünf Tropfen Petersilie, einen Tropfen Estragon in einem Eierbecher Trägeröl. Ätherische Öle, die die Blutung auslösen, sind Basilikum, Kamille, Scharlachsalbei, Ysop, Wacholder, Lavendel, Majoran, Myrrhe, Rose und Rosmarin. Kamille, Melisse, Lavendel, Rose und Jasmin nimmt man gegen prämenstruelle Stimmungsschwankungen.

Blütenessenzen: Granatapfel ist die universelle Essenz bei

Akupressur bei starken Blutungen

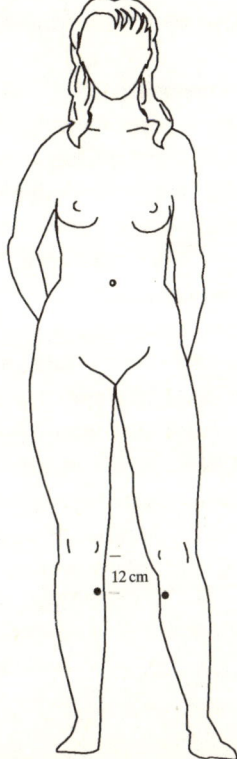

Um Blutungen im gesamten Körper zum Stillstand zu bringen, darunter auch starke Menstruationsblutungen, drückt man an beiden Innenseiten des Beins, zwölf Zentimeter unterhalb des Knies, und hält diese Punkte mehrere Minuten lang oder bis die Blutung stoppt. Dies soll nicht die Perioden aufhalten, sondern Blutstürze und extrem starke Blutungen unter Kontrolle bringen.

Mildred Jackson/Terri Teague, *The Handbook of Alternatives to Chemical Medicine*, S. 74 und 130.

allen Frauenleiden. Man nimmt Kürbis zum Hormonausgleich, Malve für die Gefühle beim ersten Auftreten der Regelblutung. Für Schwangerschaft und Fruchtbarkeit versucht man Brombeere und Wassermelone, Feigen für die Geburt.

Kristalle und Edelsteinessenzen: Edelsteinessenzen für die Menstruation werden unter anderem aus Beryll, Koralle, Jade, Kunzit oder Rosa Turmalin hergestellt. Man hält oder trägt einen oder mehrere der folgenden Steine: Beim PMS Kunzit, bei Wasseransammlung Jade, bei Krämpfen und PMS Chrysocoll oder Türkis, zur Regulierung des Zyklus Mondstein, um die Menses auszulösen Granat.

Emotionalheilung: Frauen mit schweren Krämpfen haben oft sexuellen Mißbrauch erlebt. Frauen mit schwierigen Perioden haben Probleme, in einem System zu leben, das Frauen unterdrückt. Was soll man dagegen tun? Lernen Sie, sich selbst und Ihren Körper zu lieben, und die meisten Krämpfe verschwinden. Es ist auch gesund, wütend über die Ungerechtigkeiten gegenüber Frauen im allgemeinen zu werden und etwas zu tun, um dies zu ändern. Wenn Sie mißbraucht wurden, müssen Sie Ihren Körper wieder als Teil Ihrer selbst akzeptieren lernen. Die Verletzungen sind vorüber, die Schmerzen können gelöst werden, und man kann sich wieder freuen.

Migräne

70% aller Menschen, die unter Migräne leiden, sind Frauen, und ich habe erlebt, daß schon siebenjährige Mädchen darunter litten. Nahrungsmittelempfindlichkeiten sind manchmal die Ursache für Migräneanfälle; andere Gründe sind Unterzuckerung, Hormonstörungen (zuviel Östrogen, der Gegenspieler des Progesteron), Streß, Verdauungsbeschwerden, Leberfunktionsstörungen, Probleme mit der Wirbelsäule oder dem Kiefer, Kreislaufstörungen, Arthritis im Nacken- und oberen Wirbelsäulenbereich, Nebenhöhlenentzündung, Umweltgifte, Augenüberanstrengung, zu hohe Konzentration bestimmter chemischer Stoffe im Gehirn, PMS (prämenstruelles Syndrom) und Muskelverspannungen. Hoher Blutdruck oder Kopf- und Halsverletzungen können ebenfalls Migräne auslösen, wie auch flackerndes, helles Licht, Hunger oder bestimmte Nahrungsmittel. Lebensmittel, die Tyramin enthalten, sind manchmal die Ursache für sich als Migräne äußernde Allergien; dazu gehören Käse, Schokolade, Zitrusfrüchte, Rotwein und Kaffee. Weniger häufige Auslöser sind Avocados, Pflaumen, Alkohol, Bananen und Himbeeren. Manche Frauen sind auch gegen Gluten, Mais, Tomaten, Milchprodukte oder Lebensmittelzusätze, besonders Nitrate und Monosodiumglutamat, empfindlich.

Migräne ist nicht einfach Kopfschmerz. Sie beginnt oft im Nacken, strahlt über oder hinter ein Auge aus und ist durch einen einseitigen Schmerz, der sich in der linken oder rechten Kopfhälfte festsetzt, gekennzeichnet. Dazu können Übelkeit, Erbrechen, verschwommenes Sehen, Durchfall, kribbelnde oder taube Glieder gehören; manche Frauen haben Phasen mit Lähmungserscheinungen, Ohnmachts-

anfällen und Krämpfen. Einigen Anfällen geht die sogenannte Migräneaura voraus, das heißt, daß man ver-
schwommen sieht oder nicht richtig sprechen kann, Schwäche, sinnliche Verwirrung und Blitze vor den Augen erlebt
oder alles wie ein Negativfoto wirkt. Es handelt sich um
eine Krankheit des Kreislaufs, bei der sich die Blutgefäße
im Kopf zunächst ausweiten und anschließend anomal zu-
sammenziehen. Ich habe zehn Jahre lang unter schwerer
Migräne gelitten und gelernt, die meisten Anfälle mit ganzheitlichen Methoden im Ansatz zu vermeiden. Beim ersten
Anzeichen einer beginnenden Migräne probiert man die
folgenden Vorschläge aus. Man sollte aber immer auch eine
ärztliche Untersuchung veranlassen, denn die Migräne
kann Anzeichen schwerer organischer Erkrankungen sein.
Man sollte allabendlich meditieren, um Streß zu lindern.
Zu vermeiden sind allergene Nahrungsmittel und Verstopfung. Ganzheitliche Methoden sind meiner Erfahrung nach
wirksamer als pharmazeutische Schmerzmittel und haben
weniger Nebenwirkungen.

Vitamine und Mineralstoffe: Man nimmt ein Multivitamin-
und -mineralstoffpräparat und hochdosierten Vitamin-B-
Komplex (50–250 mg pro Tag). Man beginnt mit niedrigen
Dosen vom Vitamin-B-Komplex und erhöht, wenn die Migräne anhält. Das Schlüsselvitamin hier ist Niacin (Vitamin
B-3), über dessen zusätzliche Verwendung es zwei Theorien
gibt. Nach der einen soll man täglich hohe Dosen Niacin
einnehmen – bis zu 800 mg Niacinamid (keine Hitzewallung
als Nebenwirkung?) und 200 mg Niacin. Die andere Theorie lautet, täglich niedrig zu dosieren, aber beim ersten
Anzeichen der Migräne oder der Aura eine Niacintablette
von 50–100 mg (kein Niacinamid oder eine Langzeitkapsel
Niacin) einzunehmen und sich ein paar Minuten hinzule-
gen. Nach etwa einer Viertelstunde erlebt man das, was ich
die »Hitzewallung des Lebens« nenne, und diese Erhitzung
(wenn die zu Kopf und Hirn führenden Blutgefäße sich er-

weitern) bricht den Migräneanfall innerhalb weniger Minuten ab. Wenn die Hitzewallung nicht innerhalb einer Viertelstunde bis zwanzig Minuten auftritt, nimmt man eine weitere Dosis Niacin. Da jedoch eine ausreichend hohe tägliche Dosis die Migräneanfälle völlig verhindern kann, schlage ich vor, zu probieren, was am besten wirkt. Vielleicht hilft eine Kombination – genügend Niacin zur Vorbeugung, aber höhere Dosierungen, wenn ein Anfall einsetzt. Wenn einem bei der hohen täglichen Dosis übel wird, sollte man weniger nehmen, denn dies ist ein Zeichen für Überdosierung. Wenn man ein paar Tage lang Niacin genommen hat und keinen Mangel mehr hat, hören die Hitzewallungen auf, aber man muß wieder hoch dosieren, wenn eine Migräne beginnt. Diese Behandlung verhindert bis zu 90 % aller Migräneanfälle, sofern das Niacin rechtzeitig eingenommen wird.

Zu den anderen Vitaminen gegen Migräne gehört B-6, das besonders wichtig ist, wenn man die Pille nimmt und die Migränen mit dem Zyklus zu tun haben. Man benötigt dann dreimal täglich bis zu 50 mg Vitamin C mit Flavonoiden für gesunde Blutgefäße und als Antioxidans. Rutin, eines der Flavonoide, scheidet giftige Metalle aus dem Körper aus, die eine mögliche Ursache für Migräne sein können. Außerdem nimmt man ein Kalzium/Magnesium-Präparat (2000 mg Kalzium auf 1000 mg Magnesium pro Tag) und eine zusätzliche 800 mg Kalzium/Magnesium-Tablette (stündlich) bei einer Attacke. Dies entspannt die Muskelkontraktionen. Essentielle Fettsäuren wie Nachtkerzenöl, Lachsöl oder Schwarzjohannisbeerenöl sind für einige Frauen sehr wichtig, um Migräne zu verhüten.

Heilpflanzen: Zweimal täglich dreißig Tropfen Mutterkrauttinktur über drei Monate hinweg wird das Auftreten der Migräneattacken bedeutsam verringern. Man nimmt sie auch zu Beginn und alle halbe Stunde während des Anfalls. Sie wirkt entspannend und hat in etwa die gleiche

Wirkung wie Niacin, das man gleichzeitig nehmen kann. Die Kombination von Mutterkraut und Helmkraut kann, früh genug eingenommen, ebenfalls einen Anfall verhindern. Man nimmt sie alle halbe bis eine Stunde, bis die Symptome verschwunden sind. Tägliche Dosen von Helmkraut setzen die Häufigkeit und Schwere von Migräne ebenfalls herab. Ginkgo biloba verbessert die Blutversorgung von Kopf und Hirn. Weitere Heilpflanzen in diesem Fall sind Baldrian gegen Schmerzen und zur Beruhigung, Passionsblume, Schwertlilie, Rosmarin, Lavendeltee, Hartriegel, Mistel, Frauenschuh oder Pfefferminze gegen die Übelkeit und die Kopfschmerzen. Man bereitet einen Tee aus Schwarzem Andorn mit Mädesüß und Kamille, wenn die Migräne mit Übelkeit und Erbrechen verbunden ist. Bei menstruell bedingter Migräne nimmt man Dong Quai, das früh eingenommen auch ein wirksames Vorbeugungsmittel sein kann, sofern man es verträgt. Man kann vorbeugend auch täglich Tee aus Hopfen, Helmkraut und Katzenminze trinken oder eine Mischung aus Katzenminze, Helmkraut und Rotklee. Wenn man mit Lobelientinktur Erbrechen herbeiführt, kann man einen beginnenden Anfall ebenfalls verhindern.

Naturheilkunde: Man beginnt mit einer dreitägigen Apfelsaft-Kur oder fastet zur Leberreinigung mit Grapefruitsaft oder Zitronensaft in warmem Wasser. Dazu jeden zweiten Tag Einläufe mit Kaffee machen, so kann man einem Migräneanfall vorbeugen. Feste Nahrung sollte nur langsam wieder eingeführt werden, wobei man auf allergische Reaktionen achtet, um eine eventuelle Allergie zu bestimmen. Auch die Nahrungsrotation – indem man eine bestimmte Kost fünf Tage hintereinander zu sich nimmt und dann auf etwas anderes wechselt – kann Migräne lindern. Man meidet die genannten tyraminhaltigen Nahrungsmittel und beschränkt sich auf die Diät für Unterzuckerung, die so frei von Chemikalien und Zusätzen wie möglich sein sollte, mit nur wenig Zucker und Fleisch. Man trinkt dazu weder Kaffee, noch raucht man, reduziert Salz und ersetzt es durch Meersalz. Es ist überaus wichtig, jede Verstopfung zu vermeiden.

Zwei geruchlose Knoblauchpillen pro Tag zu den Mahlzeiten verhindern als Antioxidans auch Candida albicans. Eine eventuelle systemische Hefeinfektion muß man behandeln, damit beseitigt man vielleicht den Grund für die Migräne. Beim ersten Anzeichen nimmt man einen Teelöffel Honig; wenn die Migräne eine halbe Stunde später noch nicht verschwunden ist, nimmt man noch einen Löffel Honig mit drei Gläsern Wasser. Zu jeder Mahlzeit vorbeugend zwei Löffel Honig einnehmen oder aber je einen Teelöffel Obstessig und Honig in einem Glas heißen oder kalten Wassers dreimal täglich, um die Verdauung zu regeln. Propolis oder Gelee Royal kann ebenfalls helfen, wenn die Migräne einer Hormonstörung entspringt.

Es gibt einen Drüsenextrakt mit Hypophyse sowie hohen Zusätzen von Niacin und Vitamin-B-Komplex. Ich habe dies ausprobiert, um Migräne zu stoppen, und es wirkt, früh angewendet, ebensogut wie Niacin.

Homöopathie und Zellsalze: *Aconitum* zu Beginn und/oder gegen das Gefühl, man sterbe. *Nux vomica* hilft gegen Migräne mit Erbrechen und Übelkeit nach einer Mahlzeit, *Iris* gegen die Migräne der rechten Kopfhälfte mit Erbrechen. *Spigelia* nimmt man für die linke Kopfseite, bei starkem Druck im Auge, das sich zu groß anfühlt, und bei Herzrasen. *Lycopodium* ist für Migräne der rechten Hälfte, die zwischen 16 und 20 Uhr stärker wird und durch unregelmäßiges Essen ausgelöst wird. *Ignatia* hilft gegen bandartigen Kopfdruck an der Stirn mit Übelkeit und Schwindel. *Gelsemium* nützt bei rechtsseitigem Kopfschmerz, der bei Bewegung, Licht und Lärm schlimmer wird und mit Sehstörungen und Muskelverspannungen verbunden ist, die durch Schlaf und Urinieren nachlassen; man will in Ruhe gelassen werden. *Sanguinaria* ist gegen die »klassische Migräne« auf der rechten Seite, die im Nacken anfängt, sich mit reißenden, pulsierenden, schneidenden Schmerzen und Übelkeit fortsetzt und durch Erbrechen erleichtert wird.

Zellsalze: *Silicea* nimmt man bei einem rechtsseitigen Anfall, *Natrium mur.* bei betäubenden Kopfschmerzen, die bei der Monatsblutung schlimmer werden. Oder man nimmt je fünf Tabletten *Ferrum phos.* und *Kali. phos.* alle halbe Stunde, bis die Schmerzen abklingen.

Aminosäuren: Eine Kombination aus Leber-Aminosäuren mit hohem Anteil an Niacin und Vitamin B-12 hat bei meinen Migräneanfällen sowohl hinsichtlich der Dauer als auch der Schwere einen Unterschied bewirkt. Man vermeidet Tyrosin und Phenylalanin. Tryptophan mit Vitamin-B-6, Niacin und Vitamin E wird empfohlen.

Akupressur: Man nimmt die volle Fußakupressur vor, mit besonderer Berücksichtigung von Gallenblase, Leber, Magen, Wirbelsäule, Zirbeldrüse und Kopf-/Hals-/Schädel-Punkten. Massage und Druck werden an den Innenseiten der großen Zehen vorgenommen. Man sucht empfindliche Stellen um die Augen herum, an den Schläfen und besonders im Nacken und bearbeitet auch den Reflexpunkt in der Haut zwischen Daumen und Zeigefinger. Andere Meridiane und die Jin Shin Do-Nackenmassage sind abgebildet. Man beginnt hierbei an den unteren Punkten und arbeitet sich nach oben zur Hand hin vor. Abgesehen von den untersten Punkten kann man alle Punkte selbst erreichen.

Aromatherapie: Kräutersalben mit Immergrünöl, Lavendel, Pfefferminze oder Ingwer werden auf Stirn, Schläfen oder Nacken massiert. Andere vorgeschlagene Aromen sind Basilikum, Kamille, Ingwer, Lavendel, Majoran, Melisse, Pfefferminze, grüne Minze, Engelwurz, Rosmarin, Anis und Jasmin. Bitte daran denken, daß die Aromen die Wirkung homöopathischer Heilmittel aufheben.

Blütenessenzen: Grapefruit reguliert die Schädelnerven und

Akupressur bei Migräne

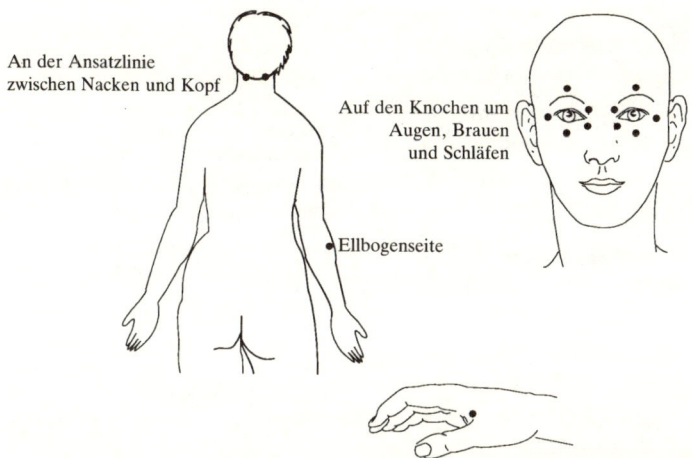

An der Ansatzlinie
zwischen Nacken und Kopf

Auf den Knochen um
Augen, Brauen
und Schläfen

Ellbogenseite

Haut zwischen Daumen und Zeigefinger

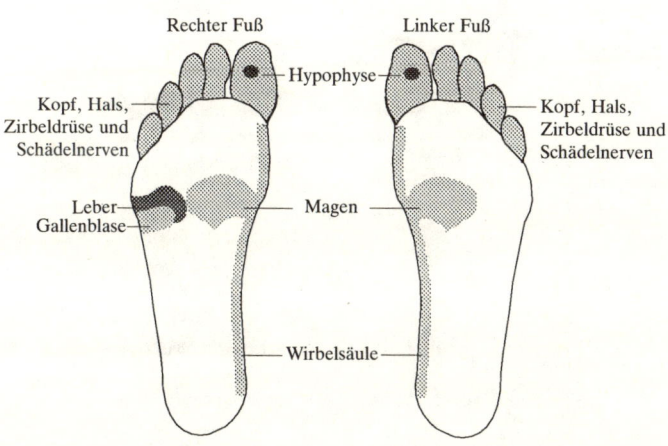

Rechter Fuß   Linker Fuß

Hypophyse

Kopf, Hals,
Zirbeldrüse und
Schädelnerven

Kopf, Hals,
Zirbeldrüse und
Schädelnerven

Leber
Gallenblase

Magen

Wirbelsäule

Michael van Straten, *The Complete Natural Health Consultant*, S. 201; Cathryn Bauer, *Acupressure for Women*, S. 87.

Akupressur bei Migräne

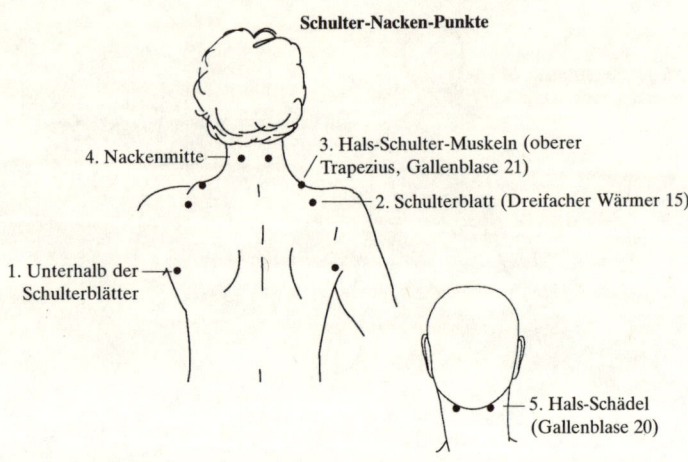

Schulter-Nacken-Punkte

4. Nackenmitte

3. Hals-Schulter-Muskeln (oberer Trapezius, Gallenblase 21)

2. Schulterblatt (Dreifacher Wärmer 15)

1. Unterhalb der Schulterblätter

5. Hals-Schädel (Gallenblase 20)

Kopf- und Handpunkte

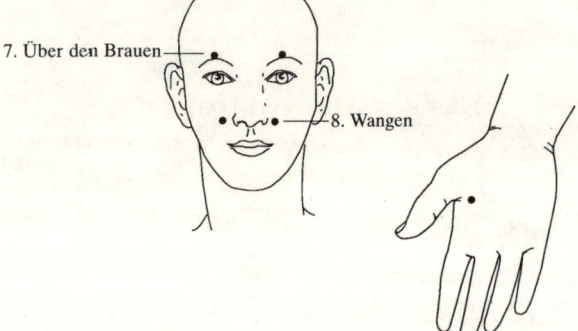

7. Über den Brauen

8. Wangen

6. Haut an den Daumen (nicht in der Schwangerschaft bearbeiten)

Man bearbeitet diese Hals- und Gesichtspunkte in der Reihenfolge 1-8

Iona Marsaa Teeguarden, *Acupressure Way of Health: Jin Shin Do*, S. 98-99; Diane Stein, *All Women Are Healers*, S. 94.

führt dem Gehirn mehr Sauerstoff zu. Man nimmt auch die Notfalltropfen ›Rescue‹ der Bach-Blüten und das Bach-Blütenprodukt, das den Symptomen entspricht (s. Liste S. 119 ff.).

Kristalle und Edelsteinessenzen: Hämatit, Kunzit, Magnetit oder Amethyst sind die angebrachten Essenzen. Man trägt einen Boji-Stein in der Tasche und trägt oder hält Kunzit, Türkis oder Chrysocoll.

Emotionalheilung: Frauen, die unter Migräne leiden, strengen sich immer zu sehr an, oder aber ihre Kompetenz wird durch weniger bewußte Personen untergraben. Sie geraten in Panik, wenn man sie antreibt, besonders weil sie sich selbst bis an ihre Grenzen treiben. Sie sind ausgesprochene Perfektionistinnen und sehr oft frustriert und unsicher. Sie halten sich nie für gut genug und sind wütend darüber. Sie müssen immer alles unter Kontrolle haben, was mit ihnen geschieht. Hören Sie auf, gegen den Strom des Lebens zu schwimmen, bauen Sie Streß ab, und setzen Sie Ihre Wut frei. Lassen Sie die anderen sich zum Narren machen, wenn sie das wollen. Lernen Sie, jeden Abend zu meditieren, um Spannungen abzubauen. Achten Sie auf die Spielchen anderer und halten Sie sich heraus. Gehen Sie in Ihrem eigenen Tempo vor, machen Sie sich weniger Arbeit und mehr Vergnügen. Arbeiten Sie an Ihrer Selbstachtung – Sie sind gut!

Osteoporose

Hier handelt es sich vornehmlich um eine Frauenkrank-
heit – 70% aller Erkrankten sind weiblich. Es ist ein Leiden
der Älteren, das fast ein Viertel aller Frauen nach den
Wechseljahren betrifft. Östrogen- und Kalziummangel
oder die Unfähigkeit, Kalzium zu verwerten, langandauernder Streß, Rauchen und Alkohol, Anorexia (Magersucht), Schwermetallvergiftung (besonders durch Aluminium), viele Geburten, Laktoseunverträglichkeit, fluori-
diertes oder weiches Wasser, Störungen von Schilddrüse
und Nebenschilddrüse, Kontrazeptiva, Nahrungsmittel mit
hohem Phosphatgehalt und Vitamin- und Mineralstoffmän-
gel wurden alle als mögliche Ursachen in Betracht gezogen.
Einige Medikamente kommen auch als Ursachen in Frage.
Die herkömmliche Östrogentherapie bringt wahrscheinlich
ein höheres Krebsrisiko mit sich und bewirkt meines Erach-
tens nicht mehr als eine Vitaminkur. Vitamine und Mineralstoffe hingegen sind in der Regel unbedenklich. Wenn Mineralstoffe fehlen, holt sie sich der Körper aus den Knochen,
was diese brüchig werden läßt. Diese Mineralstoffe und Vitamine sind Kalzium, Magnesium, Phosphor, Vitamine D
und E, Protein und Bor. Symptome sind Rückenschmerzen,
Schrumpfung, Wirbelsäulenkrümmung, Schmerzen beim
Tragen, Muskelkrämpfe und Spontanbrüche der Hüfte, des
Kreuzbeins, von Beinen und Wirbeln, gewöhnlich bei
Frauen über fünfzig.
Die Knochenschwächung durch Osteoporose wird meist of-
fenkundig, wenn es zu spät ist; sie zeigt sich erst auf
Röntgenbildern, wenn 30% der Knochenmasse verschwun-
den sind. Manche Frauen werden dann damit konfrontiert,
wenn eine Hüfte gebrochen ist. Folgende Frauen haben ein

höheres Risiko: Frauen mit heller Haut, die dünn und zart-
knochig sind, eine natürliche frühe Menopause durchmach-
ten, nie schwanger waren, in deren Familie die Krankheit
vorkommt, die rauchen, viel sitzen, Alkohol, Limonadengetränke und Kaffee im Übermaß trinken, die sich mit
proteinhaltigem Fleisch, das viel Phosphor und wenig Kalzium enthält, ernähren, die Kortison, Blutgerinnungshem-
mer oder Epileptika über einen längeren Zeitraum nehmen, Leber- oder Nierenstörungen oder überaktive Drüsen
haben, unter Verdauungsstörungen leiden und denen die
Eierstöcke entfernt wurden.[1] Die Vorbeugung gegen
Osteoporose muß sehr früh ansetzen, lange vor den Wechseljahren, wenn man sie verhindern will. Osteoporose ist
eine schwerwiegende Erkrankung und muß ärztlich behandelt werden. Meine Vorschläge sollen vorbeugen bzw. die
Erkrankung aufhalten.

Vitamine und Mineralstoffe: Man nimmt ein Multivitamin-
und -mineralstoffpräparat sowie ein Kalzium/Magnesium-
präparat. Der Kalziumbedarf erhöht sich mit zunehmendem Alter. Man nimmt täglich 1000 bis 2000 mg Kalzium
mit der halben Menge Magnesium und den Spurenelementen, die den Präparaten beigefügt sind (Vitamine A, D, C,
Eisen, Zink). Frauen, deren Wechseljahre bald beginnen
oder die die Krankheit bereits haben, nehmen zusätzlich
Silizium und Bor (3 mg Bor täglich, nicht mehr). Beides
verbessert die Verwertung des Kalziums; Bor reduziert den
Kalziumverlust um 40%, den Magnesiumverlust um 30%.
Verdauungsenzyme können für die Verwertung auch sehr
wichtig sein. Diesen fügt man Vitamin C hinzu (1000 bis
3000 mg pro Tag für jüngere Frauen, 3000 mg und mehr für
ältere – Vitamin C-Mangel wurde mit Osteoporose in Verbindung gebracht). Dazu nimmt man 400–1000 IE Vitamin D (insgesamt) oder A und D zusammen in Trockenform (25000 und 400 IE) und Vitamin E (400–800 IE).
Lebertran ist eine gute Quelle für Vitamin A und Vit-

amin D, aber nicht für Diabetiker geeignet. Ältere Frauen können auch Vitamin E mit Selen (200 µg) gebrauchen. Zink (50 mg) und Schwefel (als Tabletten oder in Knoblauch, Zwiebeln und Aminosäuren) sind wichtig für die Kalziumaufnahme. Sowohl jüngere wie ältere Frauen sollten mindestens einmal pro Tag B-Komplex-Vitamine nehmen. Essentielle Fettsäuren sind wichtig. Bei Knochenschmerzen versucht man Germanium. Wenn man bereits Osteoporose hat, verhindern diese Gaben neue Knochenbrüche und verringern die Schmerzen.

Heilpflanzen: Die beste empfohlene Pflanze ist Alfalfa, die alle Mineralstoffe und Vitamine enthält und die Verwertung aller anderen Kräuter verstärkt. Schachtelhalm und Haferstroh enthalten viel Silizium und Kalzium. Mutterkraut enthält Vitamine und Mineralstoffe und lindert die Schmerzen, Menopausensymptome und Migräne. Brennesseln und Beinwell sind ebenfalls mineralstoffreich, ebenso Meeresalgen.

Naturheilkunde: Die Nahrung sollte viel grünes Blattgemüse enthalten, denn pflanzliches Protein ist am besten. Man ißt viel Obst, Vollkornprodukte, Bohnen und andere Hülsenfrüchte, Tofu, Rosenkohl, Kefir, Joghurt und Nüsse. Milchprodukte haben keinen hohen Anteil an verwertbarem Kalzium, und viele Frauen haben eine Laktoseunverträglichkeit. Man ißt viel Fisch, besonders Lachs und Sardinen mit den Gräten. Koffein entzieht den Knochen Mineralstoffe (Kaffee, Tee und Colagetränke), Nahrungsmittel mit Phosphatzusätzen bringen das Gleichgewicht von Phosphor-Kalzium-Magnesium durcheinander und bewirken ebenfalls Mineralstoffverlust. Man nimmt so wenig Zusatzstoffe und Chemikalien wie möglich zu sich, raucht nicht und meidet Zucker, ausgemahlenes Mehl und Salz. Man trinkt Quell- oder Mineralwasser. Bewegung, Sonne und Baden im Meer werden empfohlen. Keine Aluminiumkochtöpfe verwenden.

Um die Aufnahme und Verwertung der Mineralstoffe zu fördern und dem Körper Kalzium und andere Mineralstoffe zu geben, trinkt man zwei- bis dreimal täglich zu den Mahlzeiten ein Glas Wasser mit je einem Teelöffel Obstessig und Honig. Generell ersetzt man Zucker durch Honig. Knoblauch in Tabletten oder frisch sowie Zwiebeln enthalten Schwefel, der bei der Kalziumverwertung hilft. Meeresalgen sind wichtig für die Aufnahme von Jod und anderen Mineralstoffen und um Schilddrüse und Nebenschilddrüse zu regulieren – sechs bis acht Tabletten pro Tag. Es wirkt besonders gut in Verbindung mit Alfalfa und hilft gegen Schwermetallvergiftung.

Homöopathie und Zellsalze: *Phosphorus* ist das Heilmittel bei degenerativen Knochenkrankheiten, brüchigen Knochen, Frakturen, einer schwachen Wirbelsäule, nachgebenden Gelenken und Schmerzen. Den betroffenen Frauen geht es bei Bewegung, wechselndem Wetter und abends schlechter und wenn sie bei warmem Wetter naß werden. Das Befinden bessert sich in kalter, frischer Luft, beim Waschen mit kaltem Wasser und nachts. *Ruta grav.* stärkt die Wirbelsäule, die Gliedmaßen und ein schwaches Kreuz, hilft gegen Schmerzen in den Knochen und ist angezeigt, wenn es der Kranken beim Hinlegen und in kaltem, nassem Wetter schlechter geht. *Arsenicum album* nimmt man bei degenerativen Veränderungen, Schwäche im Kreuzbereich, Krämpfen und Schwäche oder Schwere der Extremitäten. Die Symptome sind Unruhe, großer Durst, Verschlechterung des Zustands am späten Abend, Erschöpfung nach der kleinsten Anstrengung und Besserung bei Wärme.

Zellsalze: *Silicea* nimmt man für die Krankheiten der Knochen oder eine Schwächung der Wirbelsäule, die durch unzureichende Verwertung und Nährstoffmangel verursacht wurde. Ständiges Frösteln ist ein Symptom dafür. *Calc. phos.* hilft gegen Knochenprobleme und Nährstoffmangel, besonders bei Älteren. Man kann diese abwechselnd einnehmen. *Calc. fluor.* ist gut für die Knochenhäute.

Aminosäuren: Phenylalanin auf nüchternen Magen mit den Vitaminen B-6 und C hilft gegen Knochenschmerzen. Bitte nicht in der Schwangerschaft oder bei hohem Blutdruck einnehmen. Lysin und Arginin zusammen fördern die Kalziumaufnahme. Methionin und Leuzin sowie eine Kombination freier Aminosäuren werden ebenfalls empfohlen.

Akupressur: Man macht die volle Fußmassage und steigert allmählich auf zehn Minuten pro Tag. Besondere Berücksichtigung sollten die schmerzhaften Stellen entlang der Wirbelsäule finden, wie auch die Punkte für Hypophyse, Schilddrüse und Nebenschilddrüse, die Eierstöcke und Sexualhormone (Fußseiten) und die anderen endokrinen Drüsen. S. die Körperkarten und den Abschnitt über *Immunsystem*. Die Massage muß täglich und über einen langen Zeitraum stattfinden.

Aromatherapie: Kamille, Kardamom, Majoran oder Lavendel benutzt man in Kompressen, Bädern oder im Massageöl. Kamille und Lavendel im Verdampfer entspannen und erleichtern die Schmerzen.

Blütenessenzen: Man nimmt die folgenden Essenzen mit Germanium (Mineralstoff zur besseren Verwertung): Banane, Löwenzahn, Pfirsich, Brennesseln. Sonnenblume ist gut für die Wirbelsäule und gegen Knochenabnutzung, Flieder für die Wirbelsäule und Pfirsich bei degenerativen Krankheiten aufgrund schlechter Verwertung. Löwenzahn wirkt gegen Schmerzen. Die wichtigsten Essenzen hier sind Sonnenblume, Pfirsich und Banane.

Kristalle und Edelsteinessenzen: Platin, Gold, Silber und Pyrit nimmt man als Essenz oder aber Elfenbein, Koralle, Perle, Opal, Saphir, Magnetit, Lapislazuli oder Mondstein. Man hält oder trägt Amazonit, Türkis oder Chrysocoll,

Akupressur bei Osteoporose

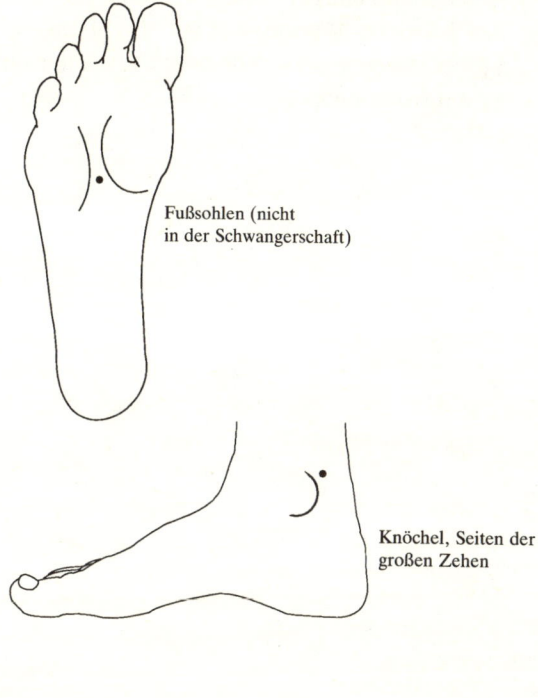

Fußsohlen (nicht
in der Schwangerschaft)

Knöchel, Seiten der
großen Zehen

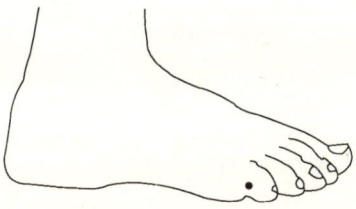

Erstes Gelenk der kleinen Zehen

Cathryn Bauer, *Acupressure for Women*, S. 122.

Kunzit für den Mineralstoffausgleich und gegen Schmerzen.

Emotionalheilung: Die Knochen sind Grundlage und Stütze des Körpers. Warum werden Ihre Fundamente brüchig?

Fühlen Sie sich zu wenig unterstützt oder unfähig, andere zu unterstützen?

Pilzinfektionen (Candida albicans, Candidasiasis)

Candidasiasis kann viele Teile des Körpers betreffen und sich in einer Vielzahl scheinbar unverbundener Symptome niederschlagen. Sie kann sich als Mundsoor oder Fußpilz zeigen, als Hautausschlag oder -krankheit, als Scheidenentzündung (besonders, wenn sie immer wieder auftritt). Viel mehr Frauen als Männer sind davon betroffen, und von den Frauen wiederum sind diejenigen, die schwanger oder zuckerkrank sind, Antibiotika oder die Pille nehmen, mit Chemotherapie oder Kortison behandelt werden, deren Kost zuviel Zucker und weißes Mehl enthält und die unter Streß leiden, besonders anfällig. Frauen mit einem Mangel an Vitamin-B-Komplex oder einem geschwächten Immunsystem können ebenfalls leicht Candidasiasis entwickeln.
Die Ursache für die Überentwicklung von Candida liegt oft im Darm. Wenn das natürliche Gleichgewicht der Bakterien im Darm durch Hormone, Antibiotika oder denaturierte Kohlehydrate gestört wird (weißer Zucker und Mehl), kann Candida übermäßig wuchern. Wenn sich dieser Hefepilz erst einmal eingenistet hat, kann dies (wie oben geschildert) eine Vielzahl von Symptomen zur Folge haben und schwer zu erkennen und zu behandeln sein. Das Standardmedikament gegen Candida ist Nystatin, welches aber meist nur die akute Entzündung bekämpft, nicht aber die zugrundeliegende Abwehrschwäche. Die ganzheitlichen Heilmethoden konzentrieren sich auf die Ernährung, die Stärkung des Immunsystems, das Gleichgewicht der Bakterien im Körper und die Entgiftung. S. auch unter *Scheidenentzündung* nach Heilmitteln gegen vaginalen Hefe-Candida-Befall.
Vitamine und Mineralstoffe: Man nimmt ein hefe- und

zuckerfreies Multivitamin- und -mineralstoffpräparat (das sind die meisten ohnehin) und hefefreien Vitamin-B-Komplex. Mangel an B-6 ist eine Ursache für Candidasiasis, auch werden zusätzlich Vitamin B-12 und Biotin benötigt. Man nimmt Zink für die Stärkung des Immunsystems und Vitamin E in hoher Dosierung, dazu 100–300 µg Selen pro Tag. Ein Hauptmittel gegen Candidasiasis ist Acidophilus, das die gutartigen Bakterien im Darm aufbaut. Man nimmt milchproduktfreies Maxidophilus, Megadophilus oder Superdophilus. Ein Acidophilus-Präparat aus der Schweiz, Eugalen Forte, ist sehr teuer, aber gut und hat bei mir sehr gut angeschlagen. Essentielle Fettsäuren (Nachtkerzenöl, Lachsöl, Leinöl, Omega-3 oder Schwarzjohannisbeerenöl) können ebenfalls sehr wirksam sein. Caprylsäure ist eines von mehreren Mitteln, um den Pilz auszurotten; man folgt den Anweisungen auf der Packung. Einige dieser Mittel sind keine Vitamine im strikten Sinne, können aber am ehesten hier eingeordnet werden. Verdauungsenzyme können ebenfalls eine positive Wirkung zeigen.

Heilpflanzen: Walnuß, Eichenrinde, Buccoblätter und Melaleuca-Tinktur wirken alle positiv bei der Bekämpfung von Candida albicans.

Naturheilkunde: Man stellt auf eine Diät aus Gemüse, Körnern und Fisch um und meidet alle Zucker (auch Fruchtzucker und Obst), Brot, Essig, saure Nahrungsmittel, Alkohol und Fertigprodukte. Die Ernährung sollte so frei wie möglich von Zusätzen, Chemikalien und Konservierungsstoffen sein. Wenn der Hefepilz sich eingenistet hat, meidet man alle Milchprodukte außer Joghurt. Nach dem Abklingen können viele dieser gemiedenen Nahrungsmittel langsam wieder eingeführt werden (aber nicht Zucker), doch muß man auf allergische Reaktionen und Rückfälle achten. Viele Nahrungsmittel, die man abgesetzt hat, um den Hefepilz auszuhungern, sind gleichzeitig Stoffe, auf die der Körper allergisch reagieren kann. Der Verzehr von Salatgurken und Wassermelonen (aus den Schalen kann man Tee bereiten) hilft bei der Ausrottung des Pilzes.

Ein ausgezeichnetes Mittel gegen Candidasiasis ist Knoblauch, den man am besten in geruchloser Tablettenform einnimmt: zwei Kapseln dreimal täglich. Nach ein paar Tagen bemerkt man einige Nebenwirkungen wie Grippesymptome, Depression, weißen Belag der Zunge, verfärbten Stuhl, Durchfall oder Verstopfung. Das ist die Hefe, die langsam abstirbt und den Körper verläßt. Diese Symptome halten etwa eine Woche an. Alle hefevertreibenden Substanzen haben diese Wirkung, die eine positive Reaktion ist und zeigt, daß die Behandlung anschlägt. Wenn es zu unangenehm wird, verringert man die Knoblauchdosis für ein paar Tage, bricht aber nicht vollständig ab und steigert sie dann langsam wieder. Die Knoblauchtabletten während der oben geschilderten Diät und mindestens drei Monate lang weiternehmen und die Dosis allmählich auf zwei Tabletten pro Tag verringern.

Homöopathie und Zellsalze: Man kann eine Nosode *Candida albicans* von einem Homöopathen erhalten. Siehe auch unter *Immunsystem*. Da die Symptome stark variieren, kann man keine bestimmten Mittel empfehlen.

Zellsalze: Man kann *Kali. mur.* versuchen. Wenn Depression oder chronische Erschöpfung bei Candidasiasis auftreten, nimmt man abwechselnd damit *Kali. phos. Natrium mur.* ist angezeigt, wenn irgendwo im Körper wäßriger Ausfluß auftritt (aus Nebenhöhlen, Vagina etc.).

Aminosäuren: Eine Kombination aus freien Aminosäuren ist wichtig, um das Immunsystem zu stärken und den Körper zu entschlacken. L-Cystein auch als einzelne Aminosäure verwenden.

Akupressur: Man arbeitet mit den Reflexpunkten für den Aufbau des Immunsystems und die Ausscheidung, nimmt zweimal wöchentlich eine volle Fußakupressur vor und steigert das allmählich auf zweimal täglich. Zehn Minuten

Arbeit mit einem Fußroller sind eine Alternative dazu. Besondere Aufmerksamkeit auf die Drüsen- und Lymphreflexe richten (s. auch unter *Immunsystem* und *Blutreinigung*). Auch die Bearbeitung der Reflexpunkte unter *Abszesse und Furunkel*, die bei der Arbeit mit Nieren und Milz für die Ausscheidung von Giften wichtig sind, können helfen.

Aromatherapie: Melaleucaöl (Niaouli) und Thymian sind die ätherischen Öle gegen Candidasiasis. Sie wirken antiseptisch, antifungal und kräftigen das Immunsystem. Man nimmt sie im Badewasser, in Zerstäubern und als Kompressen bei äußerer Anwendung (Haut) – dann müssen sie verdünnt werden. Man kann es auch mit Lavendel und Myrrhe probieren, die ebenfalls antifungal wirken.

Blütenessenzen: Amarant oder Mais regen das Immunsystem an. Granatapfel scheidet Giftstoffe aus und wirkt positiv bei allen Frauenleiden.

Kristalle und Edelsteinessenzen: Man probiert Zinnober als Essenz und hält oder trägt Hämatit. Citrin, als Essenz oder in der Aura gehalten, hilft bei der Ausscheidung von Giften während der anderen Behandlung.

Emotionalheilung: Die Ärztin Christine Northup meint dazu: »Annähernd 70% meiner Patientinnen mit chronischer Candidasiasis stammen aus Alkoholiker-Familien, daher ist es wichtig, negative, immunsystemschwächende Gedanken zu verändern.«

Louise Hay bestätigt dies, indem sie eine typische emotionale Mischung aus Frustration, Erschöpfung und Wut sowie forderndes und mißtrauisches Verhalten in Beziehungen beschreibt. Man sollte versuchen, mehr zu geben, mehr Vertrauen zu haben und die alten Verletzungen aufzuarbeiten. Sich und andere lieben und schützen, weniger anspruchsvoll sein und an einer positiven Lebenseinstellung arbeiten.

Raucherentwöhnung

In den letzten dreißig Jahren ist der weibliche Anteil der Raucher stark angestiegen, aber Frauen haben durch Nikotinsucht noch mehr zu verlieren als Männer.

Bei jüngeren Frauen schränkt Rauchen die Fruchtbarkeit ein, und Rauchen in der Schwangerschaft erhöht das Risiko für Fehlgeburten, Totgeburten und Frühgeburten. Außerdem kommen häufiger Komplikationen in der Schwangerschaft vor, und die Babys haben ein geringeres Geburtsgewicht und eine höhere Sterblichkeitsrate. Kinder rauchender Mütter erleben Entzugserscheinungen, außerdem wird Nikotin mit der Muttermilch weitergegeben. Kinder, deren Eltern zu Hause rauchen, leiden häufiger an Atemwegsbeschwerden, Ohrenschmerzen und Allergien. Darüber hinaus neigen sie eher dazu, selbst zu Rauchern zu werden. Frauen, die rauchen, kommen aufgrund der Wirkung des Tabaks auf Hormone und Eierstöcke früher in die Wechseljahre. Rauchen trägt eventuell zum Fortschreiten der Osteoporose bei. Ältere Frauen haben ein höheres Risiko, an Lungenkrebs zu erkranken, und Lungenkrebs ist inzwischen die am meisten verbreitete, zum Tode führende Krebsart. 85% der Lungenkrebsfälle und ein ebenso hoher Anteil an chronischen Herz-Lungen-Krankheiten haben direkt mit dem Rauchen zu tun. Alle Krebsarten und Dutzende anderer Krankheiten können durch Nikotin erzeugt werden. Zigaretten enthalten über viertausend toxische Stoffe, und jede Zigarette verringert das Leben um acht Minuten.

Die folgenden Ratschläge helfen der Raucherin, der Frau, die Zigarettenrauch ausgesetzt ist, und denjenigen, die es aufgeben wollen. Rauchen ist ebenso eine Sucht wie die nach Kokain und anderen Drogen. Nikotin geht genauso schnell wie Kokain in die Blutbahn. Wenn man das Rauchen aufgegeben hat, dauert es eine Weile, bis alle Organe wieder entgiftet sind, und man erlebt nach der anfänglichen Entzugsperiode noch mehrere weitere. Die Entgiftung ist erst nach Jahren vollständig abgeschlossen. Man ist weiterhin gefährdet, weil einen immer wieder ein Suchtgefühl überkommt – aber ein geschärftes Bewußtsein hilft, dies durchzustehen. Das Verlangen, sich eine Zigarette anzuzünden, hält in der Regel nicht länger als fünf Minuten an. Das kann man aushalten, und die Anfälle werden immer seltener. Man leidet anfänglich vielleicht unter Husten mit starkem Auswurf, Magenkrämpfen und -verstimmungen, einem schlechten Geschmack im Mund, Kopfschmerzen, Reizbarkeit, Unsicherheit, Ungeduld und Depression. Diese Entzugserscheinungen dauern ein paar Wochen und kehren von Zeit zu Zeit wieder. Bitte die Ratschläge unter dem Stichwort *Leberreinigung befolgen, um den Prozeß zu beschleunigen und die Giftstoffe aus dem Körper auszuscheiden. Akupunktur, Hypnose und andere suggestive Methoden können sehr hilfreich sein. Wenn man das Rauchen gerade aufgegeben hat, muß man sich klarmachen, daß man mit jeder einzelnen Zigarette wieder rückfällig werden kann.

Vitamine und Mineralstoffe: Raucher leiden oft unter einem Mangel an einer ganzen Reihe von Vitaminen und Mineralstoffen, daher geht man von einem guten Multivitamin- und -mineralstoffpräparat aus. Außerdem nimmt man Vitamin-B-Komplex in Langzeitkapseln bis zu dreimal täglich zu den Mahlzeiten. Zusätzlich braucht man noch Vitamin B-1 (50–100 mg), Vitamin B-3 (100–1000 mg zwei- bis dreimal täglich), Vitamin B-12 und Folsäure. Vitamin C mit Flavonoiden (3000–10 000 mg oder bis zur Unverträglichkeit) benötigt man, um das Nikotin aus dem Körper auszuscheiden. Mit jeder Dosis Vitamin C oder mindestens viermal täglich nimmt man entweder eine Vitamin-B-Komplexkapsel, Vitamin B-6 oder eine Kalzium/Magnesiumtablette. Kalzium gehört zu den Substanzen, die dem Körper durch das Rauchen entzogen werden, außerdem entspannt es das Nervensystem (genauso wie Vitamin B-3 und Vitamin-B-Komplex) und mildert die Entzugserscheinungen. Von Vitamin A benötigt man als Beta-Karotin höchstens einen Monat lang bis zu 100 000 IE pro Tag, dann auf 25 000 IE täglich senken. Dies heilt die Schleimhäute, ist ein Antioxidans und schützt die Lungen vor Krebs. Man beginnt außerdem mit 200 IE Vitamin E pro Tag, steigert um 1200 IE pro Woche bis auf 800–1200 IE täglich, vorzugsweise mit Selen (200 µg). Vitamin A, E und C sind Antioxidantien und helfen der Leber und den anderen Organen bei der Entgiftung. Zink (50–80 mg pro Tag) stärkt das Immunsystem, und Coenzym Q-10 (30 mg) oder Germanium (30 mg) wirken ebenfalls als Antioxydantien. Nikotinentzug wirkt wie künstlich ausgelöste Unterzuckerung. Chrom ist wichtig gegen das Verlangen nach Nikotin und gleicht den Blutzucker aus; 300 µg pro Tag nehmen. Essentielle Fettsäuren, wie Schwarzjohannisbeerenöl oder Fischlipide, können ebenfalls helfen.

Heilpflanzen: Man nimmt leber- und blutreinigende Heilpflanzen, um die Freisetzung der Giftstoffe aus dem Körper zu beschleunigen – Alfalfa, Löwenzahn, Rotklee oder Klette. Entspannend wirkende Kräuter helfen gegen die Entzugserscheinungen: Helmkraut, Baldrian, Hopfen, Katzenminze, Passionsblume, Frauenschuh und Kamille. Cimicifuga reguliert den Blutdruck, reinigt die Lungen und beruhigt ebenfalls. Ein Tropfen Pfefferminzöl oder Lakritzwurzel (auch Pastillen) auf der Zunge helfen gegen das Bedürfnis nach einer Zigarette. Man kann auch eine kleine Gewürznelke lutschen, wenn das Verlangen zu stark wird. Alle Stunde auswechseln. Zum Kauen eignen sich auch Kamillenblüten oder Enzianwurzel. Aversionstherapie kann heißen, daß man ein Stück Kalmuswurzel kaut oder fünf bis fünfzehn Tropfen Lobelientinktur einnimmt und anschliessend eine Zigarette raucht. Das Ergebnis ist Übelkeit. Wenn man wirklich etwas rauchen muß, dreht man Huflattichblätter zu einer Zigarette; das hilft sogar, die Lungen zu reinigen. Mariendistelextrakt ist extrem wirksam zur Leberreinigung und um Suchtverhalten zu stoppen.

Naturheilkunde: Man beginnt mit einer dreitägigen Saftfastenkur. Fasten kann man bis zu drei Wochen, dann aber bitte unter ärztlicher Aufsicht. Die Entgiftung erfolgt so schneller. Jeden zweiten Tag macht man einen Einlauf und nimmt zudem eine Reihe von Colonspülungen vor. Feste Nahrung sollte Vollwertkost sein, mit einem hohen Anteil an Ballaststoffen und angemessenem Protein. Viel Gemüse, Obst und Karottensaft helfen bei der Entgiftung und fördern den Entzug. Andere wichtige Nahrungsmittel sind Spargel, Brokkoli, Rosenkohl, Kohl, Blumenkohl, Spinat, Süßkartoffeln und Rüben. Außerdem trinkt man viel Wasser und nimmt Dampf- und Saunabäder. Viel Bewegung! Alfalfa und/oder Meeresalgentabletten enthalten wichtige Mineralien und helfen bei der Entgiftung. Wenn man gewöhnlich viel Kaffee trinkt, allmählich reduzieren, denn er hat nun eine stärkere Wirkung. Roher Thymusdrüsenextrakt hilft, die Immunreaktionen zu stärken.

Homöopathie und Zellsalze: Ein Homöopath kann *Nikotin* als Heilmittel verschreiben. *Caladium seguinum* schwächt das Verlangen nach Tabak und wirkt gegen die physischen Schäden des Nikotins. *Nux vomica* kann alle vier Stunden eingenommen werden. Wenn man starke Sucht empfindet, kaut man homöopathische Kampferpillen. Nervöse Frauen, die unter Blähungen und Verdauungsbeschwerden leiden, unterdrücken ihre Sucht mit *China*. Leicht frierende, unruhige Frauen mit starkem Durst nach kalten Getränken nehmen bei Übelkeit und Erbrechen *Arsenicum*. Bei süchtigem Verlangen, mit dem nervöse Kopfschmerzen, Ungeduld, Streitsucht und wechselnde Stimmungen einhergehen, ist *Ignatia* angezeigt. *Caladium* und *Nux vomica* sind die wichtigsten Mittel. *Nux vomica* behandelt auch die Reizbarkeit und Ängstlichkeit.

Zellsalze: Stündlich je fünf Tabletten nehmen, bis das Verlangen nach Nikotin aufhört; anschließend dreimal täglich: *Ferrum phos., Natrium mur., Calc. sulph.* und *Calc. fluor.* Bei Halsschmerzen vom Rauchen *Calc. phos.*

Aminosäuren: Ein Kombinationspräparat aus freien Aminosäuren dient der Nährstoffversorgung, Entgiftung und Gewebeerneuerung und wirkt gegen Freie Radikale. Einzeln kann man Cystein mit Vitamin C nehmen oder eine Kombination von Methionin, Cystein und Cystin.

Akupressur: Es gibt einen Punkt gegen das Rauchen an den Knorpelläppchen am Ohreingang. Man drückt beide fünf Minuten, bis das Bedürfnis, zu rauchen, verschwunden ist. Man bearbeitet auch die Punkte für das autonome Nervensystem an den Händen: An der Einbuchtung, wo der Daumenknochen in die Knochen der Hand übergeht. Bei Fuß- oder Handreflexologie achtet man besonders auf die Hypophyse, Nebennieren, Nieren und Leber. Es gibt einen Entgiftungspunkt an der Schenkelrückseite. Siehe auch unter *Leberreinigung.

Aromatherapie: Kamille und Immergrün sind die ätherischen Öle zur Leberreinigung; Kamille, Lavendel, Majoran und Rosmarin stärken das Nervensystem. Rose, Eukalyptus und Fenchel nimmt man zusammen im Bad, im Zerstäuber oder im Massageöl. Man kann sie auch tropfenweise auf einem Stück braunen Zucker einnehmen. Tanne, Eukalyptus, Niaouli und Lavendel verbessern die Sauerstoffversorgung der Gewebe und helfen dem starken Raucher.

Blütenessenzen: Nach Bach ist Holzapfelessenz gut gegen Suchtverhalten, und Cerato dient der Zuversicht bei diesem Prozeß. Von den anderen Essenzen wirkt Ackerwinde

Akupressur zur Raucherentwöhnung

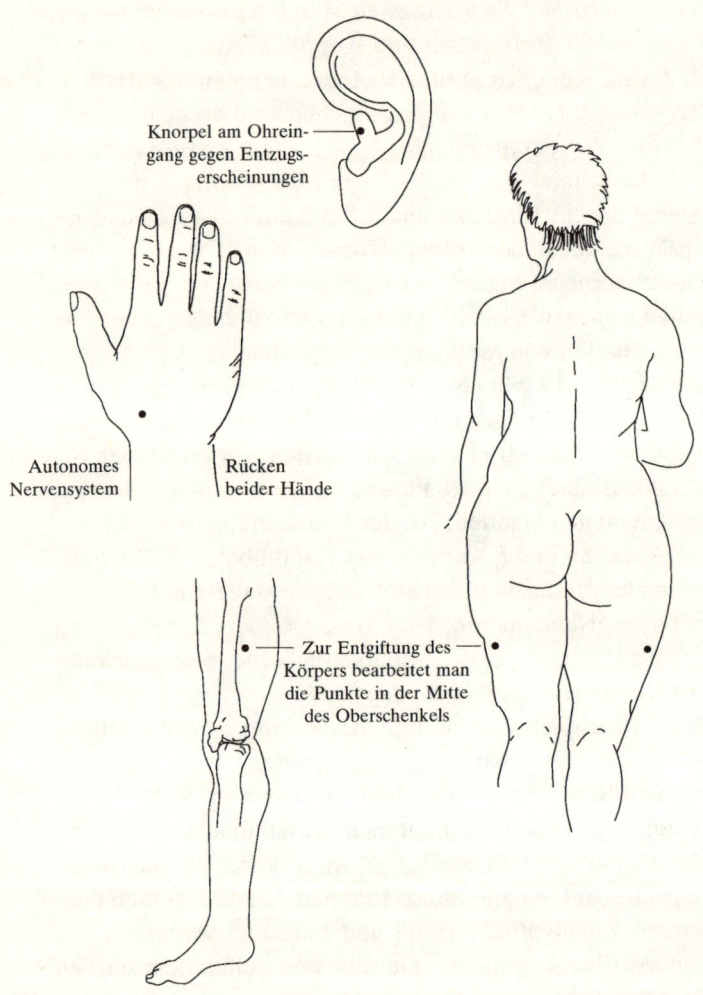

Knorpel am Ohrein-
gang gegen Entzugs-
erscheinungen

Autonomes
Nervensystem

Rücken
beider Hände

Zur Entgiftung des
Körpers bearbeitet man
die Punkte in der Mitte
des Oberschenkels

Moshe Olshevsky u. a., *The Manual of Natural Therapy*, S. 303; Iona Marsaa Teeguarden, *Acupressure Way of Health: Jin Shin Do*, S. 71.

als Stimulans und Reiniger des Nervensystems und hilft, Suchtverhalten zu durchbrechen. Es nützt auch gegen die emotionalen Nebenwirkungen beim Tabakentzug.

Kristalle und Edelsteinessenzen: Botswana-Achat ist die geeignete Essenz, und man hält oder trägt Rauchquarz.

Emotionalheilung: Rauchen ist eine Form von Selbstmord; man kennt die Risiken, raucht aber weiter. Nikotin unterdrückt auch die Gefühle. Während man raucht, werden Schwierigkeiten unterdrückt und brauchen nicht bearbeitet zu werden. Hören Sie mit dem Rauchen auf, und treten Sie wieder ein ins Leben. Kein Problem ist so schwierig, daß man es nicht angehen oder lösen kann, und kein Problem (und niemand) ist es wert, dafür zu sterben. Emotionale Heilung ist Teil des Entzugs. Sie können es schaffen.

Reisekrankheit

Frauen sind hiervon viel häufiger als Männer betroffen; Kinder unter zwei Jahren und ältere Menschen leiden selten darunter. Von Reisekrankheit spricht man, wenn Bewegung bewirkt, daß Augen, Ohren und Sinnesnerven dem Hirn widersprüchliche Meldungen übermitteln. Die Symptome sind Übelkeit, kalter Schweiß, Erbrechen, übermäßige Speichelbildung, Benommenheit, Schwindel oder Ohnmacht und reichen von einer leichten Störung des Wohlbefindens bis zu schweren Anfällen. Jede Bewegung kann Reisekrankheit verursachen, ob mit dem Auto oder Flugzeug, Zug oder Schiff. Rezeptfreie Medikamente helfen manchmal, aber nicht immer; das gleiche gilt für rezeptpflichtige Medikamente, die oft Müdigkeit verursachen. Natürliche Heilmittel wirken manchmal sogar besser als diese.

Vitamine und Mineralstoffe: Außer dem üblichen Multivitamin- und -mineralstoffpräparat nimmt man Vitamin-B-Komplex am Abend vor der Reise und am Morgen vor Fahrtantritt. Vitamin B-1 und B-6 sind die wichtigsten Vitamine: 100 mg B-6 eine Stunde vor Reiseantritt nehmen und zwei Stunden später wiederholen. Kalzium/Magnesium-Tabletten sind täglich einzunehmen; abgesehen davon, daß sie essentiell für Frauen sind, um Osteoporose und PMS (prämenstruelles Syndrom) zu verhindern, entspannen sie die Muskeln und beruhigen den Magen. 500 mg Magnesium, eine Stunde vor der Fahrt genommen, sind ein Nervenstimulans und wirken gegen Übelkeit. Die Einnahme von Kohletabletten fünf Stunden vor der Reise hilft ebenfalls, aber nicht mit anderen Substanzen zusammen einnehmen.

Heilpflanzen: Ingwerkapseln oder -tinktur helfen am besten: Alle drei Stunden zwei Kapseln nehmen, eine Stunde
vor Reiseantritt beginnen. Man kann auch kandierten Ingwer oder rohe Ingwerwurzel kauen. Vitamin B-6 ist wirksamer in Verbindung mit Ingwer und hat eine bessere
Erfolgsrate als die rezeptfreien und -pflichtigen Medikamente gegen Übelkeit. Andere wirksame Heilpflanzen sind
Pfefferminze, grüne Minze, Katzenminze und Gewürznelken gegen Übelkeit, Kamille zur Beruhigung. Aus Pfefferminze und Kamille bereitet man Tee, den man auch kalt
trinken kann. Schwarzer Andorn ist ein Gegenmittel bei
Übelkeit und Erbrechen und kann zusammen mit Mädesüß
und Kamille genommen werden.

Naturheilkunde: Am Tag vor der Reise nimmt man nur flüs-
sige Nahrung ohne Zucker oder Salz zu sich. Bei fester
Nahrung meidet man Fertiggerichte und -produkte, Zucker
und Alkohol. Vor und während der Fahrt kann man Vollkornkräcker essen. Versuchen Sie, gelassen zu bleiben und
Essensgerüche und Rauch zu vermeiden. Während der
Reise nicht zu viel essen. So viel frische Luft wie möglich,
sehen Sie nach vorn und draußen, und verdrehen Sie nicht
den Hals.

Bei Übelkeit lutscht man an einer Scheibe Zitrone oder
trinkt frischen Zitronensaft (auch mit Wasser verdünnt).
$\frac{1}{8}$ Teelöffel Cayennepfeffer in einem Glas Wasser bringt
die Übelkeit gewöhnlich auch zum Verschwinden.

Homöopathie und Zellsalze: *Cocculus* ist das geeignete Mittel gegen Reisekrankheit, die mit Übelkeit, Erbrechen und
Schwindel verbunden ist und beim Anblick oder Geruch
von Essen schlimmer wird. *Petroleum* ist gegen Schwindel
und Übelkeit bei Auto- und Bootsfahrten; man fühlt sich
schwach, sieht blaß aus, hat kalten Schweiß und vermehrte
Speichelabsonderung. Beim Essen geht es besser. *Ignatia*
nimmt man, wenn Tabak- oder Benzingeruch Ursache für
die Übelkeit sind. *Tabacum* ist gegen starke Übelkeit, hef-

tiges Erbrechen und Würgen bei der geringsten Bewegung. Man friert, ist blaß, fühlt sich im Freien besser und bei Wärme schlechter. *Nux vomica* ist das Mittel für viele Frauen bei Reisekrankheit; es herrschen ständige Übelkeit, reißende Kopfschmerzen und Summen in den Ohren. Man will erbrechen, kann aber nicht, und fühlt sich im Freien besser. Bei Übelkeit mit Schläfrigkeit nimmt man *Antimonium tart. Ipecac.* ist gegen Wellen von Übelkeit, die durch Erbrechen nicht gemildert werden.

Zellsalze: *Natrium phos.* ist gegen Schwindel, Übelkeit und Verdauungsprobleme; man hat ein dumpfes Gefühl im Kopf.

Aminosäuren: Täglich freie oder Leberextrakt-Aminosäuren in Kombination nehmen, weil sie den Vitamin-B-Komplex enthalten, verdauungsfördernd und beruhigend wirken.

Akupressur: Man bearbeitet die Magen-, Dickdarm- und Hypophysen-Hand-Reflexe und den vierten und fünften Finger (kleiner und Ringfinger) – besonders an den Knöcheln und in der Haut zwischen diesen Fingern. Der Punkt oberhalb des Handgelenks wirkt gegen Übelkeit und Reisekrankheit, der am Ellenbogen gegen Erbrechen. Ein Punkt liegt zwischen Nacken und Schädel, zwei Zentimeter hinter dem Ohr. Die Beinpunkte liegen etwa sieben Zentimeter oberhalb des inneren Knöchels und etwa sieben Zentimeter unterhalb der Kniescheibe. Die Punkte sind empfindlich, man übt Druck aus, um sie freizusetzen.

Aromatherapie: Ein paar Tropfen eines der folgenden Öle: Pfefferminz, Rosenholz, Grüne Minze, Ingwer oder Lavendel.

Blütenessenzen: Sterntulpe unterstützt das Gleichgewicht des Innenohrs, Studentenblume ist gegen Entzündungen des Innenohrs. Kalifornischer Mohn wirkt bei Gleichgewichtsstörungen des Mittelohrs.

Akupressur bei Reisekrankheit

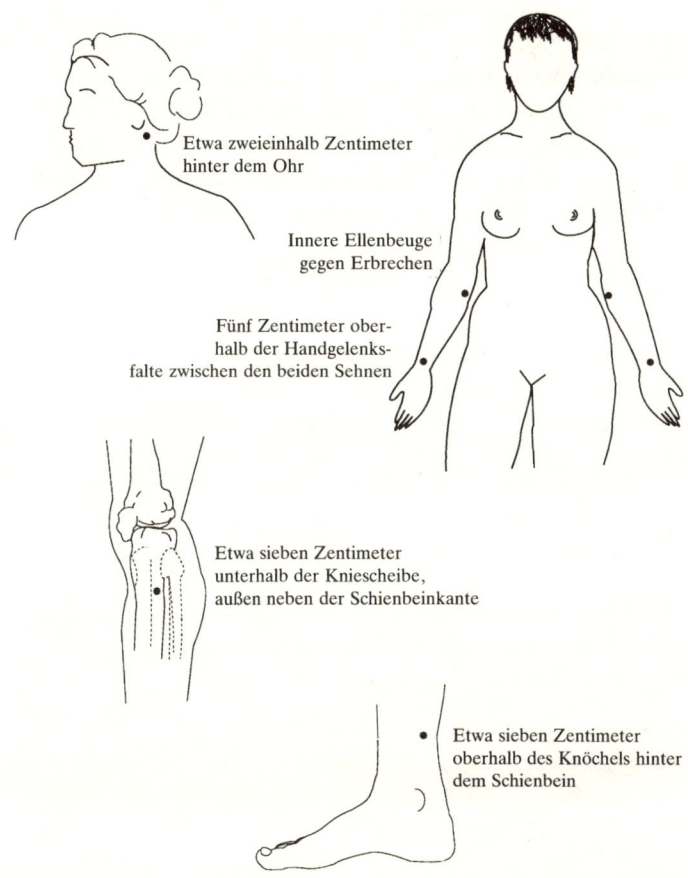

Etwa zweieinhalb Zentimeter hinter dem Ohr

Innere Ellenbeuge gegen Erbrechen

Fünf Zentimeter oberhalb der Handgelenksfalte zwischen den beiden Sehnen

Etwa sieben Zentimeter unterhalb der Kniescheibe, außen neben der Schienbeinkante

Etwa sieben Zentimeter oberhalb des Knöchels hinter dem Schienbein

Pedro Chan, *Finger Acupressure*, S. 85-89; Iona Marsaa Teeguarden, *Acupressure Way of Health: Jin Shin Do*, S. 77.

Kristalle und Edelsteinessenzen: Man benutzt Kristallessenzen aus Koralle, Rhodolith, Granat, Spinell, Kunzit und Türkis. Man hält oder trägt Moosachat oder Kunzit gegen Übelkeit.

Emotionalheilung: Sie haben Angst, die Kontrolle zu verlieren und fürchten um Ihre Sicherheit auf der Reise und am Ziel. Erkennen Sie Ihre Fähigkeiten und machen Sie sich bewußt, daß sie nicht in Gefahr sind und alles unter Kontrolle haben. Lieben und schätzen Sie sich.

Rückenschmerzen

Die Hälfte aller Frauen leidet zu irgendeinem Zeitpunkt unter Rückenschmerzen, und bei vielen sind sie ein chronischer Zustand. In seltenen Fällen stammen Rückenschmerzen von Verletzungen in der Kindheit oder später, von Zwischenfällen oder Traumen bei der Geburt, von Arbeits- oder Autounfällen. Sie können z. B. auch ein Anzeichen für eine Krankheit des Unterbauchs, der Nieren oder der Blase sein, für Gallensteine, gynäkologische Störungen oder (selten) Krebs.

Die häufigste Ursache sind jedoch degenerative Veränderungen (Verschleißerscheinungen) am Bandapparat der Wirbelsäule, an den Bandscheiben oder an den Wirbeln selbst. Die Zunahme der degenerativen Wirbelsäulenerkrankungen in der heutigen Zeit läßt sich auf viele verschiedene krankmachende Verhaltensweisen und Lebensumstände zurückführen. Bewegungsmangel oder einseitige Belastung durch Arbeit und Sport spielen eine große Rolle, aber auch einengende Kleidung und hochhackige Schuhe können Haltungsschäden und Rückenschmerzen bewirken. Wie bei allen chronischen Krankheiten kann eine ausgewogene, vollwertige Ernährung den Körper stabilisieren und vorzeitige Alterungs- und Verschleißprozesse verlangsamen oder aufhalten.

Wesentlich beteiligt an der Entstehung schmerzhafter Rückenkrankheiten sind Dauerstreß und seelische Belastungen. Die meisten Menschen reagieren darauf mit anhaltenden Muskelverspannungen und Fehlhaltungen, die die Verschleißerscheinungen begünstigen. Zusätzlich bewirken die »Streßhormone« (z. B. Adrenalin) eine allgemeine Engstellung der Gefäße, was dazu führt, daß die Band-

scheiben nicht mehr ausreichend mit Gewebsflüssigkeit und
Sauerstoff versorgt werden. Gefäßverengende Drogen wie
Nikotin, Tein, Koffein verstärken diesen Effekt. Die Bandscheiben flachen ab, verlieren ihre Elastizität und verküm-
mern. Der gallertartige Kern der Bandscheibe kann sich
dadurch verlagern und auf die durch den Wirbelkanal ziehenden Nervenstränge drücken. Wenn sich der Bandschei-
benkern nicht spontan wieder zurückbewegen kann, besteht ein sog. Bandscheibenvorfall. Quälende Schmerzen
im Rücken, Armen oder Beinen – je nach Lokalisation des
Vorfalls – sind die Folge. Wenn nicht schnell therapeutisch
eingegriffen wird, können Lähmungserscheinungen der
Gliedmaßen sowie der Blasen- und Darmmuskulatur hin-
zukommen.

Da die Ursachen für Rückenschmerzen so vielfältig sind
und ihre Auswirkungen u. U. bleibende Schäden verursachen können, ist eine gründliche Abklärung der zugrunde-
liegenden Störung unerläßlich!

Die nachfolgenden Therapieempfehlungen beziehen sich in
erster Linie auf durch Verschleiß und Verspannungen her-
vorgerufene Schmerzzustände und sollten erst nach exakter
Diagnosestellung angewandt werden. In jedem Fall ist es
sinnvoll, sich von einer geeigneten, mit den vorgestellten
Therapien vertrauten Ärztin oder Heilpraktikerin beraten
zu lassen.

Physikalische Therapien sind bei der Behandlung von
Rückenschmerzen sehr erfolgreich. ChiropraktikerInnen
bewirken oft Wunder, und es gibt eine Reihe von sanften chi-
ropraktischen Techniken (angewandte Kinesiologie und
richtende Chiropraktik ohne Kraftanwendung). Auch Akupunktur sowie Yoga und auf das Individuum abgestimmte
Übungen sind sehr empfehlenswert. Shiatsu, eine Art
Akupressurmassage, hilft sehr gut, auch in Verbindung mit
neuromuskulärer Massage. Die Heilmittel in diesem Abschnitt sollten in Verbindung mit physikalischer Therapie

angewendet werden (Bäder, Massagen, Krankengymna-
stik), um die Muskeln zu entspannen, Schmerzen und Streß
zu lindern und den Körper von innen zu kräftigen.

Vitamine und Mineralstoffe sind sehr wichtig, um Rückenschmerzen zu verhindern. Zusätzlich zu einem Multivit-
amin- und -mineralstoffpräparat nimmt man Vitamin-
B-Komplex zweimal täglich und Vitamin B-12 (200 mg täglich). Man nimmt ein ausgewogenes Kalzium/Magnesium-
Präparat (200 mg Kalzium auf 100 mg Magnesium täglich),
das möglichst auch geringe Mengen Vitamin C, D, A und
Zink enthält. Zink braucht man insgesamt täglich 50 mg,
dazu 3 mg Bor (die Boreinnahme bricht man ab, wenn die
Schmerzen verschwinden, es sei denn, man ist über fünfzig). Mangan hilft, die Knorpel in Hals und Rücken zu
heilen. Mindestens 3000 mg Vitamin C täglich nehmen, um
Schmerzen zu lindern und Gewebe zu reparieren. Auch die
Vitamine A, D und E sind wichtig. Germanium nimmt man
gegen Schmerzen (Kalzium/Magnesium wirkt ebenfalls
schmerzlindernd und muskelentspannend). Bei Bandscheibenproblemen ist Vitamin C in Verbindung mit Vitamin E
und einer proteinhaltigen (Aminosäuren!) Ernährung sinnvoll. Bei Ischias sind Vitamin-B-Komplex und Protein am
wichtigsten.

Heilpflanzen: Schachtelhalm ist ein Heilkraut, das die Verwertung des Kalziums fördert und Kieselsäure enthält.
Alfalfa ist ebenfalls wichtig, weil es nähr- und mineralstoffreich ist. Mehrere Heilkräuter helfen gegen die Schmerzen:
Mutterkraut, Kamille!, Helmkraut, Baldrian und Hopfen.
Man bereitet Tee aus Helmkraut, Baldrian und Katzenminze oder wendet Mutterkraut- und Helmkraut-Tinktur
zusammen an. Diese Kräuter wirken entspannend vor dem
Einschlafen. Diese Mischung hilft ebenfalls gegen Arthritis: Alfalfa, Klette und Weidenrinde oder Tee aus Jungfern-
rebe und Holunderbeeren; zwei- bis dreimal täglich trinken.

Naturheilkunde: Bei Ischias trinkt man Kartoffel- oder Selleriesaft; darüber hinaus zusätzlich zu allen anderen Getränken mindestens drei Gläser Wasser pro Tag. Eine Packung mit Meerrettich, Speckfett (aber möglichst kein Fleisch essen) oder Rizinus hilft; Rizinusöl kann man auch direkt auf die schmerzenden Stellen reiben. Feuchte Wärme von einem Verdampfer oder ein heißer Waschlappen können schnell und wirksam helfen, ebenso heiße Bäder mit Bittersalz.

Homöopathie und Zellsalze: Man wendet Arnika-Gel äusserlich an (ebenso nützlich sind Tigerbalsam, aber dies setzt die Wirkung anderer homöopathischer Mittel außer Kraft). Innerlich nimmt man *Arnica montana* gegen Schmerzen von Verletzungen, Schlägen oder Überanstrengung. *Bryonia alba* nimmt man gegen Schmerzen und Steifheit des Nackens oder des Kreuzbereichs. *Cocculus* nimmt man bei beginnenden Schmerzen im unteren Rückenbereich, wenn lähmende Schmerzen auftreten und Schultern und Arme sich verletzt anfühlen. *Colocynthis* ist gegen ziehende, reißende Ischiasschmerzen auf der linken Seite, die durch sanfte Berührung schlimmer werden, aber bei Druck und Wärme nachlassen. *Rhus tox.* nimmt man gegen verletzungsähnliche Schmerzen beim Sitzen und Liegen, die nachlassen, wenn man auf einer harten Fläche liegt oder sich bewegt, und nachts sowie bei kaltem, feuchtem Wetter zunehmen. Wirkt besonders gut bei Ischias.

Zellsalze: Das Hauptmittel hier ist *Mag. phos.* bei ziehenden, bohrenden und krampfartigen Schmerzen der Muskeln, Knochen oder Nerven. *Silicea* ist gegen Schmerzen in den Gliedern und im Steißbein, schwachen Rücken und Reizungen nach Rückgratverletzungen. Einige Frauen mit dem Symptom wandernder Schmerzen in den Beinen reagieren auf *Kali. sulph.* Siehe auch *Arthritis und Arthrose*.

Aminosäuren: Protein ist wichtig für die Linderung von

Akupressur bei Rückenschmerzen

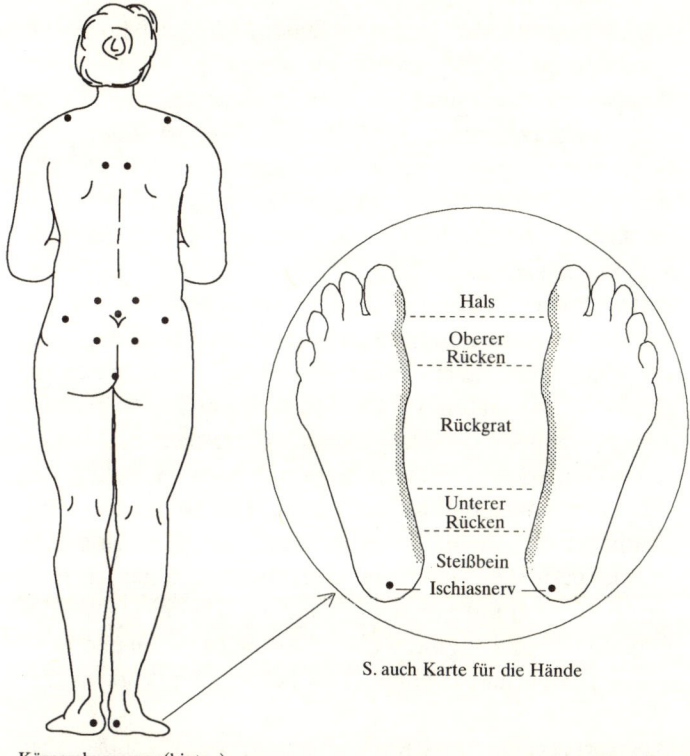

Hals

Oberer Rücken

Rückgrat

Unterer Rücken

Steißbein

Ischiasnerv

S. auch Karte für die Hände

Körperakupressur (hinten)

Mildred Carter, *Body Reflexology*, S. 33, 112-115; Cathryn Bauer, *Acupressure for Women*, S. 65.

Rückenschmerzen, daher nimmt man eine Kombination von Aminosäuren. Individuelle Säuren sind D-Phenylalalin, Tryptophan und Methionin. Methionin ist besonders wichtig bei Bandscheibenproblemen, Phenylalalin ist ein Schmerzlinderer, Tryptophan entspannt.

Akupressur: Sie kann äußerst wirksam sein zur Linderung von Schmerzen und zur Lösung von Muskelkrämpfen. Siehe die Akupressurpunkte für Ischias und Knieschmerzen unter *Arthritis und Arthrose* wie auch die Positionen an Armen und Schultern unter diesem Stichwort. Die Fußreflexzonen für das Rückgrat befinden sich an den Innenseiten beider Füße von den großen Zehen bis zu den Fersen. Wenn Schultern oder Nacken schmerzen, liegen die empfindlichen Stellen näher am großen Zeh; wenn die Schmerzen im unteren Rückenbereich und am Ischiasnerv liegen, befinden sie sich näher zur Ferse oder in den Fersenballen. Akupressurpunkte für den Ischiasnerv liegen in der Fersenmitte und in den Ballen. Die Berührung empfindlicher Stellen entlang der Rückgratlinien kann sehr schmerzhaft sein; man kann jahrelangen Schmerz nicht in einer Behandlung freisetzen, sondern arbeitet nur wenige Minuten an jedem Punkt, ehe man zum nächsten übergeht. Anfangs zweimal in der Woche arbeiten, dann täglich, aber sanft vorgehen.

Aromatherapie: Bei Rückenschmerzen, besonders bei Ischias, macht man gern einen Umschlag mit Thymianessenz oder benutzt eine Salbe aus Majoran und Thymian in Olivenöl. Lavendel und Kamille können auch probiert werden. Löwenzahn in Olivenöl ergibt ein wunderbar entspannendes Massageöl und wird sehr empfohlen. Rosmarin, Majoran, Kamille, Birke, Gewürznelke, Muskat oder Lorbeer können in Kompressen, im Bad oder Massageöl angewandt werden.

Blütenessenzen: Flieder wird bei Entzündungen des Rückgrats, des Knochenmarks und der Nerven und zur besseren

Ausrichtung der Bandscheiben verwendet, Löwenzahnessenz wirkt gegen Schmerzen, entspannt die Muskeln und fördert die Mineralstoffaufnahme. Beinwell ist für die Muskel- und Nervenregenerierung. Ginseng, Grapefruit, Zucchini, Ysop, Pfirsich, Birne und Brombeerblüte helfen ebenfalls.

Kristalle und Edelsteinessenzen: Chrysocoll, Lapislazuli, Karneol, Rosenquarz, Schwarzer Turmalin und Smaragd können als Essenz angewendet werden. Man hält oder trägt Amazonenstein für das Skelett und die Mineralstoffaufnahme, Kunzit gegen Schmerzen.

Emotionalheilung: Die Wirbelsäule ist das Fundament des Körpers. Wenn es schwach ist, sind Ihre Lebensgrundlagen vielleicht ins Wanken geraten. Bewegen Sie sich auf Ihr Lebensziel hin? Wie steht es um Ihre Beziehung? Ist Ihr Familienleben stabil? Schmerzen im oberen Rücken entstammen dem Gefühl, nicht geliebt zu werden, oder dem eigenen Zurückhalten von Zuneigung, einem Mangel an emotionaler Unterstützung. Schmerzen im mittleren Bereich beruhen auf Schuldgefühlen, auf Dingen, die man verdrängt, die aber verarbeitet und freigesetzt werden müssen. Was oder wen müssen Sie sich vom Hals schaffen? Schmerzen im Kreuzbereich deuten auf mangelnde finanzielle Unterstützung, und bei Frauen geht es oft um eine unzureichende oder kaputte Beziehung, auch wenn sie schon lange beendet ist. Versuchen Sie, weniger perfektionistisch zu sein, und tragen Sie nicht alle Lasten der Welt auf Ihren Schultern. Bei Nackenschmerzen geht es um Themen der Flexibilität oder um etwas oder jemanden, der einem im Nacken sitzt.

Scheidenentzündung

Hier handelt es sich um eine Schleimhautentzündung, die mit Geruchsveränderung, Ausfluß aus der Scheide, Jucken und Schmerzen einhergehen kann. In der Scheide einer gesunden Frau sind normalerweise viele Bakterien angesiedelt. Sie erhalten das Säuregleichgewicht der Schleimhaut, verhindern die Vermehrung von Krankheitserregern und bilden so einen Schutz vor Entzündungen. Der Feuchtigkeitshaushalt und das durch Milchsäurebakterien regulierte saure Scheidenmilieu werden unter Einwirkung der Sexualhormone in einem harmonischen Gleichgewicht gehalten. Ist dieses gestört, können sich krankmachende Keime übermäßig schnell vermehren und Scheidenentzündungen verursachen. Dies kann z. B. geschehen, wenn der Säuregehalt vermindert ist, so z. B. in der Schwangerschaft, durch die Antibabypille sowie durch Intimsprays und Scheidenspülungen. Auch länger bestehender Östrogenmangel kann das Scheidenmilieu verändern. Antibiotika und Sulfonamide schädigen die physiologische Bakterienflora ebenso wie alle Medikamente, welche die körpereigene Abwehr unterdrücken (z. B. Cortison). Im Grunde kann jede Verminderung der Abwehrkräfte, z. B. bei Allgemeinerkrankungen, Schlafmangel, Streß, zur Entstehung einer Scheidenentzündung beitragen. Es gibt aber auch Krankheitserreger, die sich in der gesunden Scheide vermehren können, wie z. B. die Erreger von Gonorrhöe und Syphilis.
Wenn das Scheidenmilieu zu alkalisch wird, entstehen häufig Pilzinfektionen durch Candida albicans, einen Hefepilz. Diese Infektionen sind besser bekannt unter der Bezeichnung »Soor«. Es tritt weißlicher zähflüssiger Ausfluß auf, der leicht nach Hefe riecht, und starker Juckreiz.

Trichomonaden sind einzellige Parasiten, die Frauen und Männer befallen und hauptsächlich durch Geschlechtsverkehr übertragen werden. Während Männer meist beschwerdefrei bleiben, entstehen bei Frauen oft unangenehme Entzündungssymptome: trüber, schaumiger, stark riechender Ausfluß und Juckreiz. Die Infektion kann schnell auf die Harnröhre übergreifen, dabei entsteht das für Harnwegsinfekte typische Brennen beim Wasserlassen.

Seit ich vor Jahren einige sehr einfache Gegenmittel für mich entdeckte (Essig-Wasser-Spülungen), habe ich nie wieder wegen einer Scheidenentzündung zum Arzt gehen müssen. Diese Mittel wirken. Klären Sie aber ab, daß es sich tatsächlich um eine Scheidenentzündung handelt; bei Fieber oder Bauchschmerzen ziehen Sie besser eine Expertin zur Diagnose hinzu. Auch auf Geschlechtskrankheiten achten. Wenn diese ausgeschlossen sind, funktionieren die im folgenden angegebenen Heilmittel.

Vitamine und Mineralstoffe: Zusätzlich zu einem täglichen Multivitamin- und -mineralstoffpräparat nimmt man Vitamin-B-Komplex zwei- bis dreimal täglich plus Vitamin B-6 (50–100 mg) und B-5 (100–500 mg zwei- bis dreimal täglich). Wenn man die Pille oder Östrogene nimmt, ist das zusätzliche Vitamin B-6 sehr wichtig. Mangel an Vitamin B-2 kann vaginalen Juckreiz verursachen, und bei Vegetarierinnen kann ein Mangel an Vitamin B-12 Scheidenentzündung bewirken. Vitamin C mit Flavonoiden nimmt man 1000–5000 mg pro Tag oder bis zur Unverträglichkeit, um das entsprechende Säureklima zu schaffen. Täglich hohe Dosen Vitamin A (trockene Form oder Beta-Karotin, 50 000–75 000 IE über kurze Zeit, dann auf 25 000 IE zurückschrauben) und Vitamin E (400–800 IE) nehmen. Dies reduziert Scheiden- und Uterusentzündungen.

Wichtig sind Kalzium/Magnesium (1000–1500 mg Kalzium mit der halben Menge Magnesium), 1000 mg (insgesamt)

Vitamin D täglich und eine hohe Dosierung von Zinksulfat (220 mg zweimal täglich) – bei Trichomonaden. Von Acidophilus nimmt man dreimal täglich ein bis zwei Teelöffel. Das ist wichtig für die Regulierung der Darmflora, besonders wenn man wegen der Scheidenentzündung Antibiotika nehmen muß oder sie durch Candida oder Hämophilus ausgelöst wurde. Ein Teelöffel Acidophilus auf einen Liter Wasser ist eine gute Lösung für eine Scheidenspülung; abwechselnd mit einer Wasser- und Obstessig-Spülung vornehmen (s. u.). Man kann auch vor dem Einschlafen zwei Acidophilus-Tabletten in die Scheide einführen. Wenn man Antibiotika nimmt, beginnt man gleich nach dem Absetzen mit der Einnahme von zwei Acidophilus-Tabletten oder einem Teelöffel der Acidophilus-Flüssigkeit – eine Woche lang eine halbe Stunde vor dem Essen. Das verhindert eine neue Scheidenentzündung. Bei Juckreiz nimmt man Vitamin-E-Öl äußerlich. Essentielle Fettsäuren können sehr wirksam sein, besonders Nachtkerzenöl, das den Hormonhaushalt reguliert.

Heilpflanzen: Zur Spülung kann man eine Reihe von Kräutern verwenden: Bei Ausfluß nimmt man zur Spülung Ulmenrinde; zu einer dicken Paste verrührt kann man daraus auch Scheidenzäpfchen formen. Caulophyllum, Lavendel, Eichenrinde, Roter Salbei, Peau d'Arco und Schwertlilie sind ebenfalls angeraten. Bei nichtspezifischer (hämophiler) Scheidenentzündung nimmt man Gelbwurz, einzeln oder in Verbindung mit Myrrhe.[1] Spülungen macht man mit Extrakt aus Ringelblume, Hamamelis, Lorbeer oder einer Mischung aus 30 g Uva ursi und je 15 g Pappelrinde und Eibisch, die man zwanzig Minuten in einem halben Liter Wasser kocht. Abkühlen, abseihen und mit zwei Teilen Wasser verdünnen, ehe man damit spült.

Innerlich nimmt man zusätzlich zu den äußeren Anwendungen Caulophyllum, Beinwell oder Himbeerblätter, Gelbwurz und Echinacea, Peau d'Arco oder Haferstroh. Bei

Jucken der Vulva tupft man Gelbwurz- und Hamamelis-
tinktur auf, Vogelmierensalbe, Ringelblumensalbe oder
-lotion. Bei chronischen Uterusproblemen nimmt man Johanniskraut. Um das richtige Säureklima in der Vagina
herzustellen, was bei allen Arten von Scheidenentzündung
wichtig ist, spült man mit einer 25%igen Essiglösung – vor
der Verwendung zwei Wochen ruhen lassen, daher bereitet
man sie im voraus zu, um sie jederzeit zur Verfügung zu
haben.

Naturheilkunde: Man richtet sich nach der unter *Pilzinfektionen* beschriebenen Diät. Mindestens zwei Wochen lang
soll die Ernährung zu gut 80% aus rohen Gemüsen und
Salaten bestehen. Den Urin sollte man säuern, indem man
täglich drei bis vier Gläser ungesüßten Preiselbeersaft
trinkt. Nach den zwei Wochen besteht die Ernährung aus
Gemüse, Vollkornprodukten, Meerespflanzen und Fisch.
Man meidet Zucker, gesättigte Fette, weißes Mehl, Fertiggerichte und -produkte, fermentierte Produkte und Alkohol und ißt stets viel Zwiebeln und Knoblauch, Joghurt und
Kefir. Wenn Hefe die Ursache für die Scheidenentzündung
ist, eine hefefreie Diät einhalten (keine Bierhefe) und
darauf achten, daß auch die Vitaminpräparate hefefrei
sind.

Zwei geruchlose Knoblauchtabletten zu den Mahlzeiten
nehmen, dann auf zwei pro Tag zur allgemeinen Vorbeugung senken. Das wirkt gegen die meisten Hefeinfektionen
und Scheidenentzündungen. Besonders wichtig ist dies,
wenn die Scheidenentzündung zyklisch oder häufig auftritt.
Man kann vorbeugend auch eine rohe, geschälte Knoblauchzehe in die Vagina einführen, die man in Gaze wik-
kelt, an der man Zahnseide befestigt. Täglich wechseln.
Nach dem dritten Tag mit Essig spülen – zwei Teelöffel auf
einen halben Liter Wasser. Das hilft gegen Hefeinfektionen, Trichomonaden und andere vaginale Infektionen,
aber bitte abbrechen, wenn der Knoblauch Reizungen her-

vorruft. Scheidenspülungen mit weißem Essig wie oben beschrieben können mit Joghurtspülungen abgewechselt werden (zwei bis drei Teelöffel Naturjoghurt auf einen Liter warmes Wasser), mit Knoblauchspülungen oder Spülungen mit Acidophilus. Einige Quellen empfehlen Obstessig, andere den einfachen weißen Essig. Ich habe mit dem einfachen Essig gute Erfolge erzielt. In Verbindung mit Knoblauchtabletten ist dies oft das einzige, was zur Heilung nötig ist. Zwei- bis dreimal am Tag spülen, bis die Symptome verschwunden sind. Bei Trichomonaden kann man auch mit Jod oder Borsäure spülen. Borsäurekapseln (2) kann man auch als Zäpfchen vor dem Einschlafen in die Scheide einführen, dann eine Woche lang auf eine Kapsel reduzieren, dann einmal die Woche als Vorbeugungsmittel verwenden. Acidophilus-Kapseln können zusammen mit den Borkapseln genommen werden. Bei Jucken einmal die Woche mit Obstessiglösung abtupfen (gleiche Konzentration wie bei der Spülung). Bei Wundsein in der Vagina kann man mit Honig behandeln oder spült mit Ulmenrinde in Wasser. Hüttenkäse auf einer Slipeinlage hilft gegen das Jucken und zieht die Entzündung heraus. Alle paar Stunden wechseln. Auch Rizinusölpackungen auf dem Unterleib wirken positiv. Zwanzigminütige warme Bäder mit drei Tassen Obstessig oder einer halben Tasse Meersalz nehmen und darauf achten, daß das Wasser in die Scheide eindringt. Nie chemische Spülungsmittel verwenden, sie enthalten Reizstoffe und sind unnötig. Die Vagina braucht keine Reinigung. Spülungen werden nur gegen Infektionen eingesetzt, und wenn man sie wirklich einmal zur Reinigung anwenden will, beschränkt man sich auf die Essig-Wasserlösung.

Homöopathie und Zellsalze: *Calcarea carb.* ist bei dicklichem weißen oder gelblichem Ausfluß angezeigt oder bei intensivem Juckreiz, der anfallsweise erfolgt. Es ist hilfreich bei jungen Mädchen. *Graphit* ist das Mittel bei dünnem weißen, brennendem Ausfluß, der sporadisch aufzutreten scheint und beim Gehen sowie am Morgen schlimmer ist. *Pulsatilla* ist bei weißem Ausfluß angezeigt, vorwiegend bei Frauen mit heller Haut. *Fagopyrum* nützt bei gelbem Ausfluß mit Jucken, *Sepia* bei dickem oder reichlichem grünlichen Ausfluß mit Geruch, *Alumina* bei Reizungen, brennendem weißen Ausfluß und geschwollenen, juckenden Flecken an der Vagina vor und nach der Periode. Bei gelbem Ausfluß mit scharfem Geruch, Jucken und Brennen in der Vulva heißt das Mittel *Kreosotum*. Es ist das beste, wenn die äußeren Genitalien gereizt sind. Diese Mittel viermal täglich nehmen.

Zellsalze: *Natrium mur.* ist bei wäßrigem Ausfluß angezeigt, *Natrium phos.* bei gelblich-weißem Ausfluß mit scharfem oder saurem Geruch, *Kali. mur.* bei weißem, nichtjuckendem Ausfluß und *Kali. phos.* bei brennendem, scharfem, gelblichem Ausfluß mit Nervosität. *Silicea* ist das Mittel gegen eiterartigen gelben Ausfluß und Scheidenentzündung.

Aminosäuren: Eine Kombination freier Aminosäuren nehmen.

Akupressur: Volle Reflexmassage zweimal täglich an beiden Händen oder Füßen vornehmen. Besondere Beachtung finden die Meridianpunkte für die weiblichen Organe und das autonome Nervensystem sowie die Punkte für die endokrinen Drüsen, besonders die Hypophyse.

Aromatherapie: Man nimmt einen Teelöffel des ätherischen Öls von Melaleuca (Niaouli) auf einen Liter warmes Wasser zur Scheidenspülung oder im Bad. Besonders bei Trichomonadenvaginitis wirksam. Oder man badet täglich in der folgenden Mischung: Je vier Tropfen Bergamotte- und Eukalyptus- sowie zwei Tropfen Lavendelöl. Andere Badezusätze wären Tanne, Kiefer oder Wacholder. Zwanzig Minuten im Bad bleiben und das Wasser in die Vagina eindringen lassen. Zwei Tropfen Wacholder- oder Lavendelöl werden auch gegen Hefevaginitis empfohlen.

Akupressur bei Scheidenentzündungen

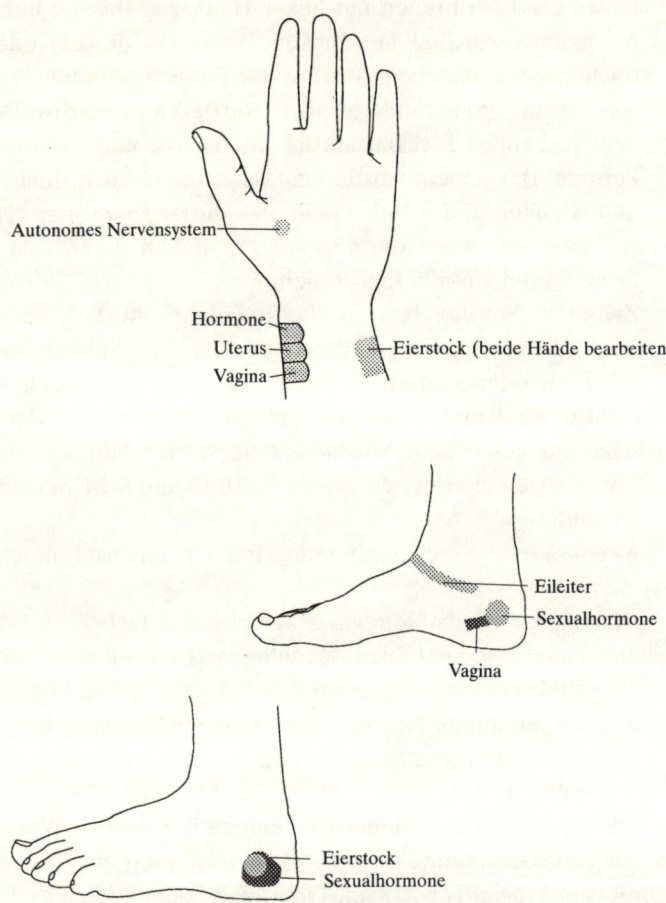

Autonomes Nervensystem

Hormone
Uterus
Vagina

Eierstock (beide Hände bearbeiten)

Eileiter
Sexualhormone
Vagina

Eierstock
Sexualhormone

Beide Hände / Füße bearbeiten

Moshe Olshevsky u. a., *The Manual of Natural Therapy*, S. 211 und 222.

Blütenessenzen: Bachs Holzapfel-Essenz ist für die Reinigung, Granatapfelessenz für alle emotionalen oder physischen Frauenleiden. Granatapfel verstärkt den Blutzufluß zu den Organen und hilft bei Ausfluß, Hefeinfektionen und nichtspezifischer Scheidenentzündung. Glockenblume ist gut für die vaginalen Flüssigkeiten und die Erneuerung des vaginalen Zellgewebes, Ginseng für alle Vagina-Krankheiten.

Kristalle und Edelsteinessenzen: Essenz des Metalls Silber ist für die vaginale Heilung und Magnesium für den Uterus. Granat, Rosenquarz und Rosa Turmalin als Essenz wirken bei Trichomonaden-Infektion. Man hält oder trägt Granat, Rosenquarz oder Rosa Turmalin bei allen Arten von Scheidenentzündung.

Emotionalheilung: Viele Frauen, die häufig oder chronisch unter Vaginalinfektionen leiden, sind deprimiert. Sie haben vielleicht Wut auf den Partner, leiden unter sexuellen Schuldgefühlen oder bestrafen sich selbst sexuell. Man vermeidet so vielleicht den Liebesakt. Heilen Sie die sexuellen Verletzungen der Vergangenheit, und akzeptieren Sie das Bedürfnis nach Heilung und sexuellem Selbstausdruck.

Schlaflosigkeit

Achteinhalb Millionen Amerikanern werden regelmäßig Schlaftabletten verschrieben, und jährlich werden zusätzlich dreißig Millionen Dollar für rezeptfreie Schlafmittel ausgegeben. Viele dieser Medikamente greifen in die normalen Schlafmuster ein, wenn sie überhaupt wirken, oder sie sind nutzlos und enthalten sogar krebserregende Bestandteile. Die häufigste Ursache für Schlaflosigkeit ist Streß. Manche Frauen leiden auch unter Vitamin-B-Mangelzuständen, die Schlaflosigkeit verursachen. Was unter ausreichendem Schlaf zu verstehen ist, wird unterschiedlich beurteilt. Einige Frauen glauben nicht zu schlafen, während sie dennoch genügend Ruhe bekommen, indem sie leicht dösen. Andere erkennen ihren eigenen Körperrhythmus und ihre Bedürfnisse nicht – der Körper orientiert sich an der inneren Uhr, nicht am Wecker. Wenn Sie ein »Nachtmensch« oder »Tagmensch« sind, sollten Sie sich danach richten, wenn Ihre Lebensumstände das ermöglichen, und entsprechend schlafen. Meistens ist das Problem der Schlaflosigkeit damit gelöst. Ältere Menschen brauchen weniger Schlaf als jüngere, und das Schlafbedürfnis verringert sich mit Beginn der Wechseljahre. Dann denken einige Frauen, sie bekämen nicht mehr genug Schlaf. Wenn man sich aber morgens ausgeruht fühlt, hat man bekommen, was man braucht, auch wenn man das Gefühl hat, überhaupt nicht geschlafen zu haben.

Der Schlüssel zu meiner Schlaflosigkeit war meine Einstellung dazu. Statt mir die ganze Nacht Gedanken zu machen, daß ich wach lag und nicht schlafen konnte, beschloß ich, mich einfach im Bett zu entspannen und soviel Erholung wie möglich zu finden. Ich lernte, vor dem Schlafengehen zu meditieren und stillzuliegen, ohne bewußt an etwas zu denken. Dies reichte aus, um mir die nötige Ruhe zu verschaffen, und mein Schlaf wurde allmählich wieder tiefer. Es funktioniert auch, wenn man mitten in der Nacht aufwacht. Das Schlafbedürfnis ist individuell verschieden, und was für Sie reicht, ist für andere vielleicht viel zuwenig oder zuviel. Wenn nicht bestimmte Krankheiten Ihre Schlafstörungen verursachen und keine ernsthaften psychischen Erkrankungen vorliegen, können Sie mit den folgenden Ratschlägen vielleicht wieder zu Ihrem normalen Schlafrhythmus finden. Falls dies nicht gelingt und die Störung längere Zeit bestehen bleibt, sollte eine medizinische Abklärung erfolgen.

Vitamine und Mineralstoffe: Man nimmt täglich ein Multivitamin- und -mineralstoffpräparat, das auch Kupfer, Eisen, Mangan, Kalzium/Magnesium und einen hohen Anteil am Vitamin-B-Komplex enthält. Zusätzlich zu einem ausgewogenen Kalzium/Magnesiumpräparat kann dies schon ausreichen, um Schlaflosigkeit zu beheben. Gleichzeitig werden Beinkrämpfe und das Aufwachen mitten in der Nacht enden. Man nimmt Kalzium-Laktat oder -Gelat (1000–2000 mg) mit der halben Menge Magnesium oder mehr (1000 mg) und 30–50 mg Zink pro Tag. Vitamin-B-Komplex mit zusätzlichem B-5 (Panthotensäure, 500 mg) gegen Streß und B-6 (100 mg, Frauen haben oft zu wenig) und/oder B-3 (Niacin, wirkt entspannend) helfen ebenfalls. Wenn man hohe Dosen vom Vitamin-B-Komplex oder B-6 nimmt und Alpträume oder sehr lebhafte Träume hat, verringert man die B-6-Einnahme. Eine Vitamin-B-Komplex-Tablette und zwei Kalzium/Magnesium-Pillen vor dem Schlafengehen sind ein wirksames Schlafmittel. Lezithin und Bierhefe sind andere wichtige Quellen für Vitamin B. Wenn man unter Eisenmangel leidet, kann der Vitamin-B-Komplex, der die Eisenaufnahme fördert, schon ausreichen, dies zu beheben. Wenn Ihr Multipräparat Kupfer und

Mangan enthält (bis zu 3 mg bzw. 1–5 mg), reicht das aus. Eine Haaranalyse kann bestimmen, welche Mineralstoffe fehlen. Bei chronischer Unruhe und Schlaflosigkeit versucht man auch Germanium.

Heilpflanzen: Man nimmt Tee oder eine Tinktur aus Hopfen, Helmkraut und Katzenminze entweder einzeln oder zusammen vor dem Schlafengehen. Baldrian wirkt noch stärker beruhigend und lindert gleichzeitig Schmerzen. Passionsblume beruhigt den Geist, Mutterkraut entspannt körperlich, besonders bei Arthritis oder anderen Schmerzen. Mutterkraut, Helmkraut, Hopfen, Kamille, Himbeerblätter, Rosmarin, wilder Salat und Hagebutte reduzieren Streßwirkungen, und Alfalfa fördert die Aufnahme und Verwertung dieser Heilpflanzen. Kalifornischer Mohn, Jasmin, Weißdorn, Eisenkraut, Erdbeerblätter, Zitronenblätter, Limonenblätter oder Steinklee wirken ebenfalls beruhigend. Alpträume verhindert man mit Hopfen- oder Thymiantee oder -tinktur. Bei nächtlicher Angst nimmt man Passionsblume, einzeln oder in Verbindung mit Helmkraut. Man kann sich ein Kräuterkissen mit Hopfen gegen Alpträume machen und Beifuß und Rosenblätter für angenehme Träume beimischen.

Naturheilkunde: Vermeiden Sie größere Mahlzeiten kurz vor dem Schlafengehen, und reduzieren Sie Salz im Essen. Nach drei Uhr nachmittags anregende Getränke wie Kaffee, Grünen oder Schwarzen Tee und Colagetränke vermeiden, aber auch Schokolade, Alkohol und Zigaretten. Überessen Sie sich nicht, besonders abends. Die Ernährung sollte wenig oder keine Fertiggerichte und -produkte enthalten, weder Zucker noch Auszugsmehl. Bei manchen Frauen beruht die Schlaflosigkeit auf einer allergischen Reaktion gegen Nahrungsmittelzusätze, -farbstoffe oder Pestizide. Frauen reagieren auch besonders empfindlich auf die Hormone und Medikamente, die man an Vieh und Geflügel verfüttert. Trinken Sie vor dem Schlafengehen ein Glas warme Milch mit einem halben Teelöffel Muskat (nicht in der Schwangerschaft) oder zwei Löffel Honig. Die Aminosäure Tryptophan ist der entspannende Bestandteil in der Milch. Andere tryptophanhaltige Lebensmittel sind Joghurt, Bananen, Feigen, Datteln, Thunfisch, Truthahn, Vollkornkräcker oder Nußbutter. Eine halbe Grapefruit zur Bettzeit kann ebenfalls helfen, oder aber je eine halbe Tasse Orangensaft und Ananassaft mit einer viertel Tasse Zitronensaft.

Man hackt eine Knoblauchzehe, legt sie in ein Glas und bedeckt sie mit Wasser. Zudecken und den Tag über stehenlassen. Zur Schlafenszeit füllt man mit warmem/heissem Wasser auf und trinkt es langsam. Bei chronischer Schlaflosigkeit zehn bis vierzehn Tage lang wiederholen. Ein anderes Rezept ist: Drei Teelöffel Obstessig auf eine Tasse Honig, wovon man vor dem Schlafengehen zwei Eßlöffel nimmt. Weitere Mittel gegen Schlaflosigkeit sind Salat, den man auspreßt oder roh ißt, und Sellerie, ebenfalls gepreßt oder roh verzehrt. Salatgurken wirken beruhigend und enthalten Kalzium. Salat verhindert zudem Alpträume.

Man kann es auch mit Entspannungsübungen versuchen, mit Yoga, einem warmen Bad mit Meersalz, Fuß- oder Körpermassagen, Biofeedback oder Meditation. Man sollte sich besonders darauf konzentrieren, die Gedanken loszulassen. Masturbation bis zum Orgasmus entspannt den gesamten Körper.

Homöopathie und Zellsalze: *Coffea* nimmt man gegen Schlaflosigkeit, wenn man zu viel Kaffee getrunken hat oder die Gedanken einfach keine Ruhe geben wollen. *Ignatia* ist gegen Seufzen und Gähnen und das Gefühl, man würde nie wieder schlafen. *Nux vomica* ist gegen nächtliches Aufwachen, gewöhnlich zwischen vier und sieben Uhr, besonders wenn man am Abend zuvor Alkohol getrunken hat. *Aconitum* hilft gegen nächtliche Ängste und

Panikattacken – man sollte es immer neben dem Bett stehen haben. *Phosphorus* ist das Heilmittel, wenn man Alpträume hat und vor dem Einschlafen deswegen angespannt und ängstlich ist. *Arnica* nimmt man bei Übermüdung, Schmerzen und wenn sich das Bett hart anfühlt. *Cocculus* ist gegen Übermüdung und Erschöpfung nach Schlaflosigkeit und Anpassungsschwierigkeiten nach langen Reisen, *Passiflora* gegen unruhigen Schlaf.

Zellsalze: Abwechselnd zweimal täglich *Natrium mur.* und *Kali. phos.* nehmen, *Natrium sulph.* gegen Alpträume und nächtliche Panik. *Silicea* mit *Natrium mur.* wirkt gegen Gliederzucken im Schlaf, *Natrium mur.* bei angsterregenden Träumen. Bei Müdigkeit am Morgen nimmt man *Natrium mur.* mit *Calc. phos.* Man kann auch die angebotenen Kombinationen gegen Schlaflosigkeit ausprobieren.

Aminosäuren: Tryptophan ist die wichtigste Aminosäure bei Schlaflosigkeit. GABA nimmt man bei Streß und Depression. Eine Kombination aller Aminosäuren wird empfohlen, um allgemeinen Streß zu reduzieren.

Akupressur: Eine volle Fußmassage vor dem Schlafengehen mit besonderer Berücksichtigung der Hypophyse und Nebenniere, wie auch anderer empfindlicher Stellen, wirkt sehr positiv. Es gibt auch eine Reihe von Körperpunkten, die in der Abb. aufgeführt sind. Man sucht an beiden Fußseiten und an den Seiten der Fersen, wo der Fuß in den Knöchel übergeht, nach Druckpunkten, sowie etwa sieben Zentimeter oberhalb der inneren Knöchel. An der Kleinfingerseite beider Handgelenke findet sich ein Meridianpunkt. An der Verbindung zwischen Schädel und Nacken liegen auf beiden Seiten der Wirbelsäule Druckpunkte, sowie zwei Zentimeter hinter den Ohren. Man bearbeitet diese Punkte jeweils ein paar Minuten lang. S. auch unter *Streß*.

Aromatherapie: Ein Bad mit Hopfen, Mädesüß oder Orangenblüten vor dem Schlafengehen hat gute Wirkung. An-

Akupressur bei Schlaflosigkeit

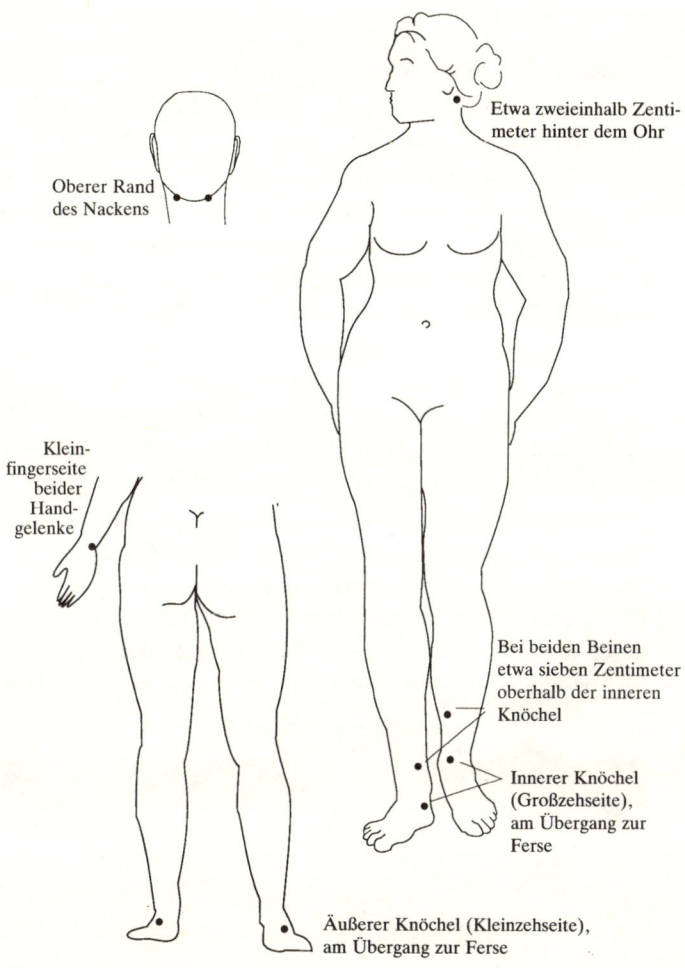

Etwa zweieinhalb Zentimeter hinter dem Ohr

Oberer Rand des Nackens

Klein-
fingerseite
beider
Hand-
gelenke

Bei beiden Beinen etwa sieben Zentimeter oberhalb der inneren Knöchel

Innerer Knöchel (Großzehseite), am Übergang zur Ferse

Äußerer Knöchel (Kleinzehseite), am Übergang zur Ferse

Pedro Chan, *Finger Acupressure*, S. 75-77; Iona Marsaa Teeguarden, *Acupressure Way of Health: Jin Shin Do*, S. 69-70, 75.

dere ätherische Öle, die man im Bad oder im Massageöl benutzt oder auf das Kissen träufelt, sind Kamille, Lavendel, Jasmin, Ylang-Ylang, Rose, Melisse, Neroli, Majoran oder Zitronenthymian.

Blütenessenzen: Passionsblume kann helfen, die Ereignisse des Tages zu vergessen und ruhig zu schlafen. Sie unterstützt auch die Traumarbeit. Ackerwinde ist gegen Unruhe in der Nacht, Chaparral gegen allgemeine Schlaflosigkeit, Vergißmeinnicht gegen Alpträume und Disharmonie in Träumen. Man kann die Bach-Blütenessenz »Sonnenröschen« gegen Alpträume versuchen.

Kristalle und Edelsteinessenzen: Folgende Steine sind als Essenz gegen Schlaflosigkeit einzusetzen: Malachit (nur eine halbe Stunde im Wasser lassen, wenn man sie selbst zubereitet), Amethyst, Sulfur, Zirkon oder Magnetit. Bei Alpträumen macht man eine Essenz aus Jett, Granat oder Chalzedon. Man hält nachts Kunzit in der Hand, um ruhig zu schlafen, oder Aquamarin, Amethyst oder Mondstein. Man kann auch einen klaren Kristall zu diesem Zweck benutzen oder einen Rutilquarz, um Träume anzuregen. Boji-Steine absorbieren Ängste und Schmerzen.

Emotionalheilung: Schlaflosigkeit kann auf Angst oder unangebrachten Schuldgefühlen beruhen. Lassen Sie die Sorgen des Tages an der Schlafzimmertür zurück. Vertrauen Sie der sanften Heilkraft der Nacht.

Schluckauf

Schluckauf wird durch einen Krampf des Zwerchfells verursacht, eines großen Muskels zwischen dem Bauchraum und den Lungen. Wenn sich das Zwerchfell zusammenzieht, wird unwillkürlich Luft eingeatmet, die Stimmbänder schließen sich und verursachen so den Laut, der den Schluckauf begleitet. Auch werden die entsprechenden Nerven gereizt. Schluckauf ist bei Kindern häufiger, weil sie viel durch den Mund atmen; bei Erwachsenen wird er manchmal durch Verdauungsstörungen und Gasentwicklung im Magen verursacht oder aber durch zuviel kohlensäurehaltige Getränke.

Zuviel Essen und Trinken dehnt das Zwerchfell aus und bewirkt Schluckauf, doch dieser Zustand löst sich meist von selbst. Gelegentlich kommt Dauerschluckauf vor, der auch durch eine ernsthafte Störung verursacht sein kann, aber die meisten Fälle reagieren auf eine der Dutzende von Selbsthilfemethoden. Diese sind amüsant zu lesen, und alle scheinen irgendwie zu funktionieren. Wenn man häufig Schluckauf hat, sollte man sich vielleicht andere Eßgewohnheiten zulegen und unter *Verdauungsstörungen* nachsehen.

Vitamine und Mineralstoffe: Es handelt sich zwar nicht um eine Vitamin-Mangelkrankheit, aber ein paar Tips in dieser Hinsicht sind dennoch zu beachten, besonders wenn man oft unter Schluckauf leidet. Kalzium/Magnesium-Tabletten, die Frauen zur Verhütung von Osteoporose empfohlen werden, haben eine krampflösende Wirkung auf alle Körpermuskeln. Das kann allein schon ausreichen, einen Schluckauf zu verhindern. Während eines Schluckaufanfalls nimmt man am besten keine Tabletten ein, damit man sich nicht daran verschluckt. Proteolytische Enzyme (Verdauungsenzyme) helfen, die Gasbildung zu verringern und verhindern daher auch Schluckauf. Der Vitamin-B-Komplex ist für jeden Aspekt der Verdauung wichtig. Niacin (B-3) wirkt entspannend auf Muskeln und Nervensystem. Acidophilus ist wichtig für Frauen, die unter Blähungen und Verdauungsproblemen leiden; es reguliert die gesunde Darmflora. Man nimmt täglich ein Multivitamin- und -mineralstoffpräparat, Kalzium/Magnesium und fügt Verdauungsenzyme und/oder Acidophilus hinzu, wenn Blähungen und Verdauungsprobleme öfter auftreten.

Heilpflanzen: Ein Tee aus Dillblättern (ein Teelöffel auf eine Tasse kochendes Wasser), langsam getrunken, bringt den Schluckauf zum Verschwinden. Das hilft auch bei Verdauungsstörungen und Blähungen. Man kann Dillsamen, Kümmel oder Pfefferminzeblätter kauen. Tee aus Minze oder Fenchel ist ebenfalls wirksam. Man kann an Pfeffer riechen. Das dadurch ausgelöste Niesen bricht den Schluckauf gewöhnlich ab.

Naturheilkunde: Hier wird es erst richtig interessant: Die getroffene Auswahl beschränkt sich auf diejenigen Methoden, die nicht zu ausgefallen sind. Ein Teelöffel Obstessig in einem Glas warmem Wasser, langsam trinken; ein Teelöffel Zucker in einem halben Glas warmem Wasser. Man liegt flach auf dem Boden und trinkt ein halbes Glas Wasser, indem man den Kopf nur zum Schlucken hebt. Wenn das Glas leer ist, ist der Schluckauf verschwunden. Zehn bis fünfzehn Minuten lang Eis lutschen oder kauen oder so lange auf der linken Seite liegen (oder vielleicht beides zusammen?). Ein heißes Bad nehmen. Einen Teelöffel frischen Zwiebelsaft oder einen Teelöffel Zucker einnehmen. Ein Glas Orangensaft trinken.

Homöopathie und Zellsalze: Bei Schluckauf nach Völlerei versucht man *Nux vomica*; man ist gereizt und hat Verdauungsstörungen, Blähungen und Muskelkrämpfe. *Pulsatilla*

Akupressur bei Schluckauf

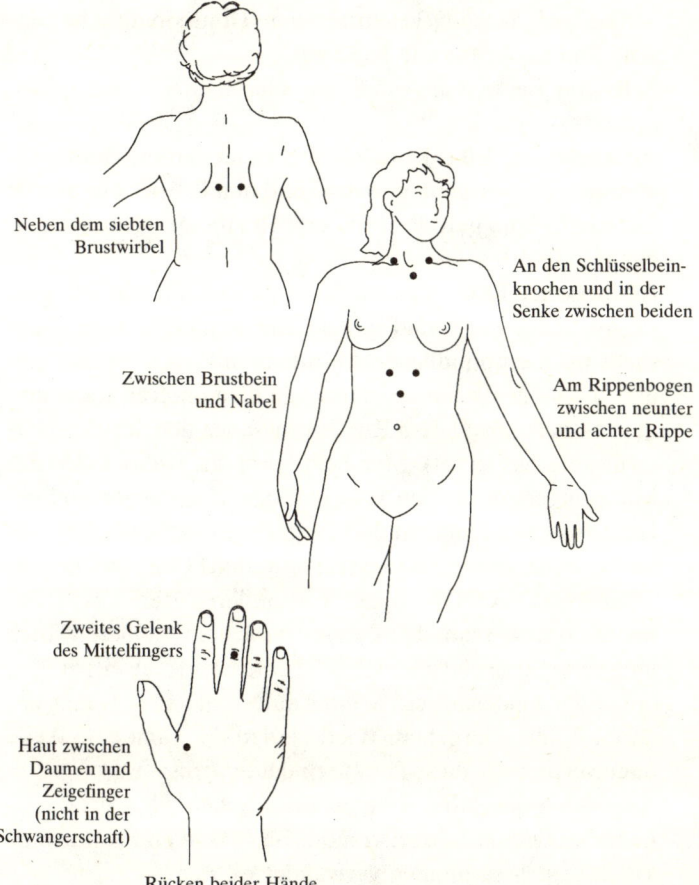

Neben dem siebten
Brustwirbel

An den Schlüsselbein-
knochen und in der
Senke zwischen beiden

Zwischen Brustbein
und Nabel

Am Rippenbogen
zwischen neunter
und achter Rippe

Zweites Gelenk
des Mittelfingers

Haut zwischen
Daumen und
Zeigefinger
(nicht in der
Schwangerschaft)

Rücken beider Hände

Iona Marsaa Teeguarden, *Acupressure Way of Health: Jin Shin Do*, S. 68; Pedro Chan, *Finger Acupressure*, S. 62-64; Mildred Carter, *Body Reflexology*, S. 139; Joy Gardner, *The New Healing Yourself*, S. 226.

ist das Mittel für die Frau von gewöhnlich heller Hautfarbe, die nach fettem oder mächtigem Essen Verdauungsprobleme hat. *Ignatia* nimmt man gegen lauten, geräuschvollen Schluckauf, *Ratanhia* gegen heftigen. Homöopathische Ginseng-Tinktur ist für alle Fälle gut.

Zellsalze: Bei einem Anfall alle Viertelstunde *Mag. phos.* nehmen.

Aminosäuren: Eine Kombination freier Aminosäuren unterstützt das Verdauungssystem und den Körper insgesamt. Sie schafft eine gute Protein- und B-Vitamin-Grundversorgung.

Akupressur: Eine ganze Reihe von Akupressur-Punkten stoppt Schluckauf, und gilt als die beste Therapie. Man sucht nach empfindlichen Meridianpunkten oberhalb und unterhalb des Brustbeins, zwischen dem unteren Rand und dem Nabel und auf dem Rücken zwischen den Schulterblättern (unteres Drittel). Man bearbeitet das zweite Glied des Mittelfingers an beiden Händen, den Zeigefinger und die Haut zwischen Daumen und Zeigefinger. Man massiert die Sohlenmitte der Füße (Zwerchfellpunkt) oder drückt zwischen Nase und Oberlippe. Ein anderer Reflex wird erreicht, indem man die Zunge mit einem sauberen Tuch umgreift und soweit wie möglich herauszieht. Jeweils dreißig Sekunden lang bearbeiten, dann aufhören und auf einen anderen Punkt übergehen. Wiederholen. Es kann eine Weile dauern, aber alle diese Punkte sind hier wirksam.

Aromatherapie: Man riecht an ätherischen Ölen aus Basilikum, Sandelholz oder Estragon. Basilikum und Sandelholz können auch zusammen verwendet werden.

Blütenessenzen: Gänseblümchen erleichtert Schluckauf und vertieft eine zu flache Atmung.

Kristalle und Edelsteinessenzen: Beryllessenz.

Emotionalheilung: Mit dem Atem nimmt man Leben in sich auf. Versucht man zu viel auf einmal? Man sollte alles langsam und locker angehen.

Schnupfen und Halsschmerzen

Schnupfen ist ein Versuch des Körpers, Giftstoffe auszuscheiden, und sollte unterstützt werden statt unterdrückt. Naturheilkundler betrachten ihn eher als Heilmittel statt als Krankheit. Bei einem gesunden Menschen kann eine einwöchige Erkältung zweimal im Jahr den großen Hausputz des Körpers bedeuten. Die Absonderung von Schleim ist ein Mittel zur Entgiftung. Wir sind ständig von Krankheitserregern umgeben, denn es gibt Hunderte von verschiedenen. Wir werden aber erst krank, wenn sie sich in großer Anzahl an den Schleimhäuten ansiedeln und vermehren. Eine Ernährung mit hohem Kohlehydrat- oder Milchprodukteanteil, Streß, Erschöpfung oder wenn wir das Bedürfnis, zu weinen oder uns auszuruhen unterdrücken, ebnet z. B. einer Erkältung den Weg. Eine Erkältung, die die Bronchien oder Lungen beeinträchtigt, Fieber über 38,5 °C oder Mandelentzündung bedürfen ärztlicher Behandlung. Leichte Erkältungen kuriert man auf traditionelle Art mit Ruhe, Fasten oder Einläufen und einfachem Abwarten. Wenn man häufig Erkältungen hat, sollte man an eine Allergieanalyse denken, an immunstärkende Methoden und überprüfen, ob falsche Ernährung oder Lebensweise der Grund sein könnten. Bekommen Sie genug Schlaf, ernähren Sie sich hochwertig? Rauchen Sie? Sind Sie oft verstopft? Aspirin sollte bei kleinen Kindern mit Erkältungen übrigens nicht verwendet werden, denn es kann Reyes' Syndrom auslösen, eine viel ernsthaftere Krankheit. Man vermeide auch Antihistaminika (Medikamente, die entzündliche und allergische Reaktionen unterdrücken), die eine Erkältung unterdrücken und schwerwiegendere Krankheiten zur Folge haben können. Es gibt Dutzende Naturheilmittel gegen Schnupfen und Halsschmerzen, so daß man sich unter den folgenden das passende aussuchen kann (allerdings sind die angegebenen Dosierungen nicht für Kinder geeignet!).

Vitamine und Mineralstoffe: Eine 1000 mg (1 Gramm) Vitamin-C-Tablette mit Flavonoiden, stündlich eingenommen mit sehr viel Wasser oder Kalzium/Magnesium, kann eine Erkältung aufhalten, wenn man bei den ersten Anzeichen anfängt. Während der Erkältung nimmt man Vitamin C bis zur Unverträglichkeit und senkt die Dosis anschließend nur langsam. Einige Frauen schreiben Vitamin A die gleiche Wirkung zu und nehmen alle Stunde eine 25 000 IE-Kapsel ein (aber nicht länger als drei Tage). Auch hierbei kommt es darauf an, ganz früh damit anzufangen, schon bei den ersten Anzeichen und Symptomen. Das nützt auch gegen Halsschmerzen und einen vereiterten Hals.

Heilpflanzen: Es gibt jede Menge Kräuter und Kräutermischungen gegen Erkältungen. Man gebietet Schnupfen und Halsschmerzen gleich am Anfang Einhalt, indem man Kapseln aus zwei Teilen Gelbwurz und einem Teil gemahlenem Cayenne herstellt und zwei davon alle zwei Stunden einnimmt. Ingwerwurzeltee (auch als heiße Kompresse) oder Pfefferminze, Holunderblüten oder Schafgarbe nehmen. Silberweide ist ein pflanzliches Aspirin und wirkt schleimlösend bei Schnupfen. Ulmenrindenpastillen sind wunderbar gegen Halsschmerzen. Man bereitet auch einen Tee aus Zimt, Salbei und Lorbeerblättern zu und fügt einen Teelöffel Zitronensaft hinzu oder aber aus Salbei, Knoblauch und Zitrone – gegen Husten, verstopfte Nase, Grippe oder um das Fieber auszuschwitzen.

Bei eitrigem Hals nimmt man Gelbwurz und Echinacea zusammen, vorzugsweise in einer Tinktur, und massiert den Hals mit Tigerbalsam. Man gurgelt mit verdünnter Gelbwurz- und Myrrhentinktur. Salbeitee ist ebenfalls gut zum Gurgeln, aber auch als Getränk. Ysop und Weißer Andorn nützen gegen Bronchitis. Ysop, Silberweide und Echinacea helfen gemeinsam gegen Mandelentzündung, Halsschmerzen oder Bronchialverschleimung. Königskerze wird gegen Husten, Durchfall, Schnupfen und Halsschmerzen angewendet.

Hier Joy Gardners Rezept für einen Lungentee: Sechs Tassen Wasser zum Kochen bringen, je einen Teelöffel Königskerze, Huflattich und Beinwellblätter hinzufügen. Zehn Minuten köcheln, dann je einen Teelöffel Maisbart und Lobelie sowie zwei Teelöffel Pfefferminze zufügen. Weitere fünf Minuten ziehen lassen, abseihen und nach Belieben Honig zufügen. Dieser Tee hilft bei allen Erkältungskrankheiten, besonders wenn die Brust in Mitleidenschaft gezogen ist.

Naturheilkunde: Man fastet drei Tage mit Traubensaft, Kaliumbrühe, Kräutertees, heißem Wasser, Zitronensaft mit Honig in heißem Wasser oder Wasser mit Obstessig und Honig. Nach drei Tagen geht man zu einer Ernährung mit gekochten Gemüsen über, um die Ausscheidungen zu verringern. Eine andere Fastenkur gegen Erkältung reinigt die Schleimhäute: Morgens Grapefruitsaft, einen Teller gedämpfte Zwiebeln zu Mittag und zum Abendessen, frischen Karottensaft dazu trinken. Vormittags, nachmittags und abends Brühe mit Kalium trinken.[1]

Knoblauch ist sowohl zur Vorbeugung gegen Erkältung als auch zur Linderung wichtig. Man nimmt zu jeder Mahlzeit zwei Knoblauchtabletten oder ißt zwei rohe Zehen dreimal am Tag, noch einige Tage über das Abklingen der Symptome hinaus. Nachts kann man auch einen Fußwickel aus gehacktem Knoblauch in Olivenöl anlegen oder eine geschälte Knoblauchzehe im Mund halten und gelegentlich daran lutschen. Alle paar Stunden ersetzen. Ein weiteres gutes Mittel ist, eine gequetschte Knoblauchzehe mit einem halben Teelöffel Cayenne, dem Saft einer Zitrone, einem Gramm Vitamin-C-Pulver und einem Teelöffel Honig zu vermischen. Dreimal täglich zu den Mahlzeiten nehmen.

Man kann Bienenwabe oder Propolis kauen, um das Immunsystem anzuregen. Früh genug angewendet, kann es die Erkältung abwehren und hilft auch gegen Halsschmerzen. Ein Teelöffel Honig im Saft einer Zitrone oder Honig/Obstessig in heißem Wasser alle zwei Stunden helfen gegen Erkältungen und schmerzenden Hals. Gegen eine laufende Nase taucht man eine rohe Zwiebelscheibe in heißes Wasser und trinkt die Flüssigkeit, nachdem man die Zwiebel wieder entfernt hat.

Diese Vorschläge stellen nur eine Auswahl dar: Weitere Möglichkeiten sind Rizinusölpackungen, Kompressen mit Obstessig, Bäder oder Körperabreibungen mit Essig, Lobelien- oder Hopfenkompressen für den Hals oder ein zwanzigminütiges heißes Bad mit Meersalz und Natriumbikarbonat, danach im Bett die Erkältung ausschwitzen.

Homöopathie und Zellsalze: *Allium cepa* ist das verbreitetste Heilmittel gegen Erkältungssymptome: Man nimmt es bei brennendem Ausfluß aus der Nase, verbunden mit Niesen und tränenden Augen. *Aconitum* hilft in den ersten Stadien, bei Fieber, Husten, Halsschmerzen und Schnupfen, besonders nach trockenen, kalten Winden. *Bryonia* ist bei befallenen Bronchien mit starkem Durst nach kalten Getränken und trockenem, schmerzhaftem Husten angezeigt, *Gelsemium* bei grippeähnlichen Erkältungen mit Niesen, stark laufender Nase, rauhem Hals, Frösteln und Fieber, Kopf- und Gliederschmerzen, wenn man sich dumpf und benommen fühlt. *Phosphorus* ist gegen Erkältungen mit Husten und Entzündung der Atemwege oder des Kehlkopfes und hilft bei Heiserkeit. *Nux vomica* nimmt man, wenn die Nase geradezu sprüht und man sehr reizbar ist, *Arsenicum*, wenn man unruhig, kalt und schwach ist, bei brennenden Augen und Nasenausfluß, der nachts schlimmer wird.

Zellsalze: *Ferrum phos.* bei den ersten Anzeichen und bei allen Erkältungen, Verstopfungen, Husten, Grippe und Fieber. Abwechselnd mit *Kali. mur.* verwenden. *Natrium mur.* ist gut gegen laufende Nase mit Verlust des Geruchssinns. Bei einer Erkältung mit starkem Nasenlaufen abwechselnd *Natrium sulph.* und *Kali. sulph.* nehmen.

Aminosäuren: Freie Aminosäuren in einer Kombination nehmen, um den Körper zu entgiften und das Immunsystem aufzubauen.

Akupressur: Bei Erkältungen vermeidet man volle Fuß- oder Handmassage und läßt den Körper in eigenem Tempo die Entgiftung vornehmen. Man achtet auf empfindliche Reflexe für Lungen und Bronchien im Bereich des Schlüsselbeins vorn sowie auf beiden Halsseiten und zwischen den Schulterblättern auf Reflexe für Erkältung, Grippe, Stimme und Kehlkopf. Bei einer Nebenhöhlenentzündung bearbeitet man den Punkt des autonomen Nervensystems tief im Gewebe zwischen Daumen und Zeigefinger sowie Punkte im Gesicht, die in einer geraden Linie unter den Augen, in Höhe zwischen Nase und Mund liegen (s. Abb. Seite 219 *Erkältungskrankheiten*).

Aromatherapie: Ätherische Öle in einem Zerstäuber, besonders Eukalyptus, Lavendel, Fichte, Kiefer, Ingwer oder Rosmarin, sind nützlich. Basilikumessenz einnehmen, wenn die Erkältung von Depression, Schlaflosigkeit oder seelischer Erschöpfung begleitet wird, Eukalyptus bei Erkältungen mit Husten, Grippe, Nebenhöhlenentzündung, Halsentzündung oder anderen Symptomen der Atemwege. Wenn gleichzeitig Durchfall auftritt, Verstopfung, Übelkeit, Erbrechen oder Appetitmangel, Essenz von Schwarzem Pfeffer in einem Massageöl anwenden. Bei Halsschmerzen und -entzündungen heißen die Öle Geranium, Ingwer, Eukalyptus, Myrrhe, Tanne oder Kiefer. Leicht verdünnt können diese auch in Kompressen benutzt werden.

Blütenessenzen: Jasmin reguliert die Schleimausleitung bei Erkältungssymptomen, Halsschmerzen, Nebenhöhlen- und Bronchienverstopfung. Tagsüber wirkt er stimulierend. Stiefmütterchen überwindet den Erkältungsvirus.

Kristalle und Edelsteinessenzen: Essenzen aus Beryll, Jett, Meteorit oder Schwefel wirken gegen Erkältungen und Grippe. Bei Halsschmerzen nimmt man Aquamarin, Beryll, Koralle, Lapislazuli oder Mondsteinessenz. Man hält Lapis oder Mondstein, um die Nebenhöhlen zu befreien. Sodalith reinigt das Lymphsystem.

Emotionalheilung: Eine Erkältung kann das Bedürfnis nach Ruhe ausdrücken. Wenn man sich die Zeit nimmt, sich gleich bei den ersten Anzeichen ins Bett zu legen, kann man die Krankheit vielleicht abwehren. Sie spricht auch für seelische Verwirrung und Unordnung im Leben, dafür daß einem alles zuviel wurde und außer Kontrolle geraten ist. Eine Kombination aus unterdrückter Wut und Hilflosigkeit bewirkt Entzündungen wie auch Halsschmerzen. Halskrankheiten können auf ein Bedürfnis, zu weinen, sich auszudrücken oder etwas zu sagen, das innen gehalten wird, hinweisen. Auch blockierte Kreativität oder unterdrückte Wut können die Ursache sein.

Schuppenflechte (Psoriasis)

Psoriasis ist eine Hautkrankheit, bei der Zellen der Außen-
schicht der Haut sich zu schnell vermehren. Es bilden sich
Flecken mit silbrigen Schuppen oder rote Bereiche. Beine,
Knie, Arme, Ellbogen, Ohren, Kopfhaut und Rücken sind
am häufigsten befallen; Finger- und Zehennägel zeigen Rillen und Furchen, wenn sie befallen sind. Die Haut ist oft
rissig und blutet, manchmal besteht Juckreiz. Die Krankheit kommt und geht und verläuft im Sommer gewöhnlich
milder. Sie ist nicht ansteckend. Frauen zwischen fünfzehn
und fünfundzwanzig Jahren sind am häufigsten betroffen.
Anfälle können durch Streß, Virus- oder bakterielle Infektionen, Sonnenbrand, Hautreizungen, Verletzungen,
Operationen und einige Medikamente ausgelöst werden.
Frauen mit Psoriasis haben manchmal auch Arthritis in den
kleineren Gelenken. Die Schulmedizin kennt weder die Ursachen noch unbedenkliche Heilmethoden.
Homöopathen und Naturheilkundler bringen diese Krankheit mit Impfungen in Verbindung, die ihrer Meinung nach
das Immunsystem beeinträchtigen. Edgar Cayce hält sie für
eine Folge von dünner werdenden Dünndarmwänden. Andere Theorien gehen von einer Leber- und Nierenfehlfunk-
tion aus, von Nahrungsmittelallergien, Verstopfung und
trägem Stoffwechsel, Kupferüberschuß und Zinkmangel,
einer Störung im Säure-Basen-Haushalt, übermäßigem
Fleischgenuß, allgemein schlechter Ernährung und Verwer-
tungsstörungen von essentiellen Fettsäuren. Adele Davis
schlägt als Lösung vor, den Blutcholesterinspiegel durch
Lezithin zu senken. Es handelt sich um eine hartnäckige
Krankheit, die immer wieder auftritt, und die Medikamente, die konventionellerweise dagegen verschrieben

werden, sind oft nur vorübergehend wirksam und nicht unbedenklich.

Vitamine und Mineralstoffe: Zusätzlich zu dem üblichen ausgewogenen Multivitamin- und -mineralstoffpräparat und einer Kalzium/Magnesium-Tablette hält man die Beigabe von essentiellen Fettsäuren für das wichtigste Heilmittel. Dreimal täglich eine Kapsel Nachtkerzenöl oder eine andere essentielle Fettsäure – Lachsöl, Schwarzjohannisbeerenöl, Leinöl oder Lebertran und Olivenöl. Diese kann man auch äußerlich bei Hautverletzungen anwenden. Vier bis acht Eßlöffel Lezithin täglich einnehmen. Adele Davis berichtet, daß sich nach einer Woche mit dieser Dosierung keine neuen Wundstellen bilden. Vollständige Heilung tritt innerhalb von fünf Monaten ein. Das Lezithin baut Cholesterin im Blut ab. Dazu nimmt man zwei- bis dreimal täglich Vitamin-B-Komplex sowie 75 mg Folsäure, B-1, B-6 und Vitamin B-12 (unter der Zunge) sowie PABA (30–100 mg dreimal täglich). Vitamin A nimmt man bis zu 25 000 IE pro Tag, dazu 400–1000 IE Vitamin D und 800 IE Vitamin E, 50–100 mg Zink pro Tag und 2000–10 000 mg Vitamin C mit Flavonoiden (oder bis zur Unverträglichkeit). Proteolytische Enzyme zwischen den Mahlzeiten fördern die Aufnahme. Germanium kann man äußerlich als Creme anwenden.

Heilpflanzen: Das Ziel heißt hier Leber- und Blutreinigung, und zwar mit Klette, Rotklee, Löwenzahn, Schafgarbe, Veilchenwurzel, Königskerze, Safran, Sarsaparilla, Kamille, Blutwurzel oder Gelbem Ampfer. Gegen Entzündungen werden pflanzliche Antibiotika eingesetzt: Gelbwurz (nicht bei Unterzuckerung) oder Echinacea. Äußerlich macht man Umschläge und Kompressen mit Gelbem Ampfer, Beinwell, Thymian, Sarsaparilla, Ringelblume, Löwenzahn oder Aloe vera. Man nimmt Veilchenwurzel und Rotklee zusammen oder Rotklee mit Klette. Eine weitere Kombination ist Tee aus Rotklee, Klette, Schwertlilie und Sassafras, den man zweimal täglich trinkt. Man kann auch täglich einen Schafgarbenaufguß bereiten. Mariendistelextrakt ist ausgezeichnet zur Leberreinigung.

Naturheilkunde: Man beginnt mit einer dreitägigen Fastenkur (oder länger, dann aber unter Aufsicht), bei der man nur Karottensaft oder Königskerzen-, Ulmenrinden- oder Safrantee zu sich nimmt. Dabei macht man Einläufe oder Darmspülungen. Die langsam eingeführte feste Nahrung besteht zur Hälfte aus Rohkost sowie aus Fisch, Meeresalgen, grünen und gelben Gemüsen, Sojabohnen, Tofu und Vollkornprodukten. Man verzichtet auf gesättigte (tierische) Fette, Milchprodukte, Tomaten, Zitrusfrüchte, Fleisch, Zucker, Alkohol, Limonadengetränke, verfeinerte Mehlprodukte, Fertiggerichte und -produkte und Zusatzstoffe. Zu vermeiden sind Verstopfung und Candida albicans, falls dies ein Problem darstellt (s. *Pilzinfektionen*). Außerdem untersucht man auf eine Unterfunktion der Schilddrüse und mögliche Allergien und probiert eine Rotationsdiät aus, bei der man jeweils ein Nahrungsmittel fünf Tage lang ausschließlich zu sich nimmt.

Um die Verdauung und Verwertung zu unterstützen, trinkt man zu den Mahlzeiten ein Glas Wasser mit je einem Teelöffel Obstessig und Honig. Täglich drei Tassen Preiselbeersaft als Durchspüler trinken, und zwar den natürlichen, ungesüßten Saft aus dem Reformhaus. Man nimmt vier bis sechs Meeresalgentabletten pro Tag zur Regulierung der Schilddrüse und vier bis sechs Knoblauchtabletten zur Schwefelzufuhr und um Hefen auszuscheiden. Meeresalgen wie auch Knoblauch sind Blutreiniger.

Nachts kann man Packungen mit Rizinusöl auf den Bauch legen – sie können sehr gute Wirkung haben. Rizinus kann man auch äußerlich auf Wunden auftragen. Alternativ tupft man abends Knoblauchsaft auf die Reizungen oder stellt eine Lösung aus einer halben Tasse Meersalz auf vier Liter Wasser her und badet die betroffenen Hautstellen mehrmals täglich darin. Wenn man in Meernähe lebt, oft schwimmen gehen. Sonnenbaden tut gut, aber Sonnenbrand muß vermieden werden. Ultraviolettes Licht wird häufig eingesetzt. Auch hier ist es wichtig, sich nicht zu verbrennen.

Homöopathie und Zellsalze: Eine einzige, größere Dosis *Psorinum* kann man von zugelassenen Homöopathen bekommen. Allgemein gesehen kann man bei akuter und chronischer Psoriasis *Arsenicum* nehmen; es herrschen Unruhe, Durst und Brennen vor, was nachts schlimmer wird. *Sulfur* nimmt man, wenn die Stellen jucken, heiß brennen und durch Bettwärme schlimmer werden. Stehen und Berührung mit Wasser sind unangenehm, und die Haut ist trocken. Bei Psoriasis hinter den Ohren oder auf Hand oder Handrücken nimmt man *Graphit*. *Calendula*-Tinktur kann äußerlich angewendet sehr lindernd wirken.

Zellsalze: *Silicea* bei Eiter nehmen, *Kali. sulph.* bei Schuppen, *Calc. fluor.* bei gerissener Haut, *Calc. sulph.* bei leichteren Fällen. Eine Kombination der folgenden Zellsalze wird einen Monat lang viermal täglich eingenommen: *Natrium sulph., Natrium mur., Silicea, Ferrum phos.* und *Kali. mur.*

Aminosäuren: Eine Kombination freier Aminosäuren dient der Entgiftung, Nährstoffversorgung, Gewebeerneuerung und der Versorgung mit Schwefel und B-Komplex-Vitaminen.

Akupressur: Man bearbeitet die Druckpunkte und Reflexe wie unter *Leberreinigung beschrieben.

Aromatherapie: Bergamotteöl sensibilisiert die Haut gegen ultraviolettes Licht; man trägt es auf die Wunden auf und setzt sie dann der Sonne oder einer UV-Lampe aus. Nicht verbrennen! Lavendel in einem Verdampfer oder Zerstäuber hilft beim Aufbau der Hautzellen. Andere Öle, die man in Kompressen, im Bad oder bei der Massage verwenden kann, sind Patschuli, Salbei, Palmarosa und Fenchel.

Blütenessenzen: Aloe vera, Luffa, Rotholz und Engelwurz helfen alle bei der Hautzellenregenerierung, am besten aber Luffa und Rotholz.

Kristalle und Edelsteinessenzen: Als Essenzen nimmt man Achate aller Arten: Azurit, Azurit-Malachit, Aventurin, Koralle, Smaragd, Granat, Magnetit, Perle, Spinell, Sternsaphir und Rosa Turmalin. Bitte auch unter diesem Abschnitt bei *Leberreinigung* nachschauen. Man hält oder trägt Rosenquarz, Kunzit oder Rosa Turmalin für die Haut und die Gefühle.

Emotionalheilung: Sie haben Angst, verletzt zu werden, und fühlen sich gehindert und ausgestoßen. Die Gefühle und das Selbst sind wie betäubt, und man weigert sich, Verantwortung für die Gefühle zu übernehmen. Wofür schämen Sie sich? Was verbergen Sie vor sich oder anderen? Die Hautreizungen sind etwas, hinter dem man sich verstecken kann, damit man andere nicht mit seinen Gefühlen oder Scham konfrontieren muß. Kommen Sie mit sich und Ihren Gefühlen ins reine.

Sinusitis und Allergien

Sinusitis ist eine Entzündung der Schleimhäute in den Schä-
delhöhlen ober- und unterhalb der Augen. Die Nase läuft
oder ist zugeschwollen. Es bestehen Kopfschmerzen, in der
Stirn oder den Wangen sowie hinter den Augen. Oft ist
der Geruchssinn beeinträchtigt. Häufiges Niesen, Ohrenschmerzen oder Zahnschmerzen können auftreten, man
fühlt sich allgemein unwohl und bekommt möglicherweise
auch Fieber. Die akute Sinusitis beginnt gewöhnlich mit
einer Erkältung, chronische Sinusitis kann durch Rauchen,
Reizstoffe oder andere Umweltgifte verursacht werden,
durch Wucherungen an den Schleimhäuten der Nase, Lage-
abweichung der Nasenscheidewand, Verletzungen am Na-
senbein, Heuschnupfen, Nahrungsmittel- und andere Allergien. Ausfluß und Schleim sind Anzeichen, daß Giftstoffe ausgeschieden werden. Kinder (und Erwachsene) in
Familien mit Rauchern haben häufiger Sinusitis, auch wenn
sie selbst nicht rauchen. Sinusitis kann auch durch zu trok-
kene Raumluft verursacht werden, etwa in dicht isolierten,
zentralgeheizten Häusern im Winter.

Vitamine und Mineralstoffe: Man nimmt täglich ein Multi-
vitamin- und -mineralstoffpräparat und ergänzt es mit Megadosen des Vitamin-B-Komplexes (zweimal täglich) mit
zusätzlichem Vitamin B-6 (100 mg zweimal täglich), Vitamin B-5 (500 mg zweimal täglich) und Vitamin C mit
Flavonoiden (2000–10 000 mg pro Tag oder bis zur Unverträglichkeit). Bei akuten Zuständen stündlich 1000 mg Vitamin C mit Vitamin B-6 oder einer Kalzium/Magnesium-
Tablette nehmen. Vitamin C wirkt gegen Entzündungen,
Pilze und Bakterien. Vitamin B-6 oder Kalzium verhindern
die Bildung von Nierensteinen aufgrund der Megadosie-

rung. An Vitamin A nimmt man 25 000 IE täglich in trok-
kener Form oder als Beta-Karotin; bis zu einem Monat
lang kann man auch bis zu 100 000 IE nehmen, dann auf
25 000 zurückschrauben. Vitamin A ist ein Nährstoff für die
Schleimhäute. Bei chronischen Fällen Coenzym Q-10 (60 g)
oder Germanium (100 mg täglich) zur verbesserten Sauerstoffversorgung der Zellen, gegen Freie Radikale und zur
Stärkung des Immunsystems nehmen.

Heilpflanzen: Bei Sinusitis nimmt man zwei Wochen lang
dreimal täglich Echinacea-Tinktur. Echinacea muß man
stets zwei Wochen lang anwenden, auch wenn die Symptome eher verschwinden. Es kann auch eine Kombination
aus Echinacea und Gelbwurz genommen werden (aber
nicht bei Unterzuckerung), oder Echinacea und Silberweide, Echinacea mit Ysop oder Gelbwurz und Myrrhe.
Ephedra ist eine weitere Heilpflanze bei Sinusitis, ebenso
Griechisches Heu mit Thymian oder Beinwell. Gunder-
mann wirkt gegen Nasenverstopfung mit Kopfschmerzen.
Andorn und Lobelie sind gut zum Schleimableiten. Bei
chronischer Sinusitis nimmt man auch blutreinigende Kräuter: Rotklee mit Klette oder Kletten-, Löwenzahn-, Bren-
nessel- oder Gelben Ampfertee. Alfalfa ist auch ein guter
Reiniger und mildert Allergien. Andere nützliche Heilpflanzen sind Königskerze, Augentrost, Malve, Sarsaparilla, Holunder und Cayenne. Ein kräftiger Aufguß aus
Steinklee, den man sich nach dem Haarewaschen über den
Kopf gießt, reinigt die Nebenhöhlen.

Naturheilkunde: Naturheilkundler halten die Ernährung
für die Hauptursache von Sinusitis, besonders wenn man
viel Stärke, Zucker sowie Milchprodukte und wenig Gemüse zu sich nimmt. Man beginnt mit einer drei- bis fünf-
tägigen Fastenkur, um die Schleimhäute zu reinigen. Eine
Saftfastenkur sollte so aussehen:

1. Tag: 180 ml Spinatsaft und 300 ml Karottensaft
2. Tag: 500 mg Meerrettichsaft mit einer ganzen Zitrone

3. Tag: 300 ml Karottensaft, je 100 ml Rote Beete- und Gurkensaft

4. Tag: Ein halber Liter Karottensaft

Dazu trinkt man mindestens drei große Gläser Wasser pro Tag. Nach dieser Kur ißt man eine Woche lang Meerrettich, Fisch und Reis. Meerrettich ist ein stark antihistaminhaltiges Nahrungsmittel. Milchprodukte meidet man vollständig.[1]

Eine Diät zur Reinigung der Schleimhäute besteht aus Zitrusfrüchten zum Frühstück, einem Teller gekochter oder gedämpfter Zwiebeln mit einer Orange als Nachtisch zum Mittagessen und Abendessen und Karottensaft zwischen den Mahlzeiten. Dies führt man drei bis fünf Tage durch, anschließend drei bis sieben Tage lang nur Rohkost essen. Andere Nahrungsmittel erst allmählich wieder einführen, aber Kaffee, Tee, Alkohol, Gewürze, Salz, Zucker und Tabak vermeiden, ebenso Milchprodukte, Produkte mit Auszugsmehl und Fertiggerichte und -produkte. Auf allergische Reaktionen achten und die entsprechenden Nahrungsmittel weglassen (Weizen, Mais, Zitrusfrüchte, Milch, Tomaten oder Schokolade sind häufige Auslöser). Dreimal täglich zwei Knoblauchtabletten zu den Mahlzeiten nehmen.[2]

Bienenpollen und Knoblauchkapseln sind sehr wichtig; man beginnt mit einer bis zwei Pollenkapseln täglich und steigert langsam, bis die Symptome verschwinden. Das wirkt besonders gut bei Heuschnupfen und anderen Allergien; der Pollen muß nicht aus der Gegend stammen. Zu Beginn einer Heuschnupfenattacke kaut man Bienenwaben – sehr wirksam. Dreimal täglich zwei Knoblauchtabletten oder -perlen mit Knoblauch und Petersilie nehmen. Knoblauch ist ein natürliches Antibiotikum, Reiniger und Antihistaminikum und hilft gegen primäre und sekundäre Vergiftung durch Zigaretten. Weitere Mittel sind Zwiebelsirup, gekochte oder rohe Zwiebeln, die man wie Knob-

lauch verwendet, oder ein Glas Wasser mit je einem
Teelöffel Obstessig und Honig dreimal am Tag.

Nahrungsmittel, die Schleim verringern, sind Meerrettich,
den man ißt oder riecht (einen Teelöffel davon mit Zitronensaft vermischt, eine Stunde vor dem Frühstück), Heidelbeeren, Karotten, Gurken, Apfel-, Trauben- und Preiselbeersaft. Kampfersalben wie Tigerbalsam helfen, auf
Gesicht oder Schläfen gerieben, ebenfalls gegen die verstopfte Nase. Einmal täglich fünf bis sechs Tropfen Rizinusöl innerlich gegen Allergien anwenden. Chlorophyll in
Wasser kann als Nasentropfen verwendet werden, aber
auch Knoblauch, Meersalz und Gelbwurz in Wasser.

Homöopathie und Zellsalze: *Allium cepa* ist gegen wäßrigen
Schnupfen mit Brennen in Nase, Mund, Augen und Hals,
Sinuskopfschmerzen mit Gesichtsschmerzen, Niesen und
Husten oder Polypen. Diese Symptome sind abends in
warmen Zimmern stärker, im Freien und bei kalter Luft
schwächer. *Thuja* ist gegen chronische Nasenverstopfung
und Sinusitis, besonders wenn Polypen die Ursache sind.
Ignatia hilft gegen rauhen, bellenden Husten, der die Kehle
reizt, mit Kopfschmerzen und krampfartigen Schmerzen an
der Nasenwurzel. *Kali. bichromicum* nützt bei Erkältungen, Heuschnupfen, Sinusitis, tropfender Nase und Halsschmerzen; der Schleim ist zäh und fadenziehend, und die
Symptome wechseln. *Pulsatilla* ist gegen Erkältungen,
Heuschnupfen, verstopfte, laufende Nase, juckende, trä-
nende Augen, trockenen Husten am Morgen und lockeren
Husten abends. *Sulfur* nimmt man, wenn die anderen Mittel nicht wirken.

Zellsalze: *Ferrum phos.* ist das Mittel gegen akute Sinusitis
mit Schmerzen, Fieber, gerötetem Gesicht und raschem
Puls. *Natrium mur.* ist das Mittel bei wäßrigem Ausfluß,
Nasenverstopfung und Geruchsverlust. *Silicea* nimmt man
bei chronisch dickflüssigem Schleim; bei schlechtem Geruch *Calc. fluor.* Bei dicklichem, gelbem Ausfluß empfeh-

Akupressur bei Sinusitis und Allergien

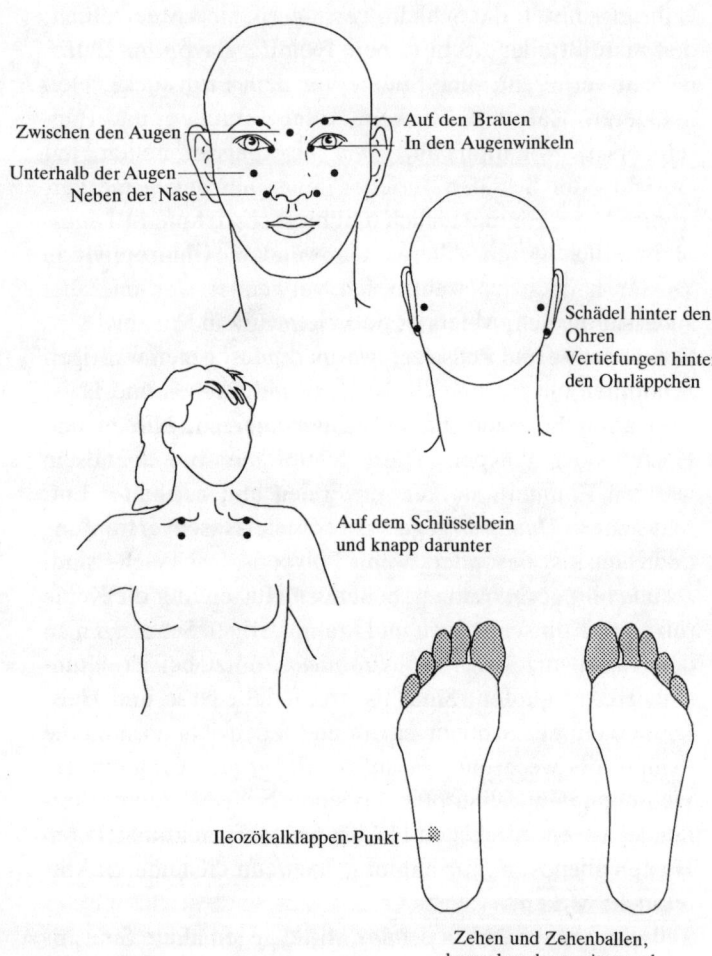

Zwischen den Augen

Auf den Brauen
In den Augenwinkeln

Unterhalb der Augen
Neben der Nase

Schädel hinter den Ohren
Vertiefungen hinter den Ohrläppchen

Auf dem Schlüsselbein und knapp darunter

Ileozökalklappen-Punkt

Zehen und Zehenballen, besonders des zweiten und dritten Zehs

Cathryn Bauer, *Acupressure for Women*, S. 83; Pedro Chan, *Finger Acupressure,* S. 101-103; Mildred Carter, *Body Reflexology und Helping Yourself with Foot Reflexology*, S. 49 und 99-91.

len sich *Kali. sulph.* oder *Natrium sulph.*; *Mag. phos.* bei Heuschnupfen. Diese Zellsalze nimmt man stündlich, bis sich Erleichterung einstellt.

Aminosäuren: Man nimmt eine Kombination oder Lysin, Histidin und Tyrosin einzeln.

Akupressur: Man sucht empfindliche Punkte um die Nebenhöhlenbereiche, an den Knochenbogen um die Augen, im Gesicht und um die Brauen sowie hinter und unter dem Ohr und auf und unter dem Schlüsselbein. An den Füßen bearbeitet man die Zehen und Zehenballen, besonders unter dem zweiten und dritten Zeh; außerdem sucht man den Punkt für die Ileozökalklappe an der Fußsohle.

Aromatherapie: Zwei Tropfen Eukalyptusöl in einem Teelöffel Honig vor dem Schlafengehen nehmen. Eukalyptusessenz kann man drei Wochen lang zweimal täglich inhalieren; Sinusbereiche und Schläfen zweimal täglich mit Lavendel in Pflanzenöl massieren. Andere empfohlene Aromen sind Majoran, Kajeput, Myrte, Niaouli, Zypresse, Pfefferminz und Schafgarbe.

Blütenessenzen: Man nimmt Jasmin, Bärentraube, Eukalyptus und Löwenmäulchen bei Sinusverstopfung, Luffa gegen Allergien und Maisblüte gegen Nahrungsmittelallergien.

Kristalle und Edelsteinessenzen: Sulfur-Essenz ist das Heilmittel gegen Sinusitis; Essenzen aus Moosachat, gemasertem Jaspis oder Silber (Metall) sind gegen Allergien. Man hält oder trägt Mondstein, Azurit oder Lapislazuli.

Emotionalheilung: Die Störung kann durch jemanden in der Nähe ausgelöst sein. Gegen wen sind Sie allergisch? Allergisch sein kann bedeuten, die eigene Stärke verleugnen.

Streß

Wir leben in einer Gesellschaft, in der Streß zum Alltag gehört. Streß ist die Ursache für sehr viele Krankheiten. Frauen arbeiten mehr als Männer für weniger Lohn, oft ohne Anerkennung, Macht, Aufstiegsmöglichkeiten und andere Vorteile. Und wenn sie von der Arbeit nach Hause kommen, wartet oft die zweite Schicht auf sie – die Familie: Kinder, Kochen und Putzen. Wenn sie Alleinverdienerinnen sind, sorgen sie sich ständig, wie sie die Rechnungen bezahlen und alles schaffen sollen, weil es nur von ihrem Einsatz abhängt. Zu viele Frauen leben in Armut, sind obdachlos oder stehen unter dem Risiko, in Zeiten der Rezession den Arbeitsplatz zu verlieren; zu viele kommen finanziell immer nur ganz knapp über die Runden. Wenn man dazu noch eine andere Hautfarbe hat, krank ist, behindert, dick oder alt, verschlimmert sich der Streß; es gibt noch weniger Arbeitsplätze und Lohn, und die Anstrengungen und Verantwortlichkeiten sind eher größer. Es bleibt wenig Zeit für Spaß am Leben, Erholung, Unterhaltung oder Kreativität. Wenn man auf einer Arbeitsstelle ohne Aufstiegsmöglichkeiten sitzt und sich womöglich nach etwas Besserem sehnt (und dafür auch qualifiziert ist), ist der Streß wiederum größer – und das ist die Lage vieler Frauen. Alleinerziehende Mütter sorgen sich darüber hinaus auch noch ständig um die Zukunft ihrer Kinder.

Jede Frau lebt mit solchen Belastungen. Die im folgenden aufgeführten Heilmittel helfen, Körper und Seele bei diesem Kampf gesundzuhalten. Es ist grundsätzlich eine gute Idee, täglich zu meditieren oder Yoga zu betreiben, auch wenn man nur ein paar Minuten vor dem Schlafengehen Zeit dazu hat. Sorgen Sie für ausreichend Bewegung und

Schlaf (s. unter *Schlaflosigkeit*, falls dies ein Problem sein sollte). Lassen Sie sich gelegentlich massieren, nehmen Sie sich Zeit für sich selbst, für Spaß und Entspannung. Meiden Sie anregende Substanzen wie Koffein, Drogen oder Alkohol, essen Sie regelmäßig und so gut wie möglich. Die Folgen von Dauerstreß spiegeln sich in jeder in diesem Buch besprochenen Krankheit. Lernen Sie, sich zu entspannen.

Vitamine und Mineralstoffe: Man braucht täglich ein gutes Multivitamin- und -mineralstoffpräparat als Grundlage, dazu Vitamin-B-Komplex ein- bis dreimal täglich zu den Mahlzeiten und zusätzlich B-5 (Panthotensäure, 100–500 mg dreimal oder bis zu 2000 mg täglich). Vitamin C mit Flavonoiden nimmt man von 1000 mg pro Tag bis zur Unverträglichkeit zur Stärkung des Immunsystems, als Antioxidans und gegen Streß. 25 000 IE Vitamin A benötigt man täglich als Beta-Karotin, dazu 400–800 IE Vitamin E mit Selen und 50 mg Zink. Ein ausgewogenes Kalzium/Magnesium-Präparat (1000–2000 mg Kalzium mit der halben Menge Magnesium) wirkt entspannend und nervenberuhigend und ist essentiell für alle Frauen, um Osteoporose und Menstruationsbeschwerden zu vermeiden. Als Gelat wird es am leichtesten aufgenommen. Andere Zusatzstoffe für den Streßabbau sind Lezithin, Bierhefe, roher Drüsenextrakt (Hypophyse, Nebenniere und Thymus), Chrom und/oder essentielle Fettsäuren (Nachtkerzenöl, Fischlipide, Leinöl, Lachsöl etc.). Germanium kann besonders nützlich sein, 100–200 mg täglich nehmen.

Heilpflanzen: Eine ganze Reihe von Kräutern und Heilpflanzen wirkt beruhigend bei Streß: Helmkraut, Mutterkraut, Hopfen, Katzenminze, Beifuß, Passionsblume, Baldrian, Rosmarin, Salbei, Pfefferminze und Cimicifuga. Tee aus Helmkraut, Katzenminze und Hopfen zusammen kann täglich getrunken sehr entspannend wirken. Schachtelhalm sorgt für das nötige Kalzium und Silizium, ebenso Haferstroh und Alfalfa. Letzteres wird besonders empfohlen, weil es Nährstoffe enthält und die Verwertung aller anderen Kräuter unterstützt. Zitronenmelisse hebt die Stimmung und entspannt, ebenso Eisenkraut, und Frauenschuh ist gut gegen Ängstlichkeit. Ginseng und Dong Quai (chinesische Angelica-Wurzel) gleichen aus und regen an, ebenso Sarsaparilla und Löwenzahn. Wacholderbeeren und Ginkgo biloba stärken Nerven und Gehirn. Johanniskraut wirkt beruhigend, Mistel nährt die Nerven. Ein oder zwei Tropfen Lobelientinktur in Verbindung mit andern Kräutern entspannt – nicht zuviel nehmen, denn es wirkt emetisch (fördert Erbrechen). Mutterkraut verhindert Migräne und entspannt. (S. auch unter *Kopfschmerzen* und *Migräne*.)

Naturheilkunde: Die Ernährung sollte so gut und ausgewogen wie möglich sein, indem man Zucker, Auszugsmehl, Fertiggerichte, Koffein, Alkohol, Gebratenes und Colagetränke meidet. Milchprodukte können eine Ursache für Streß sein; viele Menschen sind dagegen allergisch. Man setzt sie ein paar Wochen lang ab und beobachtet die Folgen. Dann führt man sie langsam wieder ein und achtet auf Reaktionen. Andere Nahrungsmittel, besonders Weizen/Gluten, Mais, Schokolade, Tomaten, Eier oder die Zusätze in Fertigprodukten, können ebenso allergen sein. Wenn man Fleisch und Geflügel ißt, sollte es aus artgerechter Haltung stammen. Von Zucker und Süßstoffen wechselt man besser zu Honig. Zucker macht nervös, und einige Süßstoffe sollen für Grauen Star und Krebs mitverantwortlich sein. Das kann schon einen großen Unterschied bewirken. Man ißt Vollwertkost mit viel rohen Gemüsen, Ballaststoffen, Fisch, Tofu, Joghurt und frischem Obst.

Geruchlose Knoblauchpillen helfen, das Immunsystem zu stärken. Dreimal täglich zwei Tabletten zu den Mahlzeiten nehmen. Bienenpollen, Propolis, Gelee Royal und Bienenwaben schützen vor Streß und stärken ebenfalls das Im-

munsystem. Jod nimmt man in Form von Meeresalgentabletten zu sich. Dreimal täglich ein Glas Wasser mit je
einem Teelöffel Obstessig und Honig trinken.

Es gibt einige ausgesprochen beruhigende Nahrungsmittel.
Apfel-, Ananas-, Pflaumen-, Trauben- oder Kirschsaft sind
gut, aber nur die natürlichen, ungesüßten Säfte verwenden
und in Zimmertemperatur tagsüber trinken. Vor dem
Schlafengehen trinkt man eine halbe Tasse Orangensaft mit
einer halben Tasse Ananassaft und einer viertel Tasse Zitronensaft vermischt. Das hilft, zu entspannen und durch-
zuschlafen. Auch warme Bittersalz- oder Meersalzbäder
nützen.

Homöopathie und Zellsalze: *Nux vomica* nimmt man gegen
prämenstruellen Streß, Reizbarkeit, Schwäche, Appetitmangel und Verstopfung in Verbindung mit Streß. *Ignatia*
ist für die Frau, die empfindlich und nervös ist. Ihre Belastungen wirken morgens und im Freien stärker und werden
durch Kaffee und Rauchen vervielfacht. *Magnesium carbo-
nicum* ist für die überlastete, nervös-erschöpfte Frau; *China*
ist gegen Schwäche durch Überarbeitung und Angstzustände, *Pulsatilla* gegen Streß bei Frauen mit heller Hautfarbe und wechselnden Stimmungen. *Strychninum nitricum*
ist gegen nervöse Erschöpfung.

Zellsalze: Man probiert eine Kombination von Zellsalzen
zur allgemeinen Beruhigung und Stärkung des Nervensystems. *Calc. phos.* ist das Heilmittel bei Erschöpfung durch
Überarbeitung und Sorgen, *Ferrum phos.* bei Streß und
einem müden Gefühl im Kopf, *Mag. phos.* bei nervösen
Kopfschmerzen. *Kali. phos.* ist das Mittel bei nervöser Erschöpfung, Streß, Spannungen, nervösen Kopfschmerzen
und Verdauungsproblemen.

Aminosäuren: Man nimmt eine Kombination aus freien
Aminosäuren; sie reduzieren Streß erheblich. Einzeln ge-
nommen empfehlen sich GABA (750 mg mit Niacin und
Inosit) als Beruhigungsmittel, Tyrosin (mit Vitamin B-6

Akupressur gegen Streß

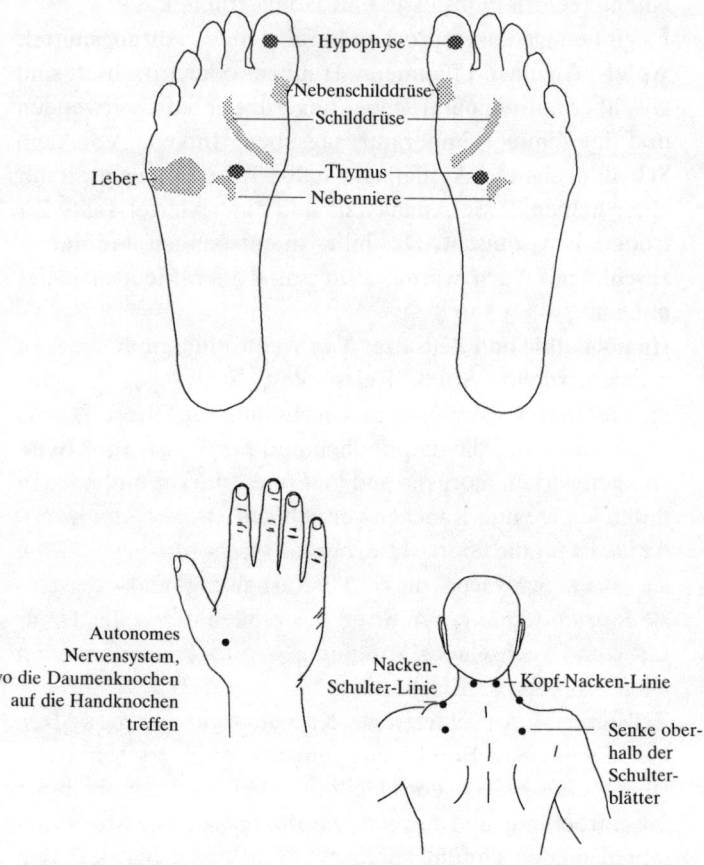

Moshe Olshevsky u. a., *The Manual of Natural Therapy*, S. 300; Iona Marsaa Teeguarden, *Acupressure Way of Health: Jin Shin Do*, S. 73-75.

und C auf nüchternen Magen), Methionin (Anti-Streß-Mittel) oder Tryptophan.

Akupressur: Man nimmt eine volle Fußakupressur vor, anfangs zweimal die Woche, aber langsam auf zweimal täglich steigern. Man kann auch zehn Minuten täglich mit einem Fußroller arbeiten, um Schmerzen und Spannungen in allen Körperteilen abzubauen. Besondere Aufmerksamkeit schenkt man den Hypophysen- und Drüsenreflexen. Man kann auch die folgenden Drüsenpunkte zweimal täglich bearbeiten: Hypophyse, Nebenschilddrüse, Schilddrüse, Nebenniere, Leber und Thymus jeweils zwei Minuten, den Punkt für das autonome Nervensystem in den Händen fünf Minuten lang. Man sucht auch an der Linie zwischen Kopf und Nacken nach empfindlichen Stellen, sowie in den Senken oberhalb der Schulterblätter (s. Abb.).

Aromatherapie: Eines der folgenden ätherischen Öle im Bad, als Massageöl oder im Zerstäuber/Verdampfer verwenden: Geranie, Lavendel, Majoran, Melisse, Neroli, Orange, Rose, Mandarine, Ylang-Ylang, Kamille, Scharlachsalbei, Zedernholz oder Tanne. Zur Muskelentspannung und gegen Schmerzen nimmt man ein Massageöl mit Löwenzahn.

Blütenessenzen: Kamille ist die Hauptessenz bei emotionaler Spannung, Streß, Schlaflosigkeit und nervösen Verdauungsproblemen. Löwenzahn wirkt muskelentspannend. Man nimmt Ginseng zur Stärkung der endokrinen Drüsen und des Abwehrsystems und Ysop zur Überwindung von Schuldgefühlen und emotionalen Blockaden. Lotus beruhigt alle Gefühlszustände, hilft bei der Meditation und der Aufnahme aller möglichen Heilformen. Mit anderen Essenzen zusammen benutzen.

Kristalle und Edelsteinessenzen: Apatit, Chrysocoll, Diamant, Sugilit oder Opal werden als Essenz benutzt, auch das Metall Gold. Man hält oder trägt Kunzit, Rosenquarz, Bernstein, Amethyst, Rauchquarz, Türkis und Chrysocoll.

Emotionalheilung: Es herrschen Angst, Unsicherheit, Spannung, innere Kämpfe und Gehetztsein vor. Stellen Sie besseren Kontakt mit der Umwelt her, und lernen Sie, sich zu entspannen. Vertrauen Sie dem Prozeß des Lebens. Sie sind nicht allein.

Streßtabelle nach Holmes-Rahe

Bei über 300 Punkten besteht eine 79%ige Chance, eine Krankheit zu entwickeln, wenn die Betroffenen die streß-auslösenden Situationen nicht angemessen verarbeiten können.

	Punkte
Tod des Partners	100
Scheidung	73
Tod eines Familienangehörigen	66
Trennung vom Partner	65
Gefängnisstrafe	63
Schwere Verletzung oder Krankheit	53
Heirat	50
Verlust des Arbeitsplatzes	47
Eheliche Versöhnung	45
Pensionierung	45
Größere Veränderung im Gesundheitszustand oder Verhalten eines Familienmitglieds	44
Schwangerschaft	40
Sexuelle Schwierigkeiten	39
Größere Umstellung bei der Arbeit	39
Größere Umstellung der Finanzlage – besser oder schlechter	38
Tod eines engen Freundes	37
Aufnahme einer anderen Arbeit	36
Wechsel in der Anzahl von Ehestreitigkeiten – besser oder schlechter	35
Aufnahme einer Hypothek oder eines größeren Kredits	31

Abzahlung eines größeren Kredits	30
Wechsel der Verantwortung im Beruf	29
Kind verläßt das Elternhaus	29
Probleme mit den Schwiegereltern	29
Größere persönliche Leistung	28
Kollege beginnt Arbeit oder verläßt den Arbeitsplatz	26
Beginn oder Ende der Schulzeit	26
Größere Veränderung der Lebensbedingungen	25
Wechsel von persönlichen Gewohnheiten	24
Streit mit dem Chef	23
Größere Veränderung der Arbeitszeit oder -bedingungen	20
Umzug	20
Schulwechsel	20
Veränderung der Freizeitgewohnheiten	19
Veränderung der religiösen Aktivitäten	19
Veränderung der gesellschaftlichen Aktivitäten	18
Geringere Kreditzahlungen	17
Größere Veränderungen der Schlafgewohnheiten	16
Größere Veränderungen in der Zahl der Familientreffen	15
Größere Veränderung der Eßgewohnheiten	15
Urlaub	13
Weihnachten	12
Geringfügige Gesetzesübertretung	11

Übergewicht, das die Gesundheit beeinträchtigt

Hier geht es nicht um eine bestimmte Diät oder eine schlanke Figur als Schönheitsideal, sondern um die Gesundheit. Beim Thema Übergewicht ist nur wichtig, daß dicken Frauen, die eine Anfälligkeit für Herzkrankheiten, Diabetes, Leber- oder Nierenleiden haben und zu hohem Blutdruck neigen, geholfen wird, abzunehmen und gesund zu bleiben. Fettleibigkeit ist potentiell lebensbedrohlich, denn übergewichtige Frauen haben ein viel höheres Risiko, an den oben genannten Krankheiten zu leiden, die für sie zudem schwerwiegendere Folgen haben.

Die Hauptursache für Fettleibigkeit ist falsche Ernährung. Der Körper bekommt nicht das, was er braucht, also steigert sich der Hunger. Die meisten dicken Frauen wurden schon früh mit ungeeigneter Nahrung vollgestopft. Viele haben Nahrungsmittelallergien oder können z. B. keine Kuhmilch verdauen, die sie zu früh verabreicht bekamen; sie wurden fett statt gut ernährt. Das Problem wächst mit dem Kind, denn der Erwachsene bewegt sich nicht mehr im gleichen Maße wie ein Kind, und die schlechte Ernährung wird zur schlechten Gewohnheit. Daraus entwickelt sich eine anomale Stoffwechsellage. Adele Davis erklärt in *Let's Get Well*, daß in der Ernährung vieler Frauen zu wenig Nährstoffe angeboten werden, um die Fettverbrennung zu ermöglichen. »Fett wird nur abgebaut, wenn Energie produziert wird, daher kann man erst abnehmen, wenn das Fett effizient verbrannt wird, und für diesen Prozeß braucht man fast alle Nährstoffe.«[1] Sie glaubt, daß die Unfähigkeit der Leber, Verdauungsenzyme zu produzieren oder zu aktivieren, an Vitaminmangel oder Allergien liegt und der Hauptgrund für Dickleibigkeit sei. Ein anderer Grund ist ein gestörter Hormonhaushalt, auch das kann zum Großteil durch eine vollwertige Ernährung ausgeglichen werden. Für die Frau, die aus Gesundheitsgründen abnehmen muß, besteht die Lösung nicht in einer der vielen Reduktionsdiäten, sondern in hochwertiger Kost. Sie muß ihre Ernährung vollständig umstellen, damit der Körper bekommt, was er braucht.

Vitamine und Mineralstoffe: Man beginnt mit der Einnahme eines guten Multivitamin- und -mineralstoffpräparats; wenn die Verwertung ein Problem darstellt, in flüssiger Form. Als nächstes folgt ein Vitamin-B-Komplex-Präparat zweimal täglich, mit zusätzlich B-6 (100 mg) gegen Wasseransammlung und um gespeichertes Fett in Energie zu verwandeln. Zusätzliches Vitamin B-5 (500 mg zu jeder Mahlzeit) verdoppelt die Fettverwertung und stärkt die Nebennieren. Lezithin zu den Mahlzeiten hilft dem Körper, Fett zu verbrennen, reduziert den Cholesterinspiegel und verhütet oder senkt hohen Blutdruck und Gefäßkrankheiten. Diese Dosierungen sind auch wichtig für die Leberfunktion. Vitamin C (3000–6000 mg pro Tag) unterstützt die Drüsenfunktionen, Vitamin E (400–800 IE pro Tag) verdoppelt wiederum den Fettstoffwechsel. Man steigert die Einnahme von Vitamin E von 400 IE pro Tag um 100 IE pro Woche. Bei rheumatischen Herzkrankheiten sollte man die Einnahme auf 400 IE pro Tag begrenzen. Ungesättigte Fettsäuren helfen bei der Umsetzung des Fetts, das bereits im Körper gespeichert ist, unterdrücken den Appetit und konsolidieren die Gewichtsabnahme – Nachtkerzenöl, Lachsöl, Schwarzjohannisbeerenöl oder Lebertran. Bei Unterzuckerung und zur Entwässerung versucht man Kalium (90 g); Chrom (200 µg) hilft beim Abnehmen, weil es den Blutzucker ausgleicht. Manche Frauen brauchen ein Kalzium/Magnesium-Präparat; es hilft gegen Wassereinlagerung, entspannt die Muskeln, wirkt blähungstreibend und antazid (säureregulierend).

Heilpflanzen: Vogelmiere und Labkraut sind Kräuter, die die Gewichtsabnahme anregen. Rohe Vogelmiere kann man in Salaten zusammen mit Senfkraut, Hirtentäschel oder Gartenkresse mischen. Andernfalls wendet man das Kraut getrocknet oder als Tinktur an. Labkraut sollte man als Tee mindestens dreimal täglich trinken – erst in der siebten Woche wird man die Wirkung bemerken, aber sie wird beträchtlich sein. Weiße Eschenrinde unterstützt ebenfalls die Gewichtsabnahme, Matetee und Fenchel hemmen den Appetit und unterstützen die Verdauung. Safran ist ein Blutreiniger, ebenso Löwenzahn (für die Leber). Weißdorn unterstützt das Herz. Man kann Weißdorn und Vogelmiere in einer Tinktur zweimal täglich gegen Fettleibigkeit nehmen, aber auch bei Herzkrankheiten und hohem Blutdruck.

Man nimmt Alfalfa in Verbindung mit anderen Kräutern als Nährstoff, Reiniger und Entgifter und um die Wirkung anderer Kräuter und Vitamine zu verstärken. Petersilie wirkt harntreibend, Sennesblätter abführend. Kleie nimmt man eine halbe Stunde vor dem Frühstück – sie liefert Ballaststoffe, senkt den Appetit, führt ab und stabilisiert den Blutzucker. Man sollte sie nicht kurz vor oder nach Vitaminen und Medikamenten einnehmen. Lakritzwurzel senkt den Blutzuckerspiegel und regt die Nebenniere an, ist aber nicht für Frauen mit hohem Blutdruck geeignet. Seetang regt die Schilddrüse an.

Naturheilkunde: Man sollte eine ausgewogene Ernährung mit Zitrusfrüchten, rohem Gemüse, vegetarischem Eiweiß, Geflügel aus artgerechter Aufzucht, Fisch, genügend Ballaststoffen und naturbelassenen Kohlehydraten zu sich nehmen. Auf weiße Mehlprodukte, Zucker, Salz, weißen Reis, Fertiggerichte, süße Getränke, Kuchen, Zusatz- und Konservierungsstoffe verzichten und tierische Fette (gesättigte Fette), Molkereiprodukte, Speiseeis und Gebratenes meiden. Man verwendet kaltgepreßtes Öl aus Nüssen oder

Avocados und Olivenöl. Man ißt Vollkornprodukte, Tofu, Linsen, Bohnen und Ofenkartoffeln (ohne Beilage). Kurze Fastenkuren mit Zitronensaft oder Einläufe mit warmem Wasser helfen bei der Entschlackung. Man sollte mehrmals am Tag kleine Mahlzeiten essen, statt drei große, und weder hungern noch sich über(fr)essen. Zwischen den Mahlzeiten ißt man nichts. Dies ist eine nährstoffreiche Diät, die auf Vollwertprodukten und angemessenem Protein und Ballaststoffen beruht.

»Wenn keine raffinierten Nahrungsmittel gegessen werden, liefert jede Kalorie die Nährstoffe für die Energieversorgung; bei schlechter Ernährung fehlen diese Nährstoffe jedoch, und das Bedürfnis nach ihnen wird ungeheuer verstärkt.«[2]
Vor jeder Mahlzeit trinkt man ein halbes Glas verdünnten, roten Traubensaft. Das dämpft den Appetit. Zwei Drittel Grapefruitsaft, mit einem Drittel Wasser verdünnt, hat die gleiche Wirkung – oder auch ein Glas Wasser mit einem Teelöffel Obstessig oder Saft (sehr empfohlen). Für die Jodversorgung nimmt man sechs bis acht Meeresalgentabletten pro Tag, wenn man einen metallischen Geschmack im Mund bekommt, weniger. Rohe Bauchspeicheldrüsen-, Zirbel- oder Schilddrüsenextrakte helfen, den Drüsenhaushalt auszugleichen.

Homöopathie und Zellsalze: Die Homöopathie betrachtet Fettleibigkeit als ein Charaktermerkmal und nicht als eine Krankheit. Man sollte mit einer erfahrenen Homöopathin arbeiten, die für ein generelles Wohlbefinden sorgt. Hier jedoch einige Vorschläge: *Phytolacca* sollte man einen Monat lang alle acht Stunden versuchen. Wenn es nicht anschlägt, *Ammonium bromatum* probieren, wenn zur Fettsucht chronische Verschleimung tritt, Husten, neuralgische Kopfschmerzen oder beengende Schmerzen in Kopf, Brust oder Beinen. *Calcarea carb.* ist das Mittel bei Übergewicht aufgrund falscher Ernährung bei Hypophysen- oder Schilddrüsendysfunktion, verstärktem Schwitzen, flüchtigen Brustschmerzen, Reizhusten, Übelkeit, Übersäuerung und leichter Atemlosigkeit. *Calcarea arsenicosa* nimmt man bei Dickleibigkeit in den Wechseljahren, wenn schon der geringste Anlaß Herzrasen auslöst. Es können Ödeme vorkommen, Frösteln, ein schwaches Herz, Nieren- oder Bauchspeicheldrüsenleiden, und bei der kleinsten Anstrengung werden die Symptome schlimmer.

Zellsalze: *Natrium sulph.* bei Übergewicht und Wasseransammlung.

Aminosäuren: Diese sind wichtig für die leichte Verwertung von Proteinen und B-Vitaminen bei Übergewicht und Unterzuckerung. Man sollte eine Kombination freier Aminosäuren nehmen. Einzelne Aminosäuren wären DL-Phenylalanin als Appetithemmer (100–300 mg pro Tag). Man meide hohe Dosierungen bei Diabetes oder hohem Blutdruck. Die Kombination aus Arginin, Ornithin und Lysin (je 500 mg) setzt das Körperfett frei, ist jedoch nicht für Diabetiker und Kinder geeignet. Carnitin hilft bei der Fettverwertung und Gewichtsabnahme.

Akupressur: Für den Drüsenausgleich massiert man das ganze Ohrläppchen auf beiden Seiten (s. Abb.). Wichtig sind die Punkte zur Appetitunterdrückung und die Hormonpunkte. Die Körperpunkte bei Wasseransammlung sind ebenfalls angegeben. Volle Hand- oder Fußakupressur, allmählich bis auf zweimal täglich steigern. Besondere Aufmerksamkeit benötigen Hypophyse, Zirbeldrüse, Nebenschilddrüse, Schilddrüse, Bauchspeicheldrüse, Nebenniere, Niere und die Sexualhormone.

Aromatherapie: Eines der folgenden Öle in Bädern oder Massageölen verwenden: Engelwurz, Birke, Fenchel, Citrus, Roter Thymian, Zitrone. Salbei, Majoran und Rosmarin verbessern die Ausscheidung von Giftstoffen und stärken die Gewebe.

Blütenessenzen: Aprikosen- und Bananenessenz nützen bei

Akupressur bei Übergewicht

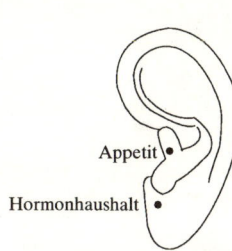

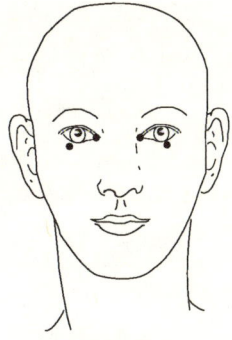

Akupressur-Ohrenpunkt für den Ausgleich
der Hormone und die Appetithemmung.
Man massiert auch das gesamte Ohr zum
Ausgleich des Drüsenhaushalts.

Augenwinkel und unter den
Augen bei Wasseransammlung

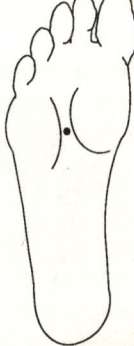

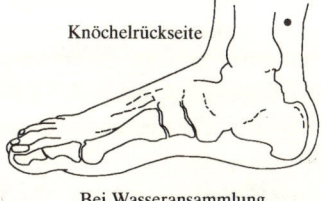

Bei Wasseransammlung

Bei Wasseransammlung (nicht
in der Schwangerschaft bearbeiten)

Cathryn Bauer, *Acupressure for Women*, S. 51; Moshe Olshevsky u. a., *The Manual of Natural Therapy*, S. 7-8.

Akupressur bei Übergewicht

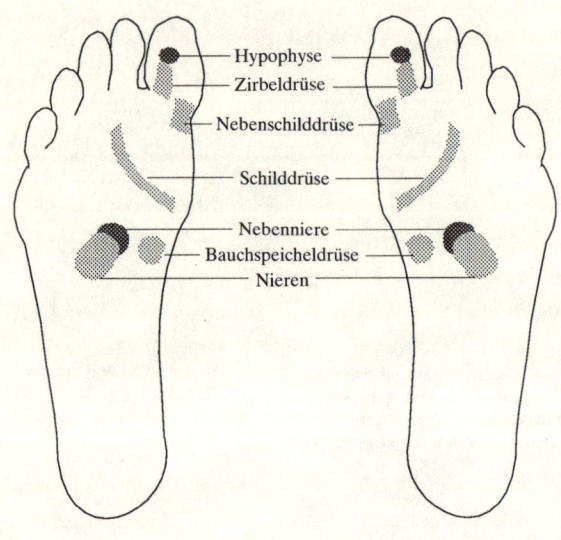

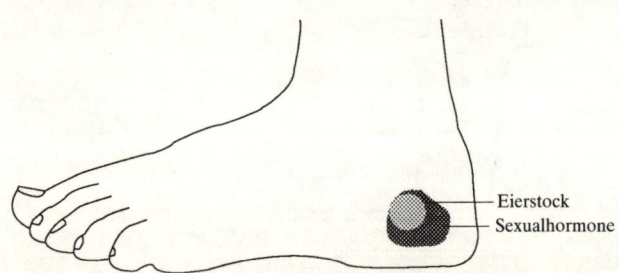

Cathryn Bauer, *Acupressure for Women*, S. 51; Moshe Olshevsky u. a., *The Manual of Natural Therapy*, S. 7-8.

Fettleibigkeit aufgrund von Unterzuckerung. Sonnenblume löst Fettgewebe auf.

Kristalle und Edelsteinessenzen: Korallen-, Fluorit- oder Rubinessenz sind zur Gewichtsabnahme zu empfehlen. Man hält oder trägt Citrin, Bernstein, Topas, Malachit oder Peridot.

Emotionalheilung: Sie sind unsicher und verletzlich, haben Angst, Ihre Kraft und auch Ihre Ängste zu zeigen. Essen ist ein Versteck, eine Ersatzbefriedigung, und Gewicht ist ein Schutzschild. In Ihnen steckt ein kleines, verängstigtes Kind, das Ihre Liebe braucht. Nehmen Sie sich seiner an, schützen Sie es, und lassen Sie zu, daß Ihre wahren Gefühle auftauchen. Bei dem Kind ist eine starke Frau. Sie sollte ihr Gewicht spürbar einsetzen und Raum einnehmen. Sie sind stark, kompetent und gut. Sie brauchen sich nicht hinter Fett und Essen zu verstecken. Sie sind liebenswert und lie- bevoll – lieben Sie sich selbst. Sie sind in Sicherheit.

Verbrennungen

Auch der Sonnenbrand gehört hierher. Es gibt vier Kategorien von Verbrennungen, die den Schweregrad bezeichnen. Verbrennungen Ersten Grades betreffen nur die äußere Hautschicht; die Haut ist gerötet, Druck hinterläßt weiße Flecken. Bei rascher Versorgung entstehen keine Blasen. Verbrennungen Zweiten Grades bedeuten Rötung und Blasenbildung; die beiden äußeren Hautschichten sind betroffen, dazu die Haarfollikel und Hautdrüsen. Die Blase kann nach dem Abheilen eine Narbe hinterlassen. Verbrennungen Dritten Grades betreffen alle Hautschichten sowie Muskelgewebe oder größere Körperflächen. Ärztliche Hilfe ist nötig. Die Wunden können eitern, in extremen Fällen (Vierten Grades) ist das Fleisch weiß oder schwarz verkohlt und trocken. Verbrennungen Dritten und Vierten Grades stellen ein ernsthaftes Risiko dar, denn Schock, bakterielle Infektionen, tiefe Narbenbildung und Verlust der Muskelfunktion können die Folgen sein. Daher sollten sie in jedem Fall ärztlich versorgt werden. Verbrennungen Ersten und Zweiten Grades reagieren schnell auf ganzheitliche Heilmethoden und Hausmittel, und diese Methoden unterstützen die Behandlung bei schwereren Verbrennungen erheblich.

Die unmittelbare Erste-Hilfe-Maßnahme bei allen Verbrennungen ist, die verbrannten Stellen in kaltes Wasser zu tauchen und dort mindestens zehn Minuten lang zu belassen. Das verhindert bei weniger schweren Verbrennungen die Blasenbildung und grenzt die Gewebeschäden bei schwereren ein. Keine Salben und Öle auftragen, und die Wunden weder bedecken noch bandagieren oder die Blasen öffnen. Wenn man sich mit heißer Flüssigkeit oder ätzenden Chemikalien verbrannt hat, die betroffene Kleidung auszuziehen.

Vitamine und Mineralstoffe: Man nimmt Vitamin E innerlich (800–1600 IE pro Tag), um Narben zu verhindern und den Heilungsprozeß zu beschleunigen, und Vitamin C innerlich (1000 mg pro Stunde). Das lindert die Schmerzen, die Schwellungen und das Risiko einer Infektion und beschleunigt den Heilungsprozeß. Vitamin C wird manchmal bei schweren Verbrennungen auch intravenös und in Megadosen gegeben.[1] Oral genommen geht man bis zur Unverträglichkeit und senkt die Dosis nach der Krise langsam.

Kalium ist für die Brandheilung sehr wichtig – bis zu 100 mg pro Tag nehmen (aber nicht mehr). Zink hilft bei der Gewebeneubildung: 50–100 mg pro Tag. Vitamin A hilft ebenfalls bei der Wundheilung: 50 000 IE pro Tag (Trockenform) einen Monat lang, dann auf 20 000–25 000 IE senken. Selen unterstützt die Gewebeneubildung und lindert Schmerzen; Coenzym Q-10 und Germanium sind ebenfalls gut gegen die Schmerzen. Empfohlen werden essentielle Fettsäuren, etwa Leinöl oder Nachtkerzenöl. Zwei bis vier Kapseln dreimal täglich nehmen. Bei Verbrennungen Zweiten oder Dritten Grades nimmt man rohen Drüsenextrakt – dreimal täglich eine Tablette. Vitamin-B-Komplex ist gut gegen den emotionalen Streß.

Heilpflanzen: Vielen Frauen fällt als Erste Hilfe bei Verbrennungen zuerst Aloe vera ein. Man wendet es einzeln oder vermischt mit Vitamin E, Honig oder Propolis, äußerlich an. Man bereitet Umschläge mit Beinwell, auch in Verbindung mit Quecke oder Weizenkeimöl, Vitamin-E-Öl oder Honig. Honig und Ringelblume ergeben auch einen guten, lindernden Umschlag bei Verbrennungen, ebenso Honig, Propolis und Zink oder Honig, Beinwell und Ringelblume. Vitamin-E-Öl auf dem Verband verhindert Kleben.

Naturheilkunde: Ringelblumensalbe ist ein Lieblingsmittel der Naturheilkundigen und Homöopathen bei Verbrennungen, wie auch Chlorophyllsalbe. Man bereitet eine Kompresse aus verdünntem Zitronensaft (ein Teil Saft auf drei Teile destilliertes Wasser) oder unverdünntem Obstessig in einem sterilen Gazetupfer für die Wunden. Hamamelis oder Natriumbikarbonat in Wasser verdünnt kommen ebenfalls zur Anwendung. Man versuche einen Umschlag aus einer mit Salz bestreuten Zwiebelscheibe oder Heilerde, um die Entzündung herauszuziehen und Infektionen zu verhindern.

Homöopathie und Zellsalze: *Arnica montana* (nicht unter D3) nimmt man beim Risiko eines Schocks, *Aconitum* (ab D6) bei Todesangst (die Verletzung braucht nicht schwerwiegend zu sein, um dieses Gefühl hervorzurufen). *Urtica urens* nimmt man bei brennenden Wunden, gewöhnlich Ersten oder Zweiten Grades, und *Calendula*-Tinktur oder -Salbe wird äußerlich aufgetragen. *Hypericum*-Tinktur kann nach Blasenbildung bei Verbrennungen Zweiten Grades äußerlich angewendet werden; auftragen, ohne die Blase zu beschädigen; dazu innerlich *Cantharis* oder *Urtica urens*. *Calendula*-Tinktur nimmt man, wenn die Blasen aufgegangen sind, mit Wasser verdünnt zwei- bis dreimal täglich. Bei Verbrennungen Dritten Grades wendet man innerlich *Cantharis* an, aber *Calendula* äußerlich nur, wenn die Heilung eingesetzt hat. Bei Stromverbrennungen heißt das Mittel *Phosphor*, zwei- bis dreimal täglich mehrere Tage lang einnehmen. Wenn es sich um eine Verbrühung handelt, begleitet von Schmerzen in Sehnen und Bändern, nimmt man *Ruta gravolens* innerlich.

Die Homöopathin Cindy Brown empfiehlt bei Verbrennungen folgenden Plan:

Ersten Grades: *Calendula*-Tinktur oder -Lotion äußerlich, *Urtica urens* innerlich alle paar Stunden gegen Schmerzen.

Zweiten Grades: *Hypericum*-Tinktur oder *Urtica urens*-

Tinktur äußerlich, Blasen nicht öffnen. *Calendula*-Tinktur, wenn die Blasen aufgegangen sind, *Cantharis causticum* oder *Urtica urens* innerlich zur Linderung.

Dritten Grades: Keine äußerliche Anwendung, außer im späteren Verlauf des Heilungsprozesses, um die Narbenbildung zu verhindern. *Cantharis* innerlich gegen Schmerzen.

Zellsalze: *Kali. mur.* als Paste auftragen (mit Wasser oder Vitamin-E-Öl vermischen), bei Verbrennungen Ersten und Zweiten Grades.[2]

Aminosäuren: Protein ist wichtig für die Heilung von Verbrennungen und die Erneuerung von Haut und Zellen. Empfohlen wird eine Kombination aus freien Aminosäuren. Cystin einzeln genommen kann bei der Wundheilung helfen.

Akupressur: Eine Komplikation bei schwereren Verbrennungen, die tödlich verlaufen kann, ist Schock. Man bearbeitet die Druckpunkte oben auf der Stirn (Haaransatz), zwischen Nase und Oberlippe, unterhalb des Nabels (Hara) und unter den Füßen, um Schock zu verhüten oder zu beenden. Man legt die verletzte Person hin, lagert die Beine hoch und deckt sie gut zu. Wasser geben (nichts Alkoholisches) oder einen Teelöffel Obstessig in Wasser schlückchenweise.

Aromatherapie: Lavendel in einem Zerstäuber/Verdampfer hilft gegen Schmerzen und beschleunigt den Heilungsprozeß: Es wirkt zudem emotional beruhigend. Geranium, Rosmarin oder Niaouli werden ebenfalls zur Zellneubildung und Heilung benutzt.

Blütenessenzen: Notfalltropfen ›Rescue‹, ein Bach-Blütenprodukt, ist eine Kombination aus fünf Blüten und wichtig gegen Schock bei allen Traumen, Unfällen oder Angstsituationen. Falls nötig, *Arnica montana* hinterher geben, aber zuerst die Blütenessenz. Aloe vera-Essenz kann innerlich eingenommen wie auch in die Haut gerieben werden; es

Akupressur bei Verbrennungen

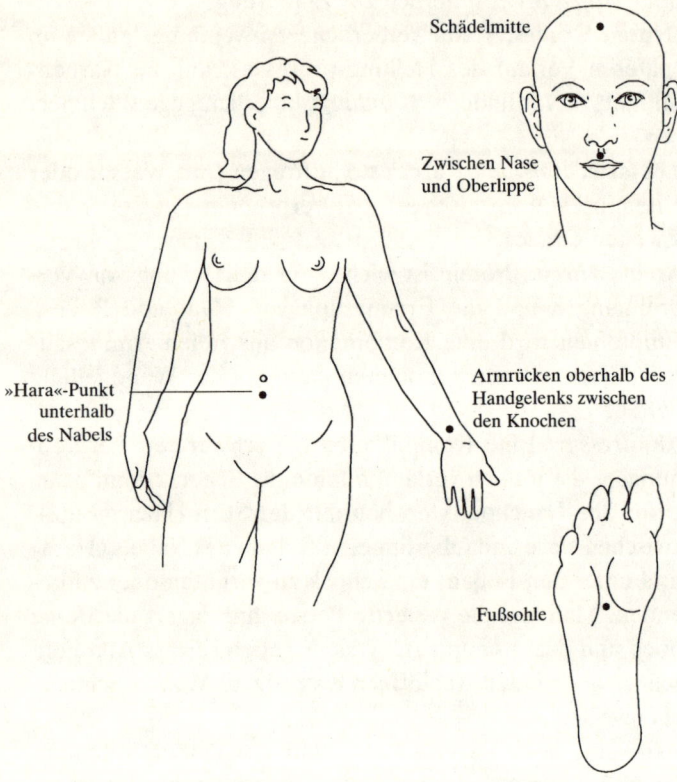

Schädelmitte

Zwischen Nase
und Oberlippe

»Hara«-Punkt
unterhalb
des Nabels

Armrücken oberhalb des
Handgelenks zwischen
den Knochen

Fußsohle

Diese Punkte wirken besonders bei Schock, z. B. aufgrund von Verbrennungen

Iona Marsaa Teeguarden, *Acupressure Way of Health: Jin Shin Do*, S. 153.

hilft der Zellneubildung und regt das zentrale Nervensystem an.

Kristalle und Edelsteinessenzen: Botswana-Achat, Karneol-
Achat oder gemaserter Achat als Essenz helfen, die Zellen
mit Sauerstoff zu versorgen und zur Neubildung. Botswana-Achat kommt in traumatischen Situationen zur Anwendung, gemaserter Achat fördert die Fähigkeit des Körpers, Vitamin E zu verwerten. Man hält oder trägt einen
Chrysocoll, Chrysopas, Aquamarin oder Zölestin für Heilung, Systemausgleich und Schmerzlinderung.

Emotionalheilung: Was oder wer verbrennt einen? Gibt es
keinen besseren Weg, mit Wut umzugehen, als Feuer anzu-
ziehen? Begehen Sie ein Ritual, mit dem Sie die Wut anders
freisetzen. Treten Sie gegen ein Kissen o. ä. Man kann Wut
auf sichere Weise loswerden. Es ist wichtig, zu sagen, was
man wirklich will, und es auch zu tun. Stellen Sie sich vor,
Ihre Aura mit blauem Licht zu füllen.

Verdauungsstörungen

»Verdauungsstörungen« ist ein Sammelbegriff und umfaßt z. B. Magenschleimhautentzündung, Sodbrennen, Bauchschmerzen oder Unwohlsein, Blähungen, Übelkeit, Erbrechen, Durchfall oder Verstopfung und allgemeine Darmträgheit. Es kann sich um einen akuten oder chronischen Zustand handeln und ist manchmal eher ein Zeichen für unzureichende Verdauung als eine Krankheit an sich. Akute Verdauungsstörungen können durch Völlerei bewirkt werden, unbekömmliche Speisen, eine schlechte Nahrungszusammenstellung, Saures, wie Zitrusfrüchte oder Tomaten oder durch Streß, zu schnelles oder häufiges Essen, Kauen mit offenem Mund, zu viel Luft schlucken, zu viel Würze (inklusive Salz), zu heißes oder zu kaltes Essen.

Auch wenn keine Erkrankung der Verdauungsorgane gefunden wird, können hartnäckige oder immer wieder auftretende Verdauungsstörungen vorkommen. Sie können durch einen Mangel an Verdauungsenzymen bedingt sein oder dadurch, daß man beim Essen trinkt – was diese Enzyme verdünnt. Nahrungsmittelallergien, schlechte Ernährung, Giftstoffe aus der Nahrung, Rauchen und andere Drogen können ebenfalls Gründe sein. Bei Magengeschwüren wird zu viel Salzsäure im Magen produziert.[1]

Bei akuten Verdauungsstörungen ist manchmal die Ernährung die Ursache. Man kann sie vermeiden, indem man einfache Regeln der Nahrungszusammensetzung befolgt. Folgende Produkte sollte man meiner Erfahrung nach nicht zusammen verzehren: Obst mit Stärkeprodukten, Zucker mit Eiweiß oder stärkehaltigen Nahrungsmitteln, Flüssigkeiten mit fester Nahrung, Kirschen mit Milchprodukten und Miso mit Obst. Die meisten Menschen wissen, was sie nicht vertragen können, und vermeiden dies. Hülsenfrüchte erzeugen Blähungen und manchmal Bauchschmerzen, aber es gibt verschiedene Zubereitungsmethoden, um dies zu vermeiden, zum Beispiel indem man die Bohnen über Nacht einweicht (vielleicht auch mit einer Zwiebel oder einem Stück Papaya) und das Wasser vor dem Kochen wechselt (und die Zwiebel bzw. Papaya fortwirft). Grüne und rote Paprika lösen ebenfalls bei vielen Frauen Verdauungsstörungen aus, ebenso rohe Zwiebeln, Kohl, Zitrusfrüchte, Tomaten, scharf gewürztes Essen und Gebratenes. Länger anhaltende Verdauungsstörungen sollten unbedingt medizinisch abgeklärt werden, da äußerst schwerwiegende Erkrankungen die Ursache dafür sein könnten, z. B. auch Krebs und Geschwüre. Bei Säuglingen und Kleinkindern können Durchfall und Erbrechen innerhalb von Stunden lebensbedrohliche Zustände hervorrufen – hier ist in jedem Fall schnelle ärztliche Hilfe erforderlich.

Vitamine und Mineralstoffe: Wenn die Verwertung der Tablette ein Problem darstellt, sollte man das tägliche Multivitamin- und -mineralstoffpräparat in flüssiger Form einnehmen. Täglich Vitamin-B-Komplex nehmen, ebenfalls in flüssiger Form, falls erforderlich – die B-Vitamine sind für eine normale Verdauung grundwichtig. Folsäure-Mangel kann ein Grund für eine schlechte Verdauung sein; man nimmt Vitamin B-12, falls Untersäuerung ein Problem darstellt. Vitamin C nimmt man mit Flavonoiden – 1000 mg pro Tag in Form von Ascorbinsäure bei zu wenig Magensäure, als Natriumaskorbat bei zu viel Säure, dazu täglich 400–800 IE Vitamin E, besonders bei Magengeschwüren. Kalzium/Magnesium ist der sicherste Säurebinder, aber immer zwischen den Mahlzeiten einnehmen. Bromelain, Verdauungsenzyme der Bauchspeicheldrüse, Papayaenzym, proteolytische Enzyme oder Multi-Verdauungsenzyme kann man ebenfalls versuchen. Als Abführmittel nimmt man eines mit Ballaststoffen, um den Darm zu reinigen (nicht bei Bauchschmerzen).

Heilpflanzen: Katzenminze, Pfefferminze, Fenchel oder Kamillentee sind die bekanntesten Heilpflanzen bei Verdauungsstörungen. Andere sind Grüne Minze, Ulmenrinde, Basilikum, Thymian, Löwenzahn, Rosmarin, Ingwer, Engelwurz und Himbeerblätter. Klette unterstützt bei Verdauungsbeschwerden, ebenso Tausendgüldenkraut; Liebstökkeltee hilft bei Blähungen und Koliken, aber auch Tee aus Lorbeerblättern. Dilltee oder Kamillentee wirken entspannend, Katzenminze hilft bei Durchfall und Mädesüß bei Übersäuerung. Petersilien- oder Johanniskrauttee lindern Magenkrämpfe und Schmerzen. Ein Tee aus Petersilie, Alfalfa und/oder Melisse unterstützt die Heilung bei Magengeschwüren, Beinwell und Pepsin bei Dickdarmentzündung. Gewürznelken, die man fünf Minuten in heißem Wasser ziehen läßt, nimmt man ebenfalls gegen Magengeschwüre und Erbrechen. Pfefferminze, Ingwer, Himbeerblätter und Basilikum verhindern morgendliche Übelkeit. Bei chronischer Verdauungsträgheit nimmt man am ersten Tag ein ungemahlenes Senfkorn mit Wasser, am zweiten Tag zwei, am dritten drei usw. bis zum zwanzigsten Tag. Dann reduziert man wieder jeweils um ein Korn, bis man wieder bei einem landet. Morgens als erstes auf nüchternen Magen nehmen.

Naturheilkunde: Um herauszufinden, ob man zu wenig Magensäure hat, nimmt man einen Eßlöffel Obstessig oder Zitronensaft in einem Glas Wasser. Wenn die Verdauungsstörungen oder das Sodbrennen verschwinden, hat man wahrscheinlich zu wenig. Dann trinkt man täglich Zitronen- oder Essigwasser zu den Mahlzeiten. Wenn sich die Symptome verschlechtern, leidet man nicht unter Magensäure-Mangel und sollte dieses Mittel oder andere Enzymverbindungen vermeiden. Wenn es hilft, ist es oft das einzig nötige Heilmittel.[2]

Man fastet zwei oder drei Tage lang und trinkt dabei nur Apfel- oder Ananassaft (vier- bis fünfmal täglich). Bei anderen Fastenkuren trinkt man Zitronensaft in Wasser, Karottensaft, Karotten- und Kohlsaft oder Ulmenrindentee. Einläufe macht man mit warmem Wasser oder Ulmenrinde. Man beendet die Fastenkur mit einer Monodiät aus Karotten und braunem Reis und führt erst nach ein paar Tagen allmählich wieder andere Kost ein, wobei man auf allergische Reaktionen achtet. Anfangs meidet man bekannte allergene Nahrungsmittel, raffinierte Kohlehydrate und Zucker, Gebratenes, fette oder scharf gewürzte Speisen, Fertiggerichte, Saures und übermäßig viel Salz. Die Kost sollte vollwertig und reich an Ballaststoffen und Gemüse sein.

Bei einer Unterfunktion der Schilddrüse nimmt man Meeresalgentabletten. Knoblauchtabletten unterstützen die Verdauung und helfen gegen Pilzinfektionen. Man trinkt Reis- und Gerstenschleimsuppe. In akuten Fällen von Durchfall kann man es mit Kohletabletten versuchen, aber nicht in Verbindung mit anderen Heilmitteln. Sie sind nicht für den Langzeitgebrauch gedacht. Bei Magengeschwüren nimmt man Propolis für die innere Heilung.

Homöopathie und Zellsalze: Man nimmt *Nux vomica* gegen Sodbrennen, Blähungen, bitteren Geschmack im Mund und Völlegefühl nach den Mahlzeiten, besonders nach Völlerei. *Arsenicum* hilft bei Durchfall und Erbrechen, Unruhe, Erschöpfung, Kältegefühl und Durst. *Lycopodium* ist gut gegen Sodbrennen bei täglichen oder chronischen Verdauungsbeschwerden, Blähungen und Völlegefühl schon nach sehr kleinen Portionen. *Pulsatilla* hilft gegen Magenverstimmungen nach üppigem Essen; die Zunge ist weiß belegt. *Sulfur* wirkt gegen Blähungen mit dem Geruch nach faulen Eiern. Bei morgendlicher Übelkeit nimmt man *Aconitum* und *Bryonia* zusammen in der D3-Potenzierung.

Akupressur bei Verdauungsstörungen

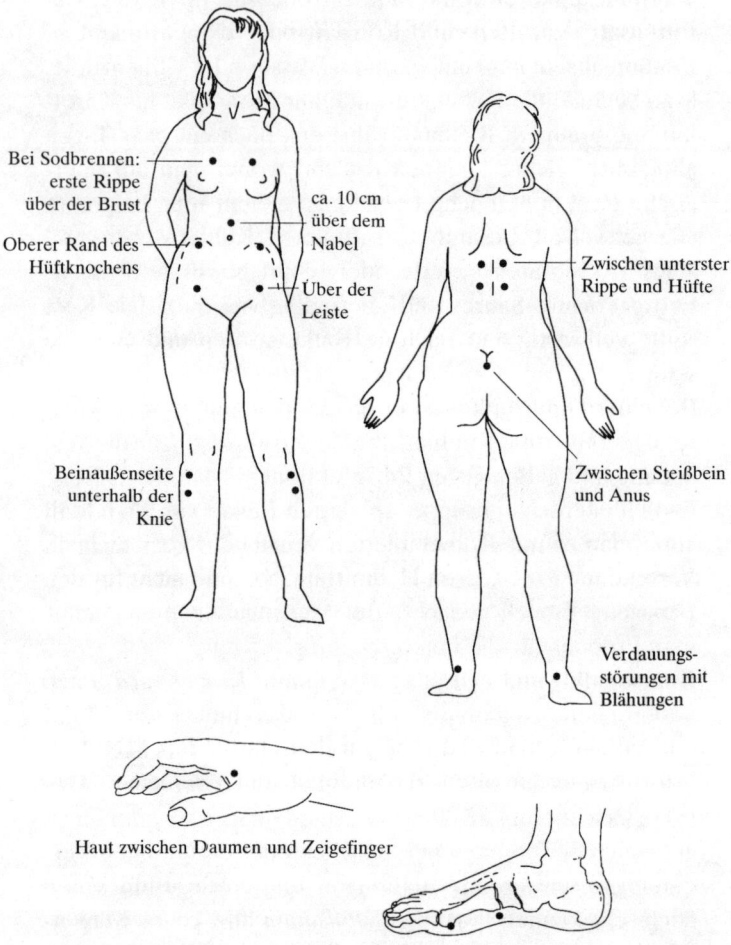

Bei Sodbrennen: erste Rippe über der Brust

ca. 10 cm über dem Nabel

Oberer Rand des Hüftknochens

Über der Leiste

Zwischen unterster Rippe und Hüfte

Beinaußenseite unterhalb der Knie

Zwischen Steißbein und Anus

Verdauungsstörungen mit Blähungen

Haut zwischen Daumen und Zeigefinger

Pedro Chan, *Finger Acupressure*, S. 17-19; Moshe Olshevsky u. a., *The Manual of Natural Therapy*, S. 20; Cathryn Bauer, *Acupressure for Women*, S. 58-59; Iona Marsaa Teeguarden, *Acupressure Way of Health: Jin Shin Do*, S. 69, 72-73;

Zellsalze: *Calc. phos.* nimmt man gegen chronische Verdauungsstörungen, Schmerzen und Blähungen nach dem Essen. *Nat. phos.* neutralisiert Säure und wirkt gegen Sodbrennen. *Kali. phos.* hilft bei Magengeschwüren.

Aminosäuren: Man nimmt die folgenden Aminosäuren: L-Carnitin, um Fett in Energie umzuwandeln, Methionin zur Leberentgiftung, Histidin für die Verdauung und gegen Geschwüre.

Akupressur: Es gibt eine Reihe von Akupressur-Punkten bei Verdauungsbeschwerden, s. Abb. Man kann sich auch nach den Körperkarten richten und die Punkte für den Magen, die Gallenblase und Leber am Körper, an Händen, Ohren und Füßen massieren. Bei Magengeschwüren s. unter *Streß*. Volle Fußmassage vornehmen.

Aromatherapie: Ein paar Tropfen der folgenden Öle in einen Zerstäuber oder direkt auf die Haut geben: Basilikum, Schwarzer Pfeffer, Kamille, Lavendel – entweder zusammen oder einzeln. Andere zu verwendende Öle sind Engelwurz, Bergamotte, Kardamom, Fenchel, Ingwer, Zimt, Zitrone, Zitronengras oder Liebstöckel.

Blütenessenzen: Bei Verdauungsstörungen mit nervösem Streß nimmt man Odermennig (Bach-Blüte). Mispel regt die Säureproduktion an und hilft gegen Übelkeit. Dill und Salbei fördern die Nahrungsaufnahme, Salbei und Zeder wirken abführend und reinigen den Darm. Bei Magengeschwüren nimmt man Avocado, Zeder, Beinwell, Dill, Narzisse oder Löwenzahn.

Kristalle und Edelsteinessenzen: Beryll und Magnesium (Mineral) sind die Essenzen bei Verdauungsstörungen. Bei Magengeschwüren empfehlen sich Achat-, Jaspis- oder Mondstein-Essenz. Bei der Herstellung von Malachit- oder Chrysocoll-Essenz läßt man die Steine nur eine halbe Stunde im Wasser liegen. Man hält oder trägt Malachit, Grünen Turmalin, Chrysolith, Bernstein, Topas oder Bernsteinkalzit bei Verdauungsproblemen; bei Magengeschwüren versucht man Kunzit, Rosa Turmalin, Rosenquarz, Dioptas oder Wassermelonen-Turmalin.

Emotionalheilung: Wenn zu Hause Ruhe und Frieden herrschen und man sich mit den Eltern und dem Partner in harmonischem Einverständnis befindet, ist auch der Magen ruhig. Verdauungsstörungen und Magengeschwüre sind die Bauchreaktionen auf Angst, Furcht, Unsicherheit und das Bedürfnis nach Liebe und Sicherheit und danach, erfolgreich und liebenswert zu sein. Der Magen verwertet die Nahrung und auch neue Ideen; es besteht Angst vor etwas oder eine Unfähigkeit, sich an eine Veränderung anzupassen. Magengeschwüre bedeuten einen Mangel an Selbstachtung, die Überzeugung, man sei nicht erfolgreich oder gut genug. Was oder wer frißt an einem? Lernen Sie zu meditieren und sich zu entspannen. Sie sind ganz bestimmt gut genug.

Verstauchungen und Zerrungen

Traumen an den Gliedmaßen können eine Verstauchung oder Zerrung zur Folge haben. Beides hat rasches Anschwellen, Schmerzen sowie blaue Flecken zur Folge. Verstauchungen können an jedem Gelenk geschehen, allerdings sind die Fußknöchel, Finger, Knie und Handgelenke am häufigsten betroffen. Zerrungen können in jedem Muskel vorkommen. Es kann sich um Sportverletzungen handeln, Stürze oder einen Unfall im Haushalt. Man richtet sich meistens nach den Standardregeln der Ersten Hilfe: Nicht belasten und die ersten vierundzwanzig bis sechsunddreißig Stunden kühlen, solange die Schwellung andauert. Man benutzt eine elastische Binde, um das Blut nicht zu stauen. Gelenke oder Muskeln müssen völlig ruhiggestellt werden; sie werden weder belastet noch bewegt, bis die Schmerzen und Schwellungen nach etwa vierundzwanzig Stunden nachlassen. Die Eispackungen (oder ein Paket tiefgefrorene Erbsen aus der Gefriertruhe) bis zu einer halben Stunde auf der Verletzung liegen lassen, wenn es so lange angenehm ist, zwanzig Minuten pausieren, ehe man neu auflegt. Nur vorsichtig wieder bewegen. Wenn es sich um eine schwere Verstauchung handelt oder Zweifel herrschen, ob Knochen gebrochen sind, röntgen lassen.

Vitamine und Mineralstoffe: Man nimmt das normale tägliche Vitaminpräparat. Die folgenden Gaben sind besonders bei Verstauchungen, Zerrungen und anderen Muskelverletzungen angezeigt: 3000–5000 mg Vitamin C so rasch wie möglich nach der Verletzung; dann stündlich 1000 mg Vitamin C mit einer Kalzium/Magnesium-Tablette, solange die Schmerzen stark sind. Vitamin C nimmt man, falls möglich, mit Flavonoiden. Dieses Vitamin verhindert die

Schwellungen, blaue Flecken und Entzündungen; Kalzium/ Magnesium wirkt muskelentspannend und schmerzlindernd. Die kombinierte Einnahme verhindert auch Probleme durch die hohe Vitamin-C-Dosierung. Beim Kalzium/Magnesium-Präparat kann der Magnesiumanteil höher sein als der des Kalziums. Man nimmt proteolytische Enzyme (drei Tabletten täglich zwischen den Mahlzeiten). Außerdem unterstützt man den hochdosierten Vitamin-B-Komplex mit zusätzlichem Vitamin B-5 (bis zu 2000 mg pro Tag) gegen Streß und für die Gewebeneubildung. Bei starken Schmerzen hilft Germanium (200 mg pro Tag).

Heilpflanzen: Umschläge mit den verschiedensten Kräutern helfen gut. Dazu gehören Beinwellblätter, Hamamelis, Ulmenrinde, Gelber Ampfer, Majoran, Königskerze oder Klette. Drei- bis viermal täglich Beinwell- oder Klettentee trinken. Ingwer als Umschlag nützt, ebenso als Badezusatz. Bei Muskelkrämpfen bereitet man einen Umschlag mit Pfefferminze. Zur Schmerzlinderung nimmt man Baldrian, Helmkraut und Katzenminze, entweder einzeln oder vermischt, aber auch Hopfen, Passionsblume und Silberweide. Notwendige Mineralstoffe zur Heilung gewinnt man aus Alfalfatee oder -tabletten. Schachtelhalm, Haferstroh und Irisches Moos sorgen für das notwendige Kalzium und Silizium.

Die folgende Tinktur, deren Herstellung etwa eine Woche dauert, bewahrt man für den Notfall auf. Auf zwei Tassen Wodka gibt man vier Eßlöffel Cayennepfeffer und je drei Eßlöffel Myrrhepulver und Gelbwurz. In eine dunkle Flasche mit dichtem Verschluß geben, gut schütteln und vor Sonnenlicht geschützt aufbewahren. Zwei Wochen lang ein- bis zweimal am Tag schütteln. Am letzten Tag schüttelt man nicht, sondern gießt die Flüssigkeit (ohne den Bodensatz) in eine andere dunkle Flasche.[1] Verschließen und dunkel aufbewahren. Äußerlich anwenden.

Naturheilkunde: Behandeln Sie die schmerzenden Stellen

abwechselnd; am ersten Tag mit Olivenöl und Myrrhe zu gleichen Teilen; am zweiten Tag mit Obstessig und Meersalz. Ein Glas Wasser mit je einem Teelöffel Obstessig und Honig trinken, um dem Körper Mineralstoffe und Kalium zuzuführen; dreimal täglich, bis die Schwellungen verschwunden sind. Man massiert mit Erdnußöl oder macht Rizinusölpackungen und -massagen. Einen Umschlag mit Ringelblume (Calendula) taucht man zusätzlich in Obstessig oder Milch. Eine Paste aus Kurkuma (Speisegewürz) und heißem Wasser streicht man auf die verletzten Stellen, um die Schwellungen zu lindern. Rohe Zwiebeln oder mit Honig und Salz geröstete Zwiebeln als Umschlag reduzieren Entzündungen. Wenn die Schwellung abgeklungen ist, kann auch Hitze angewendet werden. Abwechselnd heiße und kalte Kompressen und Packungen auflegen.

Homöopathie und Zellsalze haben bei Verstauchungen und Zerrungen große Wirkung. Man nimmt so bald wie möglich *Arnica D30*. Äußerlich wendet man Arnica-Salbe oder -Lotion an. Dies kann die Schwellungen und blauen Flekken erheblich verringern, daher so schnell wie möglich damit beginnen. Bei starken Schwellungen oder wenn der Rücken betroffen ist, stündlich geben. Nach der Ersten Hilfe wechselt man auf *Rhus tox.* über – ein paar Tage lang alle sechs Stunden einnehmen. *Ruta grav.* nimmt man alle sechs Stunden bei Bänderverletzungen und Prellungsschmerzen in Knochen; *Calc. carb.* ist gegen die letzten Reste von Schwäche und Schmerzen durch eine alte Verletzung.

Zellsalze: *Ferrum phos.* nimmt man unmittelbar bei Muskelverletzungen, danach *Calc. fluor. Mag. phos.* ist gegen Schmerzen.

Aminosäuren: eine Kombination aus freien Aminosäuren liefert das Protein für die Gewebeheilung und ist wichtig für die rasche Heilung bei Verstauchungen und Zerrungen. Einzelne Aminosäuren wären Lysin, Valin, Arginin oder

Akupressur bei Verstauchungen und Zerrungen

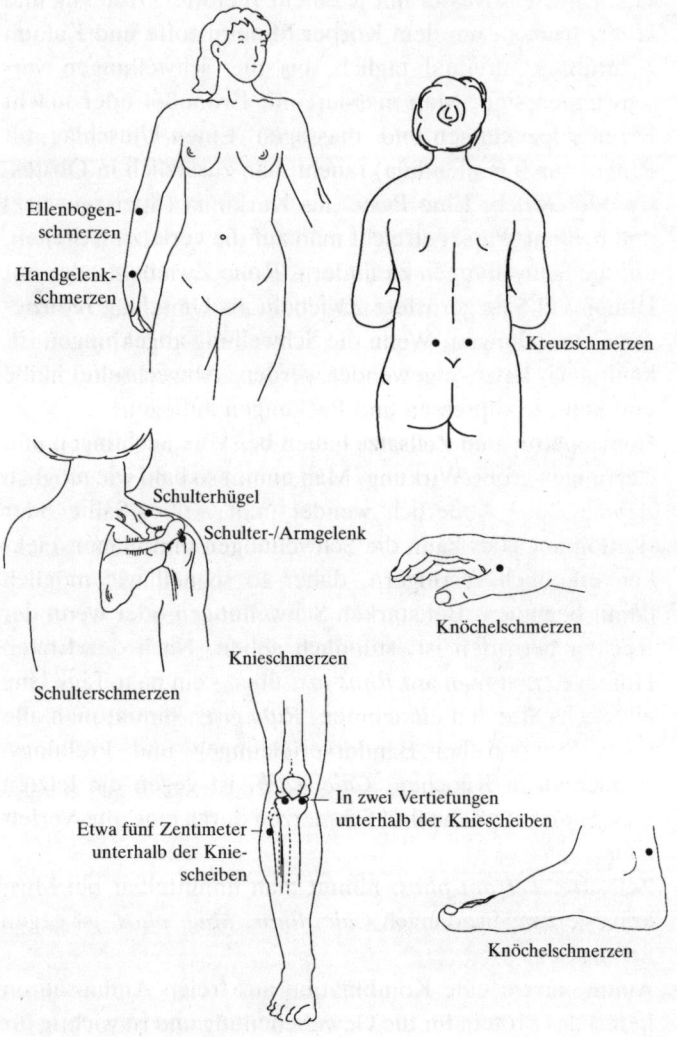

Ellenbogen-
schmerzen

Handgelenk-
schmerzen

Kreuzschmerzen

Schulterhügel

Schulter-/Armgelenk

Knöchelschmerzen

Knieschmerzen

Schulterschmerzen

In zwei Vertiefungen
unterhalb der Kniescheiben

Etwa fünf Zentimeter
unterhalb der Knie-
scheiben

Knöchelschmerzen

Pedro Chan, *Finger Acupressure*, S. 20-21, 48, 78-80, 99-100 und 122.

Cystein. Arginin nimmt man nur in Verbindung mit Lysin.

Akupressur: Die abgebildeten Punkte wirken gegen Schmerzen in häufig verletzten Körperteilen. Niemals auf geschwollenes Gewebe Druck ausüben.

Aromatherapie: Lorbeer, Birke, Pfefferminze oder Eukalyptus werden in Kompressen (mit Olivenöl verdünnt) oder als Badezusatz genutzt.

Blütenessenzen: Engelwurz regeneriert das verletzte Gewebe, Zinnkraut scheidet die Giftstoffe aus den verletzten Muskeln und dem Gewebe aus, Beinwell verstärkt die neurologischen Reaktionen und heilt die Nervenenden, besonders gut wirkt es bei Rückenverletzungen. In allen Traumasituationen helfen die Notfalltropfen der Bach-Blüten.

Kristalle und Edelsteinessenzen: Die Essenzen für Muskeln sind unter anderem Apatit, Koralle, Diamant, Herkimer-Diamant, Kunzit, Labradorit, Lazuli, Perle, Saphir, Sulfur und Schwarzer Turmalin. Man hält oder trägt einen Herkimer-Diamanten, Kunzit, Malachit oder Schwarzen Turmalin gegen Schmerzen und für die Gewebeheilung.

Emotionalheilung: Wut und Widerstand gegen die Prozesse und Richtungen im eigenen Leben sind erkennbar. Man will nicht in die Richtung gehen, in die man gehen muß. Vertrauen Sie auf das Leben, und schreiten Sie leicht voran. Fließen Sie mit dem Strom der Veränderungen.

Verstopfung

Verstopfung ist ein weiteres Leiden, das mit einseitiger Ernährung, Auszugsmehl und viel Zucker, übermäßigem
Fleischgenuß, Milchprodukten, zu wenig Ballaststoffen
und zu geringer Flüssigkeitsaufnahme zusammenhängt.
Mangel an Bewegung, Leber- und Gallenblasenkrankheiten, Streß und Unsicherheit, Wirbelsäulenprobleme, Unterfunktion der Schilddrüse, Anämie, Mangel an Verdauungsenzymen, Nahrungsmittelallergien und Schwangerschaft können ebenfalls zu Verstopfung führen. Zu häufige
Einnahme von Abführmitteln oder Einläufe können den
Darm träge machen und zu chronischer Verstopfung und
Abführmittelabhängigkeit führen. Wenn die Ausscheidungen den Körper nicht schnell genug verlassen, werden auch
die in ihnen enthaltenen Giftstoffe zu langsam ausgeschieden. Verstopfung kann die Entstehung schwerwiegender
Krankheiten fördern – z. B. Hämorrhoiden, Leistenbrüche
und Krampfadern. Auch bei der Entstehung von Darmkrebs sind möglicherweise chronische Verstopfung und eine
ballaststoffarme Ernährung beteiligt. Andere Beschwerden
bei chronischer Verstopfung sind Kopfschmerzen, Blähungen, Schlaflosigkeit, Mundgeruch, Körpergeruch und
Hautprobleme.
Akupressur, Akupunktur und Muskelmassage können gegen Verstopfung sehr erfolgreich wirken. Einläufe entfernen alte Ausscheidungen und regen den Darm an. Eine
ballaststoffreiche Ernährung mit vielen rohen Nahrungsmitteln ist oft die Lösung bei chronischen Darmproblemen;
Bewegung und ausreichend Flüssigkeit sind ebenfalls wichtig.
Vitamine und Mineralstoffe: Man meidet Abführmittel auf

Mineralölbasis, weil sie dem Körper Vitamine entziehen. Ballaststoffe sind vorzuziehen. Zusätzlich zu einem Multivitamin- und -mineralstoffpräparat nimmt man Vitamin-B-Komplex mit zusätzlichem Vitamin B-5 (500 mg) und B-12 vor den Mahlzeiten. Lezithin oder Bierhefe können die Verstopfung in vielen Fällen beseitigen; hohe Dosen Vitamin C wirken zudem abführend. Vitamin E (400–800 IE), Kalzium und Magnesium (1500 mg Kalzium/ 750 mg Magnesium) verhindern Dickdarmkrebs. Fügen Sie 50 mg Zink pro Tag hinzu. Eisentabletten können Verstopfung verursachen; bitte nur organisches Eisen (hydrolisiertes Proteinchelat) nehmen. Verdauungsenzyme lösen oft auch das Problem, aber zuviel Säuren vermeiden, wenn man Magengeschwüre hat. Manchmal liegt Verstopfung an einem gestörten Darmbakterien-Haushalt; die Ursache kann Candida albicans sein: Acidophilus als Megadophilus, Maxidophilus oder Superdophilus nehmen. Anfänglich kann Durchfall eintreten, bis das Gleichgewicht wiederhergestellt ist.

Heilpflanzen: Abführende Heilpflanzen sind Senna, Fenchel, Lakritz, Rhabarber, Kreuzdorn, Ingwer, Berberitze, Holunderbeeren oder Löwenzahn. Eisenkraut hilft bei Darmblockierungen (ebenso Einläufe aus dunklem Rübensirup). Alfalfa ist ein reinigendes und entgiftendes Kraut für alle Organe.

Naturheilkunde: Die wirksamsten Methoden fallen unter diese Kategorie. Man beginnt mit einer dreitägigen Fastenkur zur Reinigung und macht allabendlich einen Einlauf mit warmem Wasser. Darauf folgen drei Tage mit einer Monodiät aus Äpfeln und Apfelsaft; am Abend des dritten Tages nimmt man zudem zwei Eßlöffel Olivenöl. Man stellt auf eine Ernährung um, die viel rohes Gemüse, Obst und Vollkornprodukte enthält, und trinkt täglich wenigstens acht Gläser Wasser, Frucht- oder Kräutertee.[1]

Andere Heilmittel sind: Ein Teelöffel Olivenöl täglich vor

dem Frühstück gegen chronische Verstopfung, 30–60 ml als Abführmittel. Zwei Gläser kaltes Wasser vor dem Frühstück trinken oder warmes Wasser mit Zitronensaft, regen den Darm an. Getrocknete Aprikosen, rohes Sauerkraut, roher Spinat, getrocknete Feigen, Papaya, spanische Zwiebeln, Knoblauch, zwei bis drei frische Tomaten vor dem Frühstück, eine halbe Tasse Bambussprossen pro Tag, Okraschoten, Kakifrüchte und auch Meeresalgen wirken alle abführend. Auf nüchternen Magen eine Tasse Pflaumensaft oder eine halbe Tasse Pflaumenkompott zu sich nehmen.

Viele Abführmittel mit Ballaststoffen sind Naturheil- oder Heilpflanzenprodukte. Nicht mit Vitaminen zusammen einnehmen. Prinzip dieser Produkte ist, daß sie im Darm aufquellen und die Muskeln anregen, sich zu entleeren. Lebertran (flüssig oder in Kapselform) reinigt den Darm ebenfalls, auch eine Bauchpackung mit Rizinusöl, am nächsten Tag gefolgt von einem Einlauf oder einer Darmspülung.

Homöopathie und Zellsalze: Am besten ist eine konstitutionelle homöopathische Behandlung, aber es gibt auch einige symptomatische Heilmittel: *Bryonia* nimmt man, wenn der Stuhl groß, hart und trocken ist. *Lycopodium* ist für erfolglosen Drang mit kleinem, hartem, unvollständigem Stuhl und Verstopfung in der Schwangerschaft. *Calcarea carbonica* (Calc. carb.) ist das Heilmittel bei Stuhl, der zuerst hart ist, dann weich, dann flüssig. *Alumina* nimmt man gegen trockenen Stuhl ohne jegliche Darmtätigkeit.

Zellsalze: *Kali. sulph.* nimmt man bei chronischer Verstopfung, *Ferrum phos.* bei träger Darmmuskulatur. *Natrium mur.* ist das Heilmittel, wenn die Zunge weiß belegt und der Stuhl hart und trocken ist, und bei Verstopfung, die mit Durchfall abwechselt. *Kali. phos.* ist angezeigt, wenn der Stuhl unangenehm riecht. Ältere Menschen nehmen *Calc. phos.*, Kinder *Natrium phos.* Wenn man stets vor und während der Menstruation verstopft ist, heißt das Mittel *Silicea*.

Aminosäuren: Man nimmt eine Kombination aus Leberextrakt-Aminosäuren für die Versorgung mit B-Komplex-Vitaminen und Nährstoffen und zur Entgiftung.

Akupressur: Man macht eine volle Fußmassage mit besonderer Berücksichtigung der Punkte für Dünn- und Dickdarm, Leber, Rektum und Ileozökalklappe bis zu zweimal am Tag, bei der man empfindliche Reflexe bearbeitet. Es gibt Körperreflexe auf beiden Seiten des Nabels und etwa zehn Zentimeter unterhalb; auf dem Rücken sucht man den Reflexpunkt zwischen Steißbein und Anus. Der Punkt zwischen dem Daumen und Zeigefinger für das autonome Nervensystem hilft sowie Druckmassage der Hände. S. Körperkarte für die Ausscheidungsorgane.

Aromatherapie: Man bereitet ein Massageöl aus zwanzig Tropfen Majoran und fünf Tropfen Rose in 60 ml Pflanzenöl. Einzelne Öle zur Massage, als Badezusatz oder für Zerstäuber/Verdampfer sind Fenchel, Majoran, Engelwurz, Anis oder Karottensamen.

Blütenessenzen: Granatapfel ist bei Verstopfung angezeigt, Zeder, Salbei oder Aloe vera wirken ebenfalls positiv.

Kristalle und Edelsteinessenzen: Koralle, Smaragd, Grüner Jaspis, gemaserter Jaspis und Sulfur wirken abführend, die Metalle Kupfer und Platin als Essenz ebenfalls. Man hält oder trägt gelbe oder grünlich-gelbe Kristalle, um das Verdauungssystem anzuregen und die Ausscheidung zu beschleunigen.

Emotionalheilung: Verstopfung kann auf Geiz hindeuten, auf Sparsamkeit oder Angst vor Armut. Es kann sich um die Weigerung handeln, die Vergangenheit oder alte Vorstellungen aufzugeben. Es wird immer genug für Sie da sein, und die Loslösung von der Vergangenheit bereitet den Weg für die Zukunft.

Akupressur bei Verstopfung

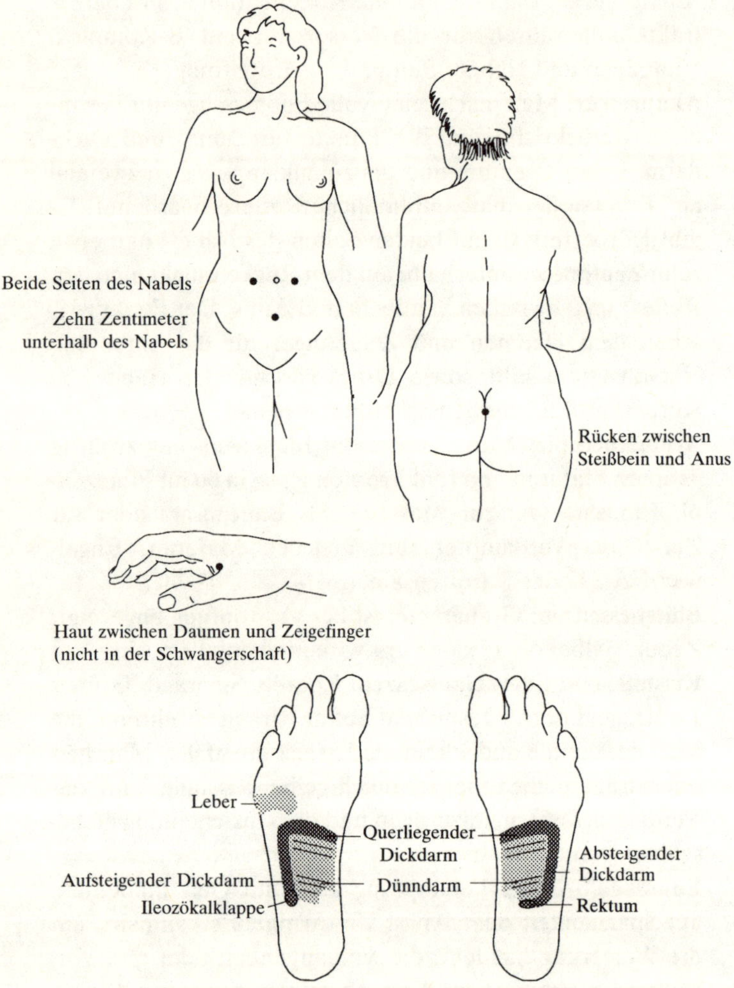

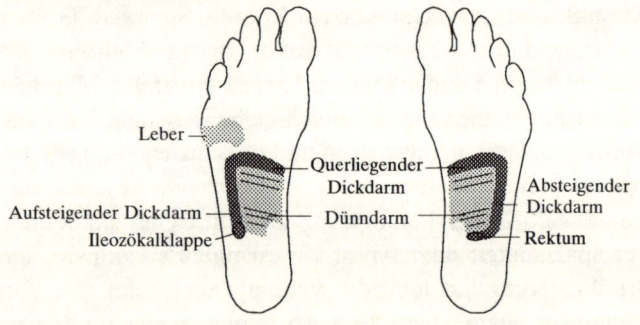

Beide Seiten des Nabels

Zehn Zentimeter
unterhalb des Nabels

Rücken zwischen
Steißbein und Anus

Haut zwischen Daumen und Zeigefinger
(nicht in der Schwangerschaft)

Leber

Querliegender
Dickdarm

Absteigender
Dickdarm

Aufsteigender Dickdarm

Dünndarm

Ileozökalklappe

Rektum

Cathryn Bauer, *Acupressure for Women*, S. 135; Pedro Chan, *Finger Acupressure*, S. 40-41.

Warzen

Warzen sind verbreitete, gutartige Hautwucherungen zwischen Stecknadelkopf- und Erbsengröße. Sie tauchen oft erstmals in der Jugend auf, und zwar häufig an Hautstellen, die Reibung ausgesetzt sind, wie an Händen, Füßen, Knien, Unterarmen oder im Gesicht. In der Regel kann man sie in Ruhe lassen, denn sie verschwinden irgendwann wieder, aber Warzen, die ständiger Reibung ausgesetzt sind oder an den Füßen auftreten, können unangenehm sein und brauchen Behandlung. Einige Warzenarten sind Virusinfektionen und somit ansteckend, breiten sich durch Berührung und Reibung aus, daher muß man aufpassen. Fußsohlenwarzen stören beim Gehen. Manchmal treten Warzen auch an den Stimmbändern auf und verursachen Heiserkeit. Warzen an den Geschlechtsteilen (Genital- oder Feigwarzen) sind ernsthafterer Natur als die gewöhnlichen Hautwarzen. Wenn diese Genitalwarzen auftreten, sollte man sich in ärztliche Behandlung begeben. Da viele Warzen durch Viren verursacht werden, ist ihr Auftreten ein Hinweis darauf, daß das Immunsystem gestärkt werden muß. Statt sie fortzuschneiden, zu vereisen oder zu verätzen, versucht man besser, das Abwehrsystem so zu kräftigen, daß sie von selbst verschwinden. S. unter *Immunsystem*. Warzen reagieren auch gut auf Hypnose und Besprechung. Wenn man sich jeden Abend verspricht, sie würden zu einem bestimmten Zeitpunkt verschwinden, tun sie das sehr häufig.

Genitalwarzen werden durch Viren verursacht und durch Verkehr zwischen Männern und Frauen übertragen. Bei Männern machen sie oft keine großen Beschwerden, wenn überhaupt. Warzen am Penis können sichtbar sein oder nicht, und viele Ärzte zögern, sie zu behandeln, weil die Behandlung schmerzhaft ist. Bei Frauen besteht ein Verdacht, daß sie Gebärmutterhalskrebs verursachen, obwohl dies nie ausreichend untersucht wurde. Abgesehen von einer sehr dürftigen Studie Anfang der achtziger Jahre gibt es keine Untersuchung, etwa, ob mechanische Verhütungsmethoden wie Kondom und Diaphragma die Übertragung verhindern.

Gebärmutterhals(Zervix-)krebs ist bei Frauen, die niemals mit einem Penis in Berührung kommen – Nonnen, Lesbierinnen usw. –, praktisch unbekannt. Das Problem ist, daß die Zervixschleimhäute in der Jugend höchst empfindlich auf die krebserregenden Einflüsse der Viren reagieren und wir gegenwärtig geradezu eine Epidemie an krebsverdächtigen Zellveränderungen am Gebärmutterhals bei jungen Mädchen und Frauen sehen. Normalerweise wird früh genug diagnostiziert, aber die Frauen verlieren oft aufgrund der Behandlung, ob es sich um eine Operation oder Bestrahlung handelt, ihre Fortpflanzungsfähigkeit.

Infizierte Männer übertragen den Virus. Es gibt eine Untersuchung, daß zehn Frauen aus Atlanta, die an Zervixkrebs erkrankten, alle sexuelle Kontakte mit demselben, mit Warzen infizierten Mann hatten. Eine andere Studie zeigte, daß, wenn die erste Frau eines Mannes an Zervixkrebs stirbt, seine zweite Frau die vierfache Chance hat, sich diese Krankheit ebenfalls zuzuziehen. Diese Informationen sind seit den siebziger Jahren bekannt, aber eines der bestgehüteten Geheimnisse.[1]

Vitamine und Mineralstoffe: Täglich ein Multivitamin- und -mineralstoffpräparat nehmen, um das Immunsystem aufzubauen. Mangel an den Vitaminen A, C und Zink sollen eine Ursache für Warzen sein, daher nimmt man bis zu 10 000 IE Vitamin A in Trockenform bis zu einem Monat lang, dann auf 25 000 IE pro Tag senken. Das Öl einer 25 000-IE-Kapsel Vitamin A (mit einer Nadel anstechen) wendet man dreimal täglich äußerlich an. Die Warzen möglichst bedeckt halten. 2000–10 000 mg Vitamin C pro Tag oder bis zur Unverträglichkeit gegen Viren nehmen, und 50–100 mg Zink, um das Immunsystem zu kräftigen. Vitamin-C-Pulver kann man, zu einer Paste vermischt, auch äußerlich anwenden. Das sind die Grundgaben. Andere wichtige Vitamine sind der Vitamin-B-Komplex zwei- bis dreimal am Tag, mit zusätzlichem Vitamin B-6 (50 mg zweimal täglich). 600–1200 IE Vitamin E nimmt man innerlich, wendet es aber auch bis zu dreimal täglich äußerlich an – dann dürften die Warzen in zwei Monaten verschwinden.

Heilpflanzen: Man reibt die Warze täglich mit dem Saft aus Löwenzahn- oder Schöllkrautstengeln ein, schützt dabei aber die umliegende Haut. Saft oder Tinktur der Königskerze, Wolfsmilch, Spitzwegerich, Vogelmiere, Aloe vera, Ringelblume (mit Terpentin), Kreuzdorn oder Beinwell äußerlich anwenden. Ein Umschlag mit Brennesseln täglich eine halbe Stunde hilft ebenfalls. Anschließend entfernen und Rizinusöl auf die Warze geben. Walnußtinktur, Sassafrasöl oder Blutwurzöl täglich aufgetragen bringt die Warze in wenigen Wochen zum Verschwinden. Man kann auch eine Paste aus Obstessig und Cayennepfeffer verwenden und diese täglich auf die Warze geben. Mit einem Pflaster abdecken. Bei Fußsohlenwarzen nimmt man Spitzwegerichtinktur oder -umschläge, bei Genitalwarzen trägt man zweimal täglich Alraune-Tinktur auf, schützt aber die Hautumgebung davor. Immunstärkende Tinkturen oder Tees, die innerlich genommen werden, sind bei Genitalwarzen besonders nützlich: Echinacea und Gelbwurz. (S. auch *Menopause*.) Kamillentee trinken, um Kalk aus dem System auszuscheiden – drei bis vier Tassen täglich.

Naturheilkunde: Man richtet sich nach der Diät, die unter dem Stichwort *Immunsystem* beschrieben wird. Die Kräftigung des Immunsystems hilft dem Körper, den Warzenvirus auszuscheiden. Man ißt mehr rohes Gemüse und Obst und weniger weißes Mehl, Fertiggerichte, gesättigte Fette und Zucker. Bei Genitalwarzen meidet man scharfe Gewürze und Fleisch. Man säuert das System, indem man täglich drei bis vier Gläser ungesüßten Preiselbeersaft trinkt. Ross Trattler schlägt vor, täglich zwanzig bis dreißig Tropfen Orthophosphorsäure in Wasser einzunehmen, ebenfalls für den Säurehaushalt, besonders wenn sich viele Warzen auf dem Körper verteilt finden. Gerste und Daikon (japanische Meerespflanze) nehmen. Zweimal täglich vier Eßlöffel gemusten Spargel (frischen oder aus der Dose) essen.

Gegen Warzen gibt es jede Menge Hausmittel. Sie wirken in wenigen Wochen bis zu zwei Monaten. Man reibt die Warzen dreimal täglich mit Rizinusöl ein oder legt einen Brennesselumschlag mit Rizinusöl auf (s. o.). Vermischen Sie Rizinusöl mit Natriumbikarbonat zu einer Salbe und tragen Sie sie abends auf. Genitalwarzen reibt man zweimal täglich mit der Innenseite der Schale einer Ananas (Bromelainenzym) ein oder legt eine Viertelstunde einen Teebeutel (Gerbsäure) auf. Auf alle Warzen kann man zweimal täglich Zitronensaft auftragen, gefolgt von einer gehackten rohen Zwiebel. Bis zu fünfzehn Minuten liegen lassen. Man kann die Zwiebel auch mit Salz vermischen (nicht bei Warzen an den Geschlechtsteilen). Andere Mittel sind geriebene Karotte mit Olivenöl, zweimal täglich eine halbe Stunde auflegen, oder gemuste Feigen. Man legt ein Stück rohe Kartoffel nachts auf die Warze; wenn sie nach einer Woche nicht verschwunden ist, dasselbe mit einer Knoblauchzehe versuchen.

Dreimal täglich zwei geruchlose Knoblauchtabletten zu den Mahlzeiten einnehmen und die Warze zweimal täglich mit einer rohen Knoblauchzehe einreiben. Eine Knoblauchscheibe als ständigen Umschlag auflegen. Knoblauch wirkt antiviral, stärkt das Immunsystem und liefert den nötigen Schwefel.

Homöopathie und Zellsalze: *Causticum* ist gegen fleischige Warzen, Warzen mit Stiel und besonders für Warzen im Gesicht, auf den Lidern, Armen, Händen oder in Nähe der Fingernägel. *Dulcamara* nimmt man bei Warzen auf dem Handrücken, auf Fingern und Gesicht. Sie sind groß, glatt und flach. *Antimonium crudum* ist für hornige harte Warzen mit glatter Oberfläche; es ist auch das Heilmittel bei Fußsohlenwarzen. *Thuja* ist besonders gut für Warzen an den Geschlechtsteilen, am Anus oder Kinn, aber auch an anderen Stellen. Es sind weiche Warzen, die schmerzen oder bluten können. *Thuja*-Salbe kann auch äußerlich aufgetragen werden. Genitalwarzen reagieren oft auf *Acidum nitricum*, ebenfalls Warzen am Anus oder den Lippen. Sie sind weich, schmerzen und bluten oft.

Zellsalze: *Kali. mur.* bei Warzen an den Händen nehmen sowie bei allen Warzen mit brennendem Gefühl. Innerlich zweimal täglich und als Salbe mit Wasser äußerlich anwenden. *Natrium mur.* hilft gegen Warzen an den Handflächen und trockene Warzen. *Silicea* ist gegen Genitalwarzen und diejenigen, die bluten oder eitern.

Aminosäuren: Eine Kombination aller Aminosäuren nehmen. Einzeln empfohlen werden L-Cystein zur Schwefelversorgung und/oder Taurin, Lysin und Glutamin.

Akupressur: Zweimal täglich eine volle Fußmassage vornehmen oder zehn Minuten täglich mit einem Fußroller arbeiten, um das gesamte Immunsystem anzuregen. Besondere Beachtung finden die endokrinen Drüsen und der Punkt für das autonome Nervensystem in der Haut zwischen Daumen und Zeigefinger. S. unter *Immunsystem*.

Aromatherapie: Man tupft zweimal täglich Niaouli-Öl auf, schützt aber die Hautumgebung. Bitte nur die reinen, ätherischen Öle nehmen, auch bei Genitalwarzen verwenden. Zitrone, Melisse oder Oregano wirken ebenfalls positiv, ob äußerlich angewendet oder in Zerstäubern/Verdampfern und als Massageöl, um das Immunsystem anzuregen. Zur

Akupressur bei Warzen

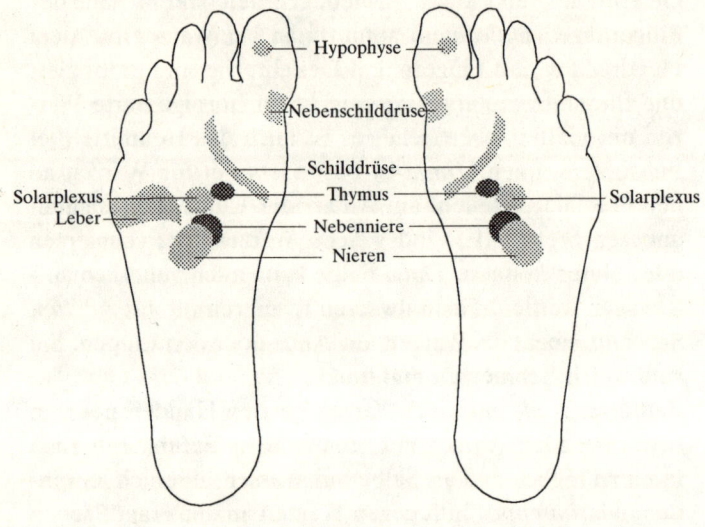

Hypophyse

Nebenschilddrüse

Schilddrüse

Solarplexus — Thymus — Solarplexus
Leber — Nebenniere
Nieren

Beide Hände

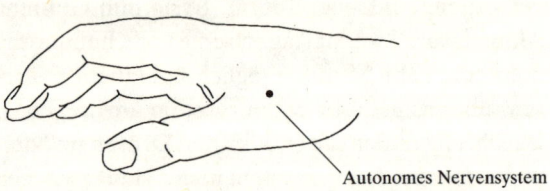

Autonomes Nervensystem

Moshe Olshevsky u. a., *The Manual of Natural Therapy*, S. 269.

allgemeinen Abwehrstärkung nimmt man die folgenden Öle zusammen in einer Olivenölbasis für die Massage: Bryonia (Zaunrübe), Eukalyptus, Lavendel und Rosmarin.

Blütenessenzen: Ginseng ist für die Stärkung des Drüsensystems und wird gegen Genitalwarzen auch mit ätherischen Ölen kombiniert. Granatapfel ist bei allen Frauenkrankheiten angezeigt, darunter auch Zysten, Wucherungen und Warzen, besonders an den Fortpflanzungsorganen. Mais nimmt man in einer Salbe mit den anderen äußerlich angewendeten Heilmitteln, oder Amarant für die Thymusdrüse und Hypophyse und gegen virale Entzündungen.

Kristalle und Edelsteinessenzen: Gemaserter Jaspis oder Schwefelessenz werden genommen, um das Abwehrsystem zu kräftigen; Moosachat, Bernstein, Peridot oder Obsidian nimmt man gegen viral bedingte Entzündungen. Man hält oder trägt Rosenquarz, Kunzit oder Rosa Turmalin, um die Haut zu heilen, das Immunsystem anzuregen und die emotionalen Aspekte der Krankheit zu harmonisieren.

Emotionalheilung: Warzen sind »kleine Haßpunkte« und stehen für die Überzeugung, man sei häßlich; Fußsohlenwarzen deuten auf das Gefühl hin, jemand trampele auf einem herum. Genitalwarzen weisen auf sexuelle Ängste mit einem neuen oder falschen Partner hin. Arbeiten Sie an Selbstliebe.

Anmerkungen

Vitamine und Mineralstoffe

1 Michael van Straten, *The Complete Natural Health Care Consultant*, New York 1987, S. 12.
2 Tom O'Connor, *Living With AIDS*, Anhang C, S. 324 ff.
3 Adele Davis, *Let's Get Well*, S. 124.
4 James Balch /Phyllis Balch, *Prescription for Nutritional Healing*, S. 17–18.

Naturheilkunde

1 Michael van Straten, *The Complete Natural Health Care Consultant*, New York 1987, S. 90. Ein Großteil der naturheilkundlichen Verfahren in diesem Abschnitt entstammt dieser Quelle.
2 Mildred Jackson /Terri Teague, *The Handbook of Alternatives to Chemical Medicine*, Berkeley 1975, S. 134–135.
3 Ebda., S. 135.
4 C. C. Pollen, »Is Honeybee Pollen the World's Only Perfect Food?« Phoenix 1984 (Broschüre), S. 4–10.
5 D. C. Jarvis, *Folk Medicine*, New York 1958, S. 61–98.
6 William A. McGarey, *The Edgar Cayce Remedies*, New York 1983, S. 50–51.

Aromatherapie

1 Patricia Kaminski, »Aromatherapy as a Healing Art« (Broschüre, Flower Essence Society), S. 9–16.
2 Sylla Sheppard-Hangar, Atlantic Institute of Aromatherapy (Broschüre).

Emotionalheilung

1 Louise Hay, *Heile deinen Körper*, Freiburg 1989.

Chronische Erschöpfung

1 Balch /Balch, *Prescription for Nutritional Healing*, S. 135–136. Ein Großteil der Informationen über Vitamingaben in diesem Buch stammt aus dieser Quelle.

Diabetes

1 Ross Trattler, *Better Health Through Natural Healing*, S. 209–211.

Fieber

1 Joy Gardner, *The New Healing Yourself*, S. 105–106.

Fußpilz

1 Balch/Balch, *Prescription for Nutritional Healing*, S. 100.

Grauer Star (Katarakt)

1 Mildred Jackson /Terri Teague, *The Handbook of Alternatives to Chemical Medicine*, S. 65.

2 Moshe Olshevsky et. al., *The Manual of Natural Therapy*, S. 282–263.

Hautkrankheiten

1 Ross Trattler, *Better Health Through Natural Healing*, S. 450.

Herpes

1 Francine Rota, *50 Ways to Better Women's Health*, S. 51.

Hoher Blutdruck

1 Ross Trattler, *Better Health Through Natural Healing*, S. 365.

Immunsystem

1 Moshe Olshevsky et. al., *The Manual of Natural Therapy*, S. 245–246.

Krampfadern

1 Ross Trattler, *Better Health Through Natural Healing*, S. 568–569.

Leberreinigung

1 Ross Trattler, *Better Health Through Natural Healing*, S. 329–334.

2 Mildred Jackson/Terri Teague, *The Handbook of Alternatives to Chemical Medicine*, S. 98.

Menopause

1 Ross Trattler, *Better Health Through Natural Healing*, S. 435.

2 Richard Lucas, *Common and Uncommon Uses of Herbs for Healthful Living*, S. 13.

Menstruation

1 Man braucht vielleicht ein Rezept für eine derart hohe Dosierung, die von der Atkins-Clinic in New York und von Ross Trattler in *Better Health Through Natural Healing*, S. 442, vorgeschlagen und erfolgreich gegen Zervixdysplasie eingesetzt wird.

Osteoporose

1 Balch/Balch, *Prescription for Nutritional Healing*, S. 256.

Scheidenentzündung

1 Joy Gardner, *The New Healing Yourself*, S. 209, und Cobra, »Remedies for Vaginitis«, in *Goddess Rising*, S. 9. Viele der Heilpflanzen-Empfehlungen stammen aus diesen beiden Quellen.

Schnupfen und Halsschmerzen

1 Ross Trattler, *Better Health Through Natural Healing*, S. 589.

Sinusitis und Allergien

1 Jackson/Teague, *The Handbook of Alternatives to Chemical Medicine*, S. 44.
2 Ross Trattler, *Better Health Through Natural Healing*, S. 518–519.

Übergewicht

1 Adele Davis, *Let's Get Well*, S. 71.
2 Ebda., S. 73.

Verbrennungen

1 Ross Trattler, *Better Health Through Natural Healing*, S. 145.
2 Cindy Brown, persönliche Mitteilung, 1991.

Verdauungsstörungen

1 Ross Trattler, *Better Health Through Natural Healing*, S. 225–229.
2 Balch/Balch, *Prescription for Nutritional Healing*, S. 216.

Verstauchungen und Zerrungen

1 Joy Gardner, *The New Healing Yourself*, S. 28.

Verstopfung

1 Ross Trattler, *Better Health Through Natural Healing*, S. 190.

Warzen

1 Cindy Brown, persönliche Mitteilung 1991.

Bibliographie

Badgley, Lawrence: *Healing AIDS Naturally*. San Bruno 1987.

Balch, James/Phyllis Balch: *Prescription for Nutritional Healing*. Garden City Park 1990.

Bauer, Cathryn: *Acupressure for Women*. Freedom, CA 1987.

Bethel, Mary: *The Healing Power of Herbs*. North Hollywood 1968.

Boericke & Tafel: *The Family Guide to Self-Medication* (Homoeopathic). Philadelphia 1988.

Brennan, Barbara Ann: *Licht-Arbeit. Die Aura im Gesundungsprozeß – Anleitung zur Selbstheilung*. München 1994.

Buchman, Dian Dincin: *Herbal Medicine: The Natural Way to Get Well and Stay Well*. New York 1980.

C. C. Pollen Co.: *Is Honeybee Pollen the World's Only Perfect Food?* Phoenix 1984 (Broschüre).

Carter, Mildred: *Body Reflexology*. W. Nyack, NY 1983.

Carter, Mildred: *Hand Reflexology: Key to Perfect Health*. W. Nyack, NY 1975.

Carter, Mildred: *Helping Yourself with Foot Reflexology*. W. Nyack, NY 1969.

Chan, Pedro: *Finger Acupressure*. New York 1974.

Clark, Linda: *Get Well Naturally*. New York 1965.

Clarke, John: *The Prescriber*. Essex 1972.

Cobra: »Remedies for Vaginitis« – In: *Goddess Rising*, Bd. 20, Frühjahr 1988.

Crook, William G.: *The Yeast Connection*. New York 1983.

Cummings, Stephen/Dana Ullman: *Das Hausbuch der Homöopathie*. München 1987.

Davis, Adele: *Let's Get Well*. New York 1965.

Flower, Sidney B.: *The Biochemistry of Schuessler*. Nokelumne Hill 1977, Original 1921.

Gardner, Joy: *The New Healing Yourself*. Freedom, CA 1989.

Gerber, Richard: *Vibrational Medicine: New Choices for Healing Ourselves*. Santa Fe 1988.

»Germanium«, in: *Nutrition News*, Bd. X, Nr. 11, 1987.

Global Health Ltd.: *The Vitamin Herb Guide*. Tofield, Alberta, Canada 1990.

Griffin, LaDean: *Herbs to the Rescue*. Provost, UT 1978.

Gurudas: *Heilung durch die Schwingung der Edelsteinelixiere.* Bd. I: Neuhausen 1989, Bd. II: Neuhausen 1990.

Hay, Louise: *Wahre Kraft kommt von innen.* München 1993.
Hay, Louise: *Heile deinen Körper. Seelisch-geistige Gründe für körperliche Krankheit und ein ganzheitlicher Weg, sie zu überwinden.* Freiburg 1989.
Hay, Louise: *Umkehr zur Liebe, Rückkehr zum Leben. Ein Buch der Selbsthilfe.* München 1992.
Hay, Louise: *Das Körper- und Seelenprogramm. Ein Arbeitsbuch zur mentalen Heilung.* München 1991.
Hoffman, Marc S. (Hrsg.): *The World Almanac and the Book of Facts 1990.* New York 1990.

Jackson, Mildred/Terri Teague: *The Handbook of Alternatives to Chemical Medicine.* Berkely 1975.
Jarvis, D. C.: *Folk Medicine: A New England Almanac of Natural Health Care from a Noted Vermont Doctor.* New York 1958.

Kamen, Betty: *Germanium: A New Approach to Immunity.* Larkspur 1987.
Kaminski, Patricia: *Aromatherapy as a Healing Art.* Nevada City, CA: Flower Essence Society 1989 (Broschüre).
Keith, Velma/Montene Gordon: *The How-to Herb Book.* Pleasant Grove 1984.
Korse, Amandus: *Edelsteine als Heilmittel.* Groene Toermalijn, Holland 1988.

Lavabre, Marcel: *Mit Düften heilen. Das praktische Handbuch zur Aromatherapie.* Freiburg 1992.
Locke, Steven/Douglas Colligan: *The Healer Within.* New York 1986.
Lucas, Richard: *Common and Uncommon Uses of Herbs for Healthful Living.* New York 1969.

McGarey, William A.: *The Edgar Cayce Remedies.* New York 1983.
Mills, Simon/Steven Finando: *Das große Buch der Heilmethoden.* Zürich o. J.
Mindell, Earl: *Die Vitaminbibel. Vitamine – Bausteine für ein gesundes und langes Leben.* München 1993.
Murray, Michael T.: »A natural Approach to Varicose Veins«, In: *Health Store News.* August 1990.

O'Connmor, Tom: *Living With AIDS.* San Francisco 1987.
Olshevsky, Moshe / Noy Schlomo / Moses Zwang / Robert Burger: *The Manual of Natural Therapy: A Practical Guide to Alternative Medicine.* New York 1989.

Potts, Billie: *Witches Heal: Lesbian Herbal Self-Sufficiency*. Ann Arbor 1989 (Original 1981).

Reynolds, Barbara/Wendy Benedetto: »Inquiry: Topic Breast Cancer.« In: *USA Today*, 16. Mai 1991.
Rota, Francine: »50 Ways to Better Women's Health.« In: *East/West Journal*, November 1990.
Ryman, Daniele: *Handbuch der Aromatherapie*, München 1990.

Schelter, Mechthild: *Bach Blütentherapie*, München 1992.
Serinus, Jason (Hrsg.), *Psychoimmunity and the Healing Process: A Holistic Approach to Immunity and AIDS*. Berkely 1986.
Siegel, Bernie: *Prognose Hoffnung: Heilerfolge aus der Praxis eines mutigen Arztes*. Düsseldorf, Wien, New York 1988.
Speight, Phyllis: *Homoeopathic Remedies for Women's Ailments*. Essex 1985.
Standard Homoeopathic Co.: *Homoeopathic Professional Reference Catalog*. Los Angeles 1975.
Steadman, Alice: *What's the Matter with Me?* Washington 1966.
Stein, Diane: *Casting the Circle: A Women's Book of Rituals*. Freedom 1990.
Stein, Diane: *All Women Are Healers: A Comprehensive Guide to Natural Healing*. Freedom 1990.
Stein, Diane: *The Women's Book of Healing*. St. Paul 1987.

Teeguarden, Iona Marsaa: *Acupressure Way of Health: Jin Shin Do*. New York 1978.
Tenney, Louise: *Health Handbook: A Guide to Family Health*. Provo 1987.
Thie, John F.: *Touch for Health: A New Approach to Restoring Our Natural Energies*. Marina del Rey 1973.
Thomas, Sara: *Massage bei Beschwerden. Schmerzen lindern von Kopf bis Fuß*. München 1989.
Tisserand, Maggie: *Die Geheimnisse wohlriechender Essenzen*. Aitrang 1989.
Trattler, Ross: *Better Health Through Natural Healing*. New York 1985.

Van Straten, Michael: *The Complete Natural Health Care Consultant*. New York 1987.

Weltler, Christian: *Ursprung und Geheimnis der Edelsteine*, Grafing 1989.
Wilen, John/Lydia Wylen: *Chicken Soup and Other Folk Remedies*. New York 1984.

Natürliche Rhythmen leben

Elizabeth Davis
Muster der Sinnlichkeit
Die Zyklen weiblicher Sexualität
248 Seiten. Klappenbroschur
ISBN 3-8105-0852-7

Die Sexualität der Frau wird aus einem Blickwinkel
betrachtet, der über Technik und Rollenverhalten
hinausgeht. Alter und soziale und psychische
Befindlichkeit beeinflussen in hohem Maße
die Muster weiblicher Sexualität, die in bestimmten
individuellen Zyklen abzulaufen scheinen.
Das Buch ermutigt Frauen, ihre Sexualität zu
ergründen, auszuleben und auf ihren ureigensten
Rhythmus zu vertrauen.

Wolfgang Krüger Verlag

Fremde Einflüsse
auf unsere Gesundheit

Harriet Braiker
Giftige Beziehungen
Wenn andere uns krank machen
312 Seiten. Klappenbroschur
ISBN 3-8105-0236-7

Wir müssen Abschied nehmen von der Vorstellung,
daß gesunde Ernährung und vernünftige
Lebensführung ausreichen, um uns
gegen Krankheiten zu schützen, denn was unsere
Befindlichkeit am stärksten beeinflußt
– positiv oder negativ –
sind unsere Kontakte zu anderen Menschen.
Es fällt leicht herauszufinden, wer uns guttut,
doch welche Menschen schaden uns, und wie
verhindern wir diesen Einfluß?

Wolfgang Krüger Verlag

Der Führer durch eine oft mißverstandene Zeit

Susan Perry / Katherine O'Hanlan
Menopause
Der natürliche Weg/Ein Handbuch
288 Seiten. Klappenbroschur
ISBN 3-8105-1511-6

Menopause ist ein praktisches Handbuch und Nach-
schlagewerk zum Thema »Wechseljahre«, das auf
alle auftauchenden Fragen klare und umfassende
Antworten gibt: Zeitpunkt, Ursachen, Symptome,
Hormonbehandlungen, Gemütsverfassung, Sexualität,
Osteoporose, Gesundheitstips,
Ernährungsvorschläge.

Wolfgang Krüger Verlag

Wer plant, gewinnt

Deborah Clarke
Betrifft: Beruf
Überlebensstrategien für Frauen
232 Seiten. Klappenbroschur
ISBN 3-8105-0345-2

Das Überleben am Arbeitsplatz wird
immer schwieriger, und entsprechend größer
wird auch das Bewußtsein,
daß es konkrete Probleme von berufs-
tätigen Frauen gibt, die überall auftreten.
SZS (Selbstbehauptung/Zeitplanung/Streß-
bewältigung) sind die Grundpfeiler,
auf denen sich solide Strategien für die Bewältigung
von Privat- und Arbeitsleben aufbauen lassen.
Erst mit einem sinnvollen Konzept kann man hoffen,
eigene Schwerpunkte angemessen zu bestimmen
und durchzusetzen.

Wolfgang Krüger Verlag